Ruth Schröck, Elisabeth Drerup (Hrsg.)

Der informierte Patient
Beraten, Bilden, Anleiten als pflegerisches Handlungsfeld

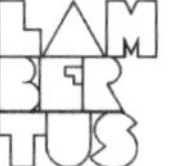

Ruth Schröck, Elisabeth Drerup (Hrsg.)

Der informierte Patient

Beraten, Bilden, Anleiten als pflegerisches Handlungsfeld

Lambertus

Materialien zur Pflegewissenschaft Band 4
DV Pflegewissenschaft e.V.
Deutscher Verein für Pflegewissenschaft e.V.

Bibliografische Information Der Deutschen Bibliothek

Die Deutsche Bibliothek verzeichnet diese Publikation in der Deutschen Nationalbibliografie; detaillierte bibliografische Daten sind im Internet über http://dnb.ddb.de abrufbar.

Umschlaggestaltung: Christa Berger, Solingen
Satz und Layout: Ursi Aeschbacher, Herzogenbuchsee (Schweiz)
Herstellung: Franz X. Stückle, Druck und Verlag, Ettenheim
ISBN 3-7841-1434-2

Inhalt

Vorwort

Die pflegebezogene Information, Schulung und Beratung von Patienten und Familien ist eine dringende Entwicklungsaufgabe in Deutschland. Umsomehr ist der vorliegende Band zu begrüßen.
Es ist deutlich, dass die Pflegeberufe in anderen Ländern diese Aufgaben schon länger aufgegriffen haben. Pflegende sind allzeit präsent, sie kennen den Patienten und seine Kontextbedingungen, sie begleiten ihn und können „gute Lernmomente" erkennen, Pflegende sprechen die Sprache der Patienten.
Vor allem: es geht ja um pflegerische Tätigkeiten, die Betroffene möglichst selbst durchführen sollten. Während der Zeiten in Abhängigkeit können Patienten und Angehörige von beruflich Pflegenden lernen, die Profis dienen dabei als Rollenmodell. Aus der Praxis ist naheliegend, dass Pflegende verstärkt beratende und schulende Tätigkeiten übernehmen, zunehmend müssen sich langfristig Kranke mit ihrer Situation auseinandersetzen. Viele Pflegetheorien stützen die Verselbstständigung der Patienten und Familien ab.
Immer noch geschieht hierzulande pflegebezogene Patienten/Familienedukation zufällig und unsystematisch. Es ist höchste Zeit, dass Pflegende dieses Feld wahrnehmen, also Aufgaben benennen, strukturieren, kommunizieren, dokumentieren, evaluieren, kurzum: zeigen, dass hier etwas anzubieten ist, was den Betroffenen hilft.
Die Herausgeberinnen haben wichtige englischsprachige Beiträge aus der letzten Dekade übersetzt und sie in drei sinnvolle Rubriken unterteilt: Bedürfnisse der Patienten, Rolle der Pflegenden und Evaluation. Die Anregungen sind sehr hilfreich, sie geben Impulse zur Nachahmung in Implementierung und Forschung.
Ich freue mich sehr über dieses Werk und wünsche eine gute Verbreitung: ein weiterer Schritt hin zur Akzeptanz von Information, Schulung und Beratung innerhalb der Pflege.

Herbst 2002

Angelika Zegelin-Abt, M.A.
Institut für Pflegewissenschaft
Universität Witten-Herdecke

Einleitung

Als die derzeitig 14-köpfige Arbeitsgruppe Übersetzungen und Veröffentlichungen des Deutschen Vereins für Pflegewissenschaft im Jahre 1990 gegründet wurde, war es ihr Anliegen, englischsprachige pflegewissenschaftliche Texte in deutscher Übersetzung zugängig zu machen. Zuerst tauschten Mitglieder des DV Pflegewissenschaft für den Eigenbedarf hergestellte Grobübersetzungen aus, doch bald wurde der Ruf nach systematischer geordneten und sprachlich zuverlässigeren Veröffentlichungen laut, die eine weitere Verbreitung finden sollten.

Das dazu gewählte Buchformat ist der „Reader“, eine in der englischsprachigen fachlichen und wissenschaftlichen Literatur weit verbreitete Publikationsform, in dem themenbezogen klassische und/oder aktuelle Originaltexte zusammengestellt und gewöhnlich kommentiert werden. Diese Sammlungen von Texten bieten eine umfassende und perspektivreiche Einführung in einen Themenbereich, die durch ein Aufgreifen der reichhaltigen Literaturangaben weiter vertieft werden kann. Dieses Format sollte sich auch besonders in der Praxis bewähren, wo Zeit begrenzt oder durch andere Umstände eine persönliche Suche nach relevanten Texten beschwerlich ist. Studierende in Weiterbildungseinrichtungen und in Hochschulen erkennen rasch den Nutzen eines „Readers“ in der Vorbereitung für Hausarbeiten und andere Studienleistungen.

In den folgenden Jahren veröffentlichte die Arbeitsgruppe drei „Reader“ zu aktuellen Themen in der pflegewissenschaftlichen und pflegepraktischen Diskussion:

- Pflegetheorien in Praxis, Forschung und Lehre (1997),
- Schmerz: Perspektiven der Pflegeforschung (1998),
- Bangen und Hoffen: Beiträge der Pflegeforschung zu existentiellen Erfahrungen kranker Menschen und ihrer Angehörigen (2001).

Diese weit über tausend Seiten bieten einen Einblick in den Erkenntnisstand der Pflege, wie er sich in der englischsprachigen Literatur darstellt. Wie auch in anderen Wissensbereichen (vornehmlich in den Natur- und Sozialwissenschaften sowie der Medizin) ist eine Kenntnis der englischsprachigen Literatur unerlässlich, da in ihnen Englisch das internationale Verständigungsmedium ist. Dies ist zudem von besonderer Bedeutung für die späte Entwicklung der Pflegewissenschaft und -forschung im deutschsprachigen Raum, die mit einem Verzug von gut dreißig bis vierzig Jahren gegenüber den anglo-amerikanischen und skandinavischen Ländern sowie gegenüber den Niederlanden erst in den letzten beiden Dekaden des 20. Jahrhunderts in Gang kam. Die Gedanken, die den ersten „Reader" 1997 einleiteten, haben weiterhin ihre Gültigkeit:

Die Wissenschaft, so wie wir sie kennen, ist eines der ältesten und engagiertesten „internationalen Unternehmen". Selbst wenn in der zweiten Hälfte unseres Jahrhunderts die Erkenntnis gewachsen ist, dass es keine ideologie- oder wertfreie Wissenschaft geben kann, weil die Menschen, die sie betreiben, Teil einer Kultur sind, die ihre Erfahrungen prägt, ihre Gedankenmuster formt und sie zu Fragen veranlasst, die im Rahmen allgemein gesellschaftlicher Ereignisse und den damit verbundenen Erfahrungen ihre Bedeutung erlangen, bleibt es doch ihr primäres Ziel, nach besten Kräften die Wahrheit zu erforschen. Stimmen, die von vornherein bezweifeln, ob das, was Menschen in anderen Ländern und aus der Perspektive anderer Lebensweisen erkannt haben, überhaupt für uns relevant sein könnte, stehen im Widerspruch zu dem grundsätzlich wissenschaftlichen Bemühen. Diese Vorbehalte werden auch in der Pflege gehegt, wenn natürlich nicht nur dort.

Doch selbst auf einer weniger abstrakten Ebene als der epistemologischen Frage nach dem Wesen des menschlichen Wissens und seinem Wahrheitsanspruch würden rein pragmatische Überlegungen es ratsam machen, begrenzte Energien und Ressourcen nicht dafür zu verschwenden, das Rad immer wieder von neuem erfinden zu wollen.

Die Arbeitsgruppe hat es sich zum Ziel gemacht, bei der Bearbeitung eines jeden Themenbereichs theoretische Perspektiven vorzustellen, die wegweisend geworden sind, und Berichte von praxisnaher Forschung einzubeziehen, die zu Überlegungen in der eigenen Pflegepraxis führen können, welche Erkenntnisse und Anregungen vielleicht umsetzbar wären.

DER PFLEGERISCHE WISSENSBEREICH „HEALTH EDUCATION"

Im deutschen Sprachgebrauch gibt es kein einzelnes Wort, das den Begriff der „Health Education" akkurat wiedergibt. In einem umfassenden Handbuch der Pflegewissenschaft (Rennen-Allhoff & Schaeffer 2000) finden

sich in einem Beitrag zur Gesundheitsförderung als eine neue Perspektive für die Pflege Hinweise auf Patientenanleitung, Patientenschulung und Patientenberatung (Seite 591-607). „Health education“ ist all das, aber auch mehr. An anderer Stelle werden Patientenanleitung und -edukation als ein wichtiger Bestandteil der Pflege in den USA oder Großbritannien hervorgehoben (Seite 344). Um es gleich vorwegzunehmen, die Übersetzerinnen der Arbeitsgruppe haben darauf verzichtet, *ein* deutsches Wort zu einem gleichwertigen Begriff für „health education“ festzulegen. Wenn es sich zum Beispiel um Information, Schulung oder Beratung in einem spezifischen Kontext handelt, dann wurden diese Begrifflichkeiten gewählt.
Es ist jedoch offensichtlich, dass es insbesonders in der grundlegenden Diskussion über pflegetheoretische Orientierungen und über das gesamte Anliegen eines gesundheitsfördernden Gesundheitssystems eine umfassendere Bezeichnung des Kerns der Sache braucht. Wenn auch ungewohnt in diesem Zusammenhang, das Wort „Bildung“ kommt den Parametern der „health education“ am nächsten.
Wenn gesundheitserzieherische und -bildende Vorgehensweisen zur pflegerischen Aufgabe zählen sollen, dann kann sich das Bemühen darum jedoch nicht auf Einzelaspekte beschränken. Die Texte in diesem Buch machen es nur allzu deutlich, dass das ganze Unternehmen „health education“ systemdurchdringend sein muss, und von allen Beteiligten einschließlich des Patienten oder Klienten ein Umdenken verlangt, das im deutschen Gesundheitswesen zwar im Prinzip erwünscht ist, aber praktisch noch wenig gefördert wird (wobei es ohne Zweifel lokale Ausnahmen gibt).
Für Pflegende muss es wichtig sein, dass vereinzelte gesundheitsfördernde Aktivitäten nicht eher zufällig zu einer pflegerischen Aufgabe werden (wie es gelegentlich der Fall bei spezifischen Patientenschulungen zu sein scheint), sondern dass Pflegende ihre pflegerischen Konzeptionen entwickeln und begründen, und daraus ihren spezifischen Beitrag zu einem gesundheitsfördernden Versorgungssystem ableiten. Die hier gesammelten Texte können dabei eine Hilfe sein.

AUSWERTUNG UND AUSWAHL DER ARTIKEL

Die Auswahl der Artikel stützt sich auf vier Kriterien: die thematische Relevanz des jeweiligen Beitrags, seine logische und methodische Präsentation, seine Verständlichkeit und seine Nachvollziehbarkeit im deutschsprachigen Raum (Schröck & Drerup 1997:14; 1998:13).

69 Artikel aus 16 englischsprachigen Fachzeitschriften,* von denen 50 aus den Jahren 1990-1999 und 19 aus den Jahren 1985-1989 stammten, wurden jeweils in erster Linie von einem Mitglied der Arbeitsgruppe ausgewertet und dann von allen diskutiert, bis die endgültige Auswahl von 17 Texten feststand. Eine kritische Analyse der einzelnen Artikel wurde von der Arbeitsgruppe nicht vorgenommen. Alle Arbeiten entstammen referierten wissenschaftlichen Zeitschriften, das heißt vor der Veröffentlichung werden alle Manuskripte einer unabhängigen Expertenkritik unterzogen. Es muss die Aufgabe des Lesers bleiben, eine eigene kritische Evaluation eines jeden Beitrags vorzunehmen. Der eine oder andere Leser mag dazu den Text von LoBiondo-Wood & Haber (1996) hilfreich finden.

Das Arbeitsvorgehen und der Prozess des Übersetzens

Alle ausgewählten Artikel wurden von je zwei Mitgliedern der Arbeitsgruppe übersetzt. Immer übernahm ein Mitglied des „Zweigespanns" die Erstübersetzung eines Artikels, die dann von der Partnerin überarbeitet wurde. Bei der Nachübersetzung ging diese dann auch auf die von der Erstübersetzerin aufgeworfenen Fragen und Zweifel ein. Auf diese Weise entwickelte sich zwischen beiden ein Dialog, in dem eine beträchtliche Anzahl von sprachlichen und inhaltlichen Problemen einer zumindest annehmbaren Lösung zugeführt wurde. Die erste Fassung des Manuskripts (d.h. aller Artikel) hat Elisabeth Drerup überarbeitet, wobei sie besonders auf sprachliche Konsistenz und eine dem deutschen Sprachgefühl entsprechende Ausdrucksweise geachtet hat, ohne den Sinn des Textes zu verändern. Nicht immer konnten die Probleme, die bei der sprachlichen Angleichung der Texte auftraten, gelöst werden. Einige der Worte und Bezeichnungen im Originaltext ließen keine einheitliche deutsche Übersetzung zu. In diesen Fällen wurden sinngemäße Formulierungen gefunden.

[Wörter] oder [Redewendungen], die im Text in eckigen Klammern stehen, gehören zu dieser Kategorie von Übersetzungsschwierigkeiten. Sie sind in einem Glossar (siehe Seite 159) zu finden, das von Elisabeth Drerup und Ruth Schröck bearbeitet wurde und jeweils eine ausführliche Erklärung bie-

* Zu den Ergiebigsten zählten: European Journal of Cancer Care; Intensive and Critical Care Nursing; Journal of Advanced Nursing; Journal of Clinical Nursing; Nursing Research; Patient Education and Counselling.

tet. <Wörter> und <Bezeichnungen>, die im Text in spitzen Klammern stehen, bieten im Fließtext neben oder statt der deutschen Übersetzung die englischen Begriffe an, um den Leser die manchmal im Deutschen eher ungewöhnlichen oder weniger bekannten Bezeichnungen verständlich zu machen und ihm die Überprüfung der angebotenen Übersetzung zu ermöglichen. Alle Literaturangaben wurden so belassen, wie sie im Original in der Literaturliste angegeben waren. Daraus erklärt sich eine gewisse Inkonsistenz der Handhabung der Quellenangaben, die auch den unterschiedlichen formellen Anforderungen der verschiedenen Zeitschriften zuzuschreiben ist.
Es schien der Arbeitsgruppe nicht angebracht, die häufig sicher nicht sehr bekannte statistische Terminologie zu erläutern; dies sollte die Aufgabe der Experten auf diesem Gebiet bleiben. Es gibt eine Reihe hilfreicher einführender Texte, wozu auch der von Zöfel (1988) gehört.
Die Herstellung der Druckvorlage des Manuskripts hat Heike Meyburg besorgt.

EINE HOFFNUNG

In einem Gesundheitswesen mit immer engeren Ressourcen (und dies ist ein weltweites Problem) gewinnt der Beitrag der zahlreichsten Berufsgruppe der Pflegenden zunehmend an Bedeutung. Was Pflegende zur Gesundheitsförderung von Einzelnen und spezifischen Gruppen von Menschen beitragen können, kann einen wesentlichen Unterschied in der Qualität der Versorgung machen. Doch die Beweise dafür muss in erster Linie die Pflege selbst erbringen. Wir hoffen, dass dieses Buch einen kleinen Beitrag dazu leisten kann.

LITERATUR

LoBiondo-Wood, Geri & Haber, Judith (1996): Pflegeforschung. Methoden, kritische Einschätzung, Anwendung. Ullstein Mosby, Wiesbaden.

Rennen-Allhoff, Beate & Schaeffer, Doris Hrsg. (2000): Handbuch Pflegewissenschaft. Juventa, Weinheim.

Schröck, Ruth & Drerup, Elisabeth Hrsg. (1997): Pflegetheorien in Praxis, Forschung und Lehre. Lambertus, Freiburg i.Br.

Schröck, Ruth & Drerup, Elisabeth Hrsg. (1998): Schmerz. Perspektiven der Pflegeforschung. Lambertus, Freiburg i.Br.

Schröck, Ruth & Drerup, Elisabeth Hrsg. (2001): Bangen und Hoffen. Beiträge der Pflegeforschung zu existentiellen Erfahrungen kranker Menschen und ihrer Angehörigen. Lambertus, Freiburg i.Br.

Zöfel, Peter (1988): Statistik in der Praxis. UTB Fischer, Hamburg.

Einführung zu Teil I: Allgemeine Grundlagen

Die Entwicklung von gesundheitsfördernden Strategien und entsprechenden Angeboten an Klienten und Patienten in stationären und außerstationären Einrichtungen des Gesundheitswesens hat eine längere Geschichte in den angelsächsischen Ländern als im deutschsprachigen Raum Mitteleuropas. Nach dem Ende des zweiten Weltkriegs bauten Briten und Amerikaner, Kanadier und Australier auf eine jahrzehntelange Tradition einer öffentlichen Gesundheitsfürsorge mit einer starken pflegerischen Orientierung und Teilnahme auf. Bis in die siebziger Jahre lag der Schwerpunkt gesundheitsfördernder Maßnahmen in der Vermittlung von Informationen und in der Schulung von technischen Fertigkeiten, wobei Ärzte sich eher der Informationsvermittlung annahmen und Schulungen im großen Ganzen von Pflegenden und gelegentlich von anderen Berufsgruppen im Gesundheitswesen (wie Physiotherapeuten und Ergotherapeuten) angeboten wurden. Der Patient wurde dabei eher als ein Empfänger von Anweisungen und Erklärungen und zumeist in seiner Patientenrolle denn als ein aktives Mitglied seines sozio-kulturellen Umfelds gesehen.

In den siebziger Jahren begann ein Prozess, der in den vier hier vorgestellten Texten immer wieder zur Sprache kommt, und der sich hauptsächlich auf Aspekte der

- Autonomie und Selbstbestimmung des Patienten/Klienten,
- Einbeziehung des sozio-kulturellen Umfelds,
- Lernprozesse erwachsener Menschen,
- Notwendigkeit der spezifischen Weiterbildung des Personals,
- Interdisziplinären Koordination und Zusammenarbeit,
- Evaluation

bezieht. Dies sind nun inzwischen immer wiederkehrende Themen in der Diskussion um gesundheitsfördernde Strukturen und Strategien im deutschen Gesundheitswesen, die seit den neunziger Jahren des vergangenen Jahrhunderts auch von der hiesigen Pflege aufgegriffen worden sind. Inwieweit die Pflege in Deutschland zu einem wesentlichen Träger der Gesundheitsförderung werden wird, hängt nicht nur von Strukturen und Entscheidungsträgern ab, in denen die Pflege bis vor Kurzem wenig an Profil

aufzuweisen hatte und die sie wenig zu beeinflussen schien, sondern auch von den Ideen und Konzepten, die Pflegende auf allen Ebenen in die Diskussion einbringen können und von ihrem Umsetzungswillen, wenn sich Möglichkeiten im kleinen wie auch in einem größeren Rahmen bieten.
Kantz u.a. berichten von einer pflegegeleiteten multidisziplinären gesundheitsbildenden Initiative, in deren Mittelpunkt ein Lernzentrum in einem Krankenhauskomplex steht, das Verbrauchern (und diese sind nicht nur Patienten und ihre näheren Angehörigen) hilft, sich der Informationen sowie der Fertigkeiten zu bemächtigen, die sie brauchen, um ihre Gesundheit zu erhalten oder diese nach einer Krankheit oder Verletzung wieder zu gewinnen. Trotz aller vorgetragenen Vorbehalte, dass die unterschiedlichen Strukturen des Gesundheitswesens und seiner Einrichtungen in verschiedenen Ländern es nicht erlauben, Erfahrungen zu übertragen, ganz zu schweigen von den historischen Hypotheken eines jeden Landes, lassen sich viele Parallelen in den grundsätzlichen Überlegungen zu den gegenwärtigen Bestrebungen in Deutschland finden.
In einer klaren und konkreten Darstellung zeigen Fernsler und Cannon auf, warum Gesundheitserziehung und -bildung eine wichtige Voraussetzung für eine qualitativ vertretbare Gesundheitsversorgung sind. Patientenrechte und professionelle Standards stehen seit geraumer Zeit im Mittelpunkt der Diskussionen, doch weniger klar sind die grundsätzlichen Veränderungen, die ihre Verwirklichung erfordern. Um selbstbestimmend entscheiden und handeln zu können, reicht es nicht mehr, dass der Patient die Information erhält, die vor Ort vom Arzt für angemessen befunden wird, sondern dass interdisziplinär abgewogen werden muss, was ein vernünftiger Mensch in einer spezifischen Situation wohl zu wissen verlangen könnte. Wenn dieser Wechsel von einem unerklärten medizinischen Informationsstandard zu einem Informationsstandard, der die Bedürfnisse des Patienten zum Maßstab nimmt, tatsächlich stattfindet, dann fällt die ewig brennende Kontroverse insbesonders in deutschen Krankenhäusern um das medizinische Informationsprimat in sich zusammen. Bis es zu einem von Fernsler und Cannon als eine therapeutische Allianz bezeichneten Verhältnis zwischen Pflegenden, Patienten und ihren Angehörigen kommt, mag es noch einige Veränderungen erfordern, doch dass dies nicht nur persönlich und professionell befriedigend wäre und dazu ökonomische Vorteile hätte, davon sind die Autoren überzeugt.
Wie sich die theoretischen Grundlagen und die Forschung in etwa 25 Jahren (1967-1992) im Bereich der Patientenbildung entwickelt hatten, unter-

suchte Barbara Redman, eine amerikanische Autorin, deren Werk auch in deutscher Übersetzung vorliegt. Hinweise auf pflegetheoretische Ansätze, die die Selbstpflege des Patienten hervorheben (Orem, Benner, Neumann und Watson) und damit zu Fragen der Vermittlung von Selbstpflegekompetenzen führen, veranlassen die Betrachtung pflegerischer Vorgehensweisen und ihre theoretische Verankerung in den Dimensionen, die Gesundheitserziehung und -bildung ausmachen. Dass dieses noch nicht zu einem klaren Ergebnis führt, liegt zum Teil an den unterschiedlichen Abstraktionsebenen, die hier betrachtet werden, und zum Teil an der von Redman besonders hervorgehobenen Tatsache, dass die Lernprozesse, die zu einer optimierten Selbstpflegekompetenz führen, noch kaum untersucht worden sind.

Wenn die drei bisher genannten Texte auch im Zusammenhang mit dem jeweils gewählten Thema theoretische Aspekte beleuchten und dazu Fragen aufwerfen, die eher zur theoretischen Verankerung beitragen als zur Betrachtung der Praxis, so stellen Piper und Brown jedoch eine grundlegende wissenschaftstheoretische Diskussion vor, die zwei Modelle der Theorie und Praxis der Gesundheitsbildung als einen intrinsischen Teil der Pflege in Betracht zieht. Das Patienteninformationsmodell ist keineswegs von der Hand zu weisen, schon weil es in den gegebenen Strukturen noch am wirksamsten zum Nutzen des Patienten eingesetzt werden kann, doch es hat Begrenzungen. Wenn je die Frage aufkäme, ob gesundheitsfördernde pflegerische Aktivitäten stattfinden könnten nach diesem Modell oder garnicht, dann sind Beratungen, Patienteninformationen, Hilfe beim Umgang mit der Krankheit und präventive Maßnahmen seitens der Pflegenden dem Garnichts vorzuziehen.

Das Patientenermächtigungsmodell sieht in dem Patienten nicht den Menschen, der belehrt und informiert werden muss, sondern einen Partner in einem Prozess, in dem der Patient Kontrolle über den Umgang mit seiner Krankheit erlangt und mit professioneller Unterstützung Entscheidungen trifft, die seine Selbstachtung erhöhen und zu Veränderungen in seinem Leben führen, die für ihn bedeutsam sind. Der Mensch darf sich auch entscheiden, etwas weniger gesund, aber dafür glücklich in seiner Haut zu sein.

Die Entwicklung von gesundheitsbildenden Diensten für Patienten und Familien*

Beth Kantz, Jane Wandel, Anne Fladger, Patricia Folcarelli,
Sherri Burger, Joyce C. Clifford

Im Februar 1996 startete das Beth Israel Hospital in Boston (jetzt das Beth Israel Deaconess Medical Center) eine pflegegeleitete multidisziplinäre gesundheitsbildende Initiative, die nun als The Beth Israel Deaconess Learning Center: A Health Information Ressource for Patients, Families and Communities bekannt ist. Gegründet als Teil eines allgemeinen organisatorischen Zieles, verbesserte Dienstleistungssysteme für die zukünftige Gesundheitsversorgung zu schaffen, hilft das Lernzentrum <learning center> den Verbrauchern, sich der Informationen sowie der Fertigkeiten zu bemächtigen, die sie brauchen, um ihre Gesundheit zu erhalten oder diese nach einer Krankheit oder Verletzung wieder zu gewinnen.
Unser Lernzentrum ist eine multidimensionale Hilfsquelle, die eine Gesundheitsbücherei für die Verbraucher einschließt sowie auch Hilfsangebote, die Patienten beim Lernen von notwendigen Pflegefähigkeiten unterstützen; außerdem gibt es auch Programmentwicklungen, die die Bedürfnisse für gesundheitsbildende Maßnahmen von Gemeinden ansprechen. Indem Dienstleistungen erbracht werden, die auf die Bedürfnisse der klinischen Abteilungen und die Programme des Medizinischen Zentrums eingehen, trägt das Lernzentrum auch zu einer verbesserten Kontinuität bei, unter Gegebenheiten, die ständig das Risiko einer fragmentierten und unvollständigen Versorgung in sich tragen.

Hintergrund und Begründung

Im letzten Jahrzehnt haben Veränderungen im Gesundheitsversorgungssystem die Art und Weise, in der Gesundheitsdienste erbracht werden, dramatisch verwandelt. Ein stationärer Krankenhausaufenthalt ist für viele Patienten mit akuten Erkrankungen nicht mehr eine gegebene Routinemaßnahme.

---

* Aus: JONA, 1998; übersetzt von Ruth Schröck und Elisabeth Drerup.

Weil mehr außerstationäre Versorgung statt findet, erfüllen Systeme, mit denen Krankenhäuser viele Jahre lang gut zurecht kamen, nicht mehr die Bedürfnisse von Patienten, Familien und Gemeinden.

Dies bewahrheitet sich insbesondere in Bezug auf die Gesundheitsbildung [health education]. Da mehr Versorgung in das außerstationäre Feld verlagert worden ist, sind Patienten zu Hause eher akuter erkrankt und brauchen mehr laufende Pflege als ihre vergleichbaren Vorgänger in der Vergangenheit. Träger der Gesundheitsversorgung <health care providers> waren es jedoch gewohnt, Zeit für gesundheitsbildende Maßnahmen während des stationären Aufenthaltes zur Verfügung zu stellen und finden nun sehr wenig Zeit, Patienten auf ihre Pflege zu Hause vorzubereiten. Eine nationale Umfrage von entlassenen Krankenhauspatienten zeigte, dass eine alarmierende Anzahl von Patienten aus Einrichtungen im ganzen Lande von einer unzureichenden Entlassungsvorbereitung <discharge teaching> berichteten.[1]

Die Unterweisung <teaching>, die vor der Entlassung statt findet, ist oft aus verschiedenen Gründen begrenzt. Patienten sind oft zu krank und ihre Familien zu zerfahren durch die Ereignisse während des Krankenhausaufenthaltes, als dass sie viel von der Information, die sie erhalten, aufnehmen können.[2]

Hinzu kommt, dass durch die schiere Zahl der zu entlassenen Patienten das klinische Personal Prioritäten setzen muss hinsichtlich dessen, was gelehrt werden kann. Dies zwingt sie dazu, Anweisungen zu bestimmten Aspekten der Selbstpflege zu unterlassen.

So kommt es, dass in einer Zeit, in der die gesundheitsbildenden Bedürfnisse stationärer Patienten größer als je sind, es den Versorgern an der notwendigen Zeit und den erforderlichen Ressourcen mangelt, um diese zu befriedigen. Neue Versorgungsmodelle, die die Gesundheitserziehung [health education] unterstützen, werden dringend gebraucht, und sie müssen in alle Gesundheitsversorgungssysteme <health care systems>, in denen sie auftreten, integriert sein.[3]

Es gibt eine ähnliche Explosion in den Bedürfnissen nach Gesundheitsinformationen bei Patienten, die in ambulanten Bereichen versorgt werden. Patienten in [primary care practices] und in gemeindenahen Gesundheitszentren haben ähnliche, manchmal sogar dringendere gesundheitsbildende Bedürfnisse, wenn man sie mit ihrem Gegenüber in der akuten Versorgungssituation vergleicht. Obwohl die neuen Partnerschaften zwischen größeren Universitätskliniken und gemeindenahen Einrichtungen, die unter den gegenwärtigen Versorgungsbedingungen zugenommen haben, interessante Möglichkeiten bieten, diesen Bedürfnissen zu begegnen, müssen kreative Modelle für eine Zusammenarbeit ein Aspekt jeglicher innovativer Gesundheitsbildungsinitiative sein.

Zunehmende Forschungserkenntnisse unterstützen die Annahme, dass verbesserte Gesundheitsbildungsprogramme für Patienten und Familien positive gesundheitliche Resultate <outcomes> für den Patienten haben und die Gesamtkosten der Versorgung senken. Im Jahre 1993 zum Beispiel, fand ein Forschungsteam der Universität von Kalifornien, dass die Vermittlung spezifischer präoperativer Informationen an die Patienten Komplikationen verhindern half, die mit der Bauchchirurgie zusammenhängen.[4] In dem grundlegenden Werk, Through the Patient's Eyes: Understanding and Promoting Patient–Centered Care, bemerkt Ellers „...Erkenntnisse lassen vermuten, dass erfolgreiche [health education] Programme...die institutionellen Kosten durch Verkürzung des Krankenhausaufenthaltes reduzieren können, die Häufigkeit von Komplikationen senken und Schadenersatzansprüche wegen Fahrlässigkeit herabsetzen." [5(p9)]

Pflegelehrer am Recuperation Skills Training Center im Kaiser Permanente Medical Center in Sacramento, Kalifornien, eine Einrichtung, die Patienten und ihre nicht-beruflich Pflegenden lehrt, wie sie die Selbstpflegebedürfnisse zu Hause bewältigen können, berichteten, dass Patienten mit einer transurethralen Prostatektomie, die an dem Recuperation Skills Training Center Programm teilgenommen hatten, im Durchschnitt einen um 1,6 Tage kürzeren Krankenhausaufenthalt hatten als vergleichbare Patienten, die sich nicht an dem Programm beteiligt hatten. Kosteneinsparungen, die dem Programm zugeschrieben wurden, schlossen $25.000 ein, die an der Versorgung von Patienten mit einer transurethralen Prostatektomie in einem Zeitraum von 6 Monaten eingespart wurden; $398.000 wurden im Laufe eines Jahres in der Versorgung von Patienten gespart, die zu Hause intravenöse Therapien erhielten.[6] Unzählige andere Studien haben gezeigt, dass Gesundheitsbildung [health education] die Ergebnisse <patient outcomes> für die Patienten verbessert.[7-12]

DIE ROLLE DER PFLEGE IN DER VERMITTLUNG VON GESUNDHEITSINFORMATIONEN

Angesichts der reichhaltigen Beweislage, dass eine verstärkte Gesundheitsbildung Vorteile aufweist, meinen wir, dass Dienstleistende im Gesundheitswesen <health care providers> im Allgemeinen und Pflegende im Besonderen neue Methoden entwickeln müssen, um den Verbrauchern die benötigte Gesundheitsinformation zu vermitteln.

Obwohl unser Programm interdisziplinär angedacht und auch so fortgesetzt wurde, meinen wir, dass eine Reihe von Faktoren ein pflegegeleitetes Lernzentrum sehr erfolgreich machen können. Die Pflege als eine Profession erhebt den Anspruch, dass Pflegende sich „um die volle Breite menschlicher Erfahrungen und um Reaktionen auf Gesundheit und Krankheit, ohne von einer problemzentrierten Orientierung eingeengt zu sein“, kümmern.[13(p6)] In unserer Einrichtung wird dieser Anspruch im Rahmen eines professionellen Praxismodells operationalisiert. Dabei bilden Rechtfertigung <accountability>, Kontinuität und Zusammenarbeit den Kern der pflegerischen Arbeit.[14]

Wie sich die äußerlichen Bedingungen der Praxis in den letzten Jahrzehnten verändert haben, so muss sich auch die Art der Pflegearbeit in der Erfüllung dieses Anspruchs ändern, und zwar im Rahmen eines jeden Modells. Unter den gegebenen Umständen bedeutet dies für Pflegende, um ihre Praxis weiterhin rechtfertigen zu können und die Kontinuität der Pflege zu sichern, dass sie den Umfang ihrer Praxis über ein einziges Pflegesetting hinaus ausdehnen müssen. Sie müssen mit anderen Disziplinen zusammen arbeiten, um umfassende Versorgungssysteme zu entwickeln, die den aufkommenden Bedürfnissen von Patienten nach Informationen und Unterstützung in einer großen Breite von Versorgungssituationen, von der Intensivstation <critical care unit> bis zum eigenen Heim, Rechnung tragen können.

In den späten 80er Jahren begann unsere Vizepräsidentin der Pflege über die Entwicklung eines <educational resource center> zu reden, das uns helfen würde, Patienten und Familien zu unterstützen, die zu Hause neuartige Pflegeverantwortungen auf sich nahmen. Sie ermutigte uns, mögliche Modelle für ein solches Programm in unserer Universitätsklinik zu erkunden.

BESTEHENDE MODELLE

Eine Reihe von Krankenhäusern haben innovative Modelle für gesundheitsbildende Patientenprogramme eingeführt. Die Cooperative Care Unit am New York University Medical Center wurde 1979 als eine Alternative zu einem traditionellen Krankenhausaufenthalt errichtet.[15] Das Programm zeigte, dass Patienten mit einem umfassenden Patienten- und Familienbildungsprogramm und der Einbindung von Familienmitgliedern als ‚Pflegepartner' <care partners>, ihre Unabhängigkeit und Autonomie während ihres Krankenhausaufenthaltes erhalten konnten. Die Patienten und ihre Familien konnten Fertigkeiten einüben, die sie nach der Entlassung brauchen würden. Patienten und Familien, die ihren Krankenhausaufenthalt in der <cooperative care unit> erlebten, zeigten, verglichen mit Patienten in traditionellen Krankenhauseinheiten, ein besseres Verständnis für Faktoren, die sich auf ihre Krankheit und Wiederherstellung bezogen, einschließlich Diät, Aktivitäten, Medikamente, bessere Selbstmanagementkompetenzen, und eine bessere Vorbereitung auf das Selbstmanagement nach der Entlassung.[16]

Pflegeeinheiten, die auf dem Planetree Modell basieren, haben einen ähnlichen Ansatz: sie binden die Familie in die Pflege mit ein und stellen ausgedehnte Bildungsressourcen zur Verfügung. Ein zusätzliches Merkmal des Planetree Gesundheitsbildungsmodells ist die Freihandbücherei zu Gesundheitsinformationen, die der Ermächtigung der Verbraucher im Gesundheitswesen gewidmet ist, indem sie ihnen Zugang zu gegenwärtigen Informationen über Gesundheit und Medizin verschafft. Die Bücherei, die Planetree anbietet, ist für die allgemeine Öffentlichkeit zugängig. Das erste Planetree Health Resource Center wurde 1981 in San Francisco eröffnet, und weitere in den folgenden Jahren.[17]

Andere Träger der Gesundheitsversorgung <health care providers> haben sich auch das Ziel der Ermächtigung des Verbrauchers durch Information zu eigen gemacht und haben Gesundheitsbüchereien für die Verbraucher eröffnet. Büchereien, eingerichtet von Kaiser Permanente Medical Care (Sacramento, California), von der Mayo Clinic, Bronson Methodist Hospital (Kalamazoo, Michigan), Stanford University Medical Center (Stanford, California) und von anderen, bieten gute Beispiele, wie die Anbieter darauf hinarbeiten den Verbrauchern zu helfen, an Gesundheitsinformationen in einer zeitgemäßen Weise heran zu kommen.[18]

Im Jahre 1987 entwickelten die University of Minnesota Hospital and Clinic ein Lernzentrum für Patienten als eine Antwort auf das entstehende Bedürfnis nach der Unterweisung der Patienten in „hoch-technischen" Fertigkeiten.[19] Die Ergebnisse einer Umfrage unter dem Personal vor der Einführung zeigten, dass die Pflegenden glaubten, eine Anzahl von Faktoren behindere ihre Bemühungen, Patienten zu unterweisen. Dazu gehörten die Akutheit der Umgebung, der verkürzte Aufenthalt der Patienten, eine „unzulängliche Krankenhausumgebung zur Unterweisung" und Schwierigkeiten, angemessenes schriftliches und technisches Material zu finden. Sie benutzten ein <„skills lab model">, das von qualifizierten Krankenschwestern besetzt war, um auf die Überweisungen von klinischem Personal, dessen Patienten komplexe Selbstpflegefähigkeiten lernen mussten, einzugehen.

DAS BETH ISRAEL DEACONESS LEARNING CENTER

Wir beschäftigten uns mit diesen und anderen Zentren und fingen an Pläne zu machen für ein Lernzentrum, das einige der besten Aspekte der gut etablierten Programme enthielt, aber das auch bahnbrechend sein würde mit der Integration aller Dienste in unserem Netzwerk von stationären, außerstationären und gemeindenahen Gesundheitseinrichtungen. Wir strebten danach, ein Bündel von Diensten einzurichten, die

- Einzelnen, Familien und Gemeinden helfen, spezifische Krankheiten und ihre Behandlung besser zu verstehen und aktive Partner im Gesundheitsversorgungsprozess zu werden;
- den Übergang vom Krankenhaus nach Hause erleichtern, indem die Patienten und die sie versorgenden Menschen in notwendigen Fertigkeiten unterwiesen werden;
- Informationen und die notwendige Unterstützung bereitstellen für Einzelne, Familien und Gemeinden, um eine gesunde Lebensweise anzunehmen und
- dem Medical Center helfen, sein Ziel zu erreichen, die Gesundheit der Menschen und der Gemeinden, denen es dient, zu verbessern.

FRÜHE SCHRITTE UND FINANZIERUNG

Es ist bekannt, dass im Krankenhaus verankerte Bildungsinitiativen zum Scheitern verurteilt sind, wenn sie in Isolation auf den Weg gebracht werden und ohne eine „vielschichtige Verpflichtung der Organisation" in diesem Prozess.[5] Frühzeitig während unseres Planens diskutierte die Vizepräsidentin der Pflege die Idee eines Lernzentrums mit dem Präsidenten des Krankenhauses und anderen Schlüsselpersonen in der Verwaltung. Alle stimmten zu, dass eine zusätzliche Unterstützung für Patienten im Bereich der Gesundheitsbildung die allgemeine Dienstleistungsqualität verbessern würde. Der oberste Finanzberater sah auch finanzielle Vorteile voraus und kalkulierte, dass so ein innovatives Programm dem Krankenhaus eine Wettbewerbsschärfe in Vertragsverhandlungen mit Firmen verleihen könnte, die Gesundheitsversorgungspläne haben.

Als diese Diskussionen stattfanden, plante das Krankenhaus ein dem neuesten Stand der Technik entsprechendes ambulantes Versorgungszentrum <ambulatory care center>. Aufgrund der breiten administrativen Unterstützung, die die Vizepräsidentin der Pflege für die Idee eines Lernzentrums erworben hatte, wurde Platz für den Hauptteil des Lernzentrums in dem neuen ambulanten Versorgungszentrum bereit gestellt. Das Krankenhaus stimmte auch zu, die laufenden Kosten mitzutragen, einschließlich der Gehälter für 2,5 Stellen, die mit dem Lernzentrum verbunden waren, und die Versorgung mit den Materialien, die für die laufende Arbeit gebraucht wurden, sicherzustellen. Weitere finanzielle Unterstützung für diese Idee kam von freiwilligen Helfern des Krankenhauses, die sich mit dem Aufbringen von Geldmitteln befassten.

Eine vollzeitbeschäftigte Direktorin mit einem Hintergrund in der Pflege, in Programmentwicklung und Evaluation, Gesundheitspolitik und Management wurde eingestellt, um die Entwicklung und den Start des Lernzentrums zu leiten. Eine vollzeitbeschäftigte Koordinatorin mit einem Hintergrund als Bibliothekarin, in den Erziehungswissenschaften und in Krankenhausbetriebsvorgängen wurde ebenfalls eingestellt, um die Arbeitsvorgänge zu gestalten und in Gang zu setzen. Eine halbe Stelle wurde mit einer Pflegeexpertin <nurse specialist> mit weiter Erfahrung in der klinischen Praxis, im Projektmanagement sowie im Schreiben und Herausgeben, besetzt.

Die Direktorin versammelte eine Arbeitsgruppe <task force>, die Pflegemanager, Pflegeexperten <clinical specialists> und klinische Mitarbeiter einschloss, und die die relevante Literatur sowie auch Patientenzufriedenheitsumfragen im Krankenhaus durchsah und besprach. Die Gruppe erstellte einen konzeptionellen Rahmen für das Lernzentrum, der drei unabhängige, doch miteinander verknüpfte Programmbereiche umfasst: eine Gesundheitsinformationsbücherei <Health Information Library>; eine Sammlung von Programmen, die die Erziehung zur Selbstpflege unterstützt, und die <Health Education for Living Program> heißt; und ein Dienstleistungsprogramm <Partnerships for Health>, das sich an die weitere Gemeinde richtet. In der Arbeit mit multidisziplinären Gruppen wurden die Dienstleistungen, die mit jedem dieser Programme verbunden sind, definiert und operationalisiert.

DIE <HEALTH INFORMATION LIBRARY>

Die <Health Information Library> ist eine Multimedienbücherei, die Patienten und Familien freien Zugang zu Büchern, Videokassetten, Computerprogrammen und Online Diensten gewährt, um die Informationen und Anweisungen zu bestärken, die Patienten von ihrem klinischen Personal empfangen haben, und um eine unabhängige Erkundung von Gesundheitsfragen zu fördern. Die Bücherei ist auch der Öffentlichkeit zugängig.

Abbildung 1: <Health Information Library>

Sammlungen

- Ressourcen beinhalten Bücher, Videos, CD ROMs, eine Verbraucherdatenbank, und Zugang zu Online Recherchen in medizinischen und verwandten Gesundheitsdatenbanken und zum World Wide Web.
- Die Sammlung ist katalogisiert nach dem Klassifikationssystem der Library of Congress.

Dienstleistungen

- Für die Öffentlichkeit fünf Tage in der Woche und an einem Abend geöffnet.
- Kostenloses Fotokopieren von Materialien der Bücherei.
- Nach Bedarf hergerichtete Informationspakete für Patienten des Medical Centre auf Bestellung der klinischen Mitarbeiter.
- Informationen auf telefonische Anfrage hin versenden.

Struktur und Betrieb

- Empfang und einfache Recherchen von spezifisch angewiesenen freiwilligen Helfern.
- Professionelles Personal (Pflegende, Bibliothekar, Forscher) stehen jederzeit zur Verfügung für tiefergehende Recherchen.
- Der Raum in der Bücherei beherbergt die Sammlung, einen Leseraum, drei Computeranschlüsse, drei Fernseher und Videorecorder, eine Lesemaschine, einen privaten Bereich zum Anschauen von Videos und ein Konferenzzimmer.

Der Rahmen für die Inbetriebnahme der Bücherei wurde von multidisziplinären Arbeitsgruppen entworfen. Klinisches Personal, Manager und Direktoren der Pflege, Medizin, Sozialen Dienste, innerbetrieblichen Kommunikation, medizinischen Bibliothek, Gesundheitsförderungsinitiative der Krankenhausangestellten und des pflegerischen Telefoninformationsdienstes des Krankenhauses waren Schlüsselpersonen in diesen Gruppen. Sie arbeiteten zusammen mit der Direktorin an Einzelheiten der Personalplanung; des Ausmaßes der Dienste, die die Bücherei bieten würde; des Aufbaus und der Bewahrung der Büchersammlung; der Arten von Medien, die in die Sammlung mit einbezogen werden sollten; des Katalogs der Sammlung und der Integration unserer Dienste in die Angebote anderer Abteilungen. Ihre Arbeit resultierte in Empfehlungen zur Gesamtstruktur der Bücherei und ihrer Dienste, wie sie in der Abbildung 1 zusammen gefasst sind. Die Tag-für-Tag Besetzung der Bücherei liegt in den Händen eines Kaders von spezifisch unterwiesenen freiwilligen Helfern, die vom professionellen Personal Rückendeckung erhalten, das sich auch mit den komplexen Recherchen einiger Besucher auseinander setzt. Die Ressourcen der Bücherei bestehen aus Büchern, Videokassetten und computerisierter Gesundheitsinformation, einschließlich Daten zur Gesundheit der Verbraucher und Zugang zum World Wide Web. Anfänglich wurde die Sammlung anhand von Empfehlungen des klinischen Personals aufgebaut in Verbindung mit gedruckten Quellenhinweisen zu Verbrauchergesundheitsinformationen.[20] Ein Unterkomitee für technische Dienste lieferte wichtige Beiträge zu der Frage, welches Klassifikationssystem wir für den Katalog der Büchereisammlung nutzen würden. Wir wollten ein System haben, das leicht zu benutzen ist und das uns gestattete, die Sammlung nach Überschriften zu ordnen, die in der allgemeinen Öffentlichkeit bekannt sind. Das Unterkomitee befand, dass das Library of Congress System die richtige Mischung aus spezifischen Kategorien und gebraucherfreundlichen Überschriften zu Themenbereichen bot, und empfahl der Bücherei den Gebrauch dieses Systems.

<HEALTH EDUCATION FOR LIVING>

Das <Health Education for Living> Programm ist ein Mulimedienprogramm, das mehrere Dienstleistungen einschließt, die Patienten und ihren Familien besser ihre Pflege und Versorgung verstehen helfen, und ihnen ermöglichen, daran aktiv teilzunehmen. Sie unterstützen auch das klinische Personal in ihren laufenden Begegnungen mit Patienten, die der Belehrung und Unterweisung dienen. Zu diesen Dienstleistungen gehört ein Lernlabor (ähnlich konzipiert wie jenes, das Sumpmann[19] beschreibt), in dem Patienten und Familien mit Pflegenden in einem 1:1 Verhältnis arbeiten können, um Selbstpflegebegrifflichkeiten und -fertigkeiten zu lernen und zu meistern; Instruktionsprogramme für Gruppen; und ein Dienst zur Unterstützung und Koordination in der Entwicklung von schriftlichen Materialien, die von dem klinischen Personal durchgängig in unserem System benutzt werden.

Arbeitsteams von Pflegemanagern, Direktoren, Pflegeexperten und klinischem Personal wurden gebildet, um die Entwicklung des Lernzentrums – der <skills teaching> Komponente des <Health Education for Living> Programms – zu beaufsichtigen. Diese Teams setzten die Reichweite der im Lernlaboratorium anzubietenden Dienstleistungen fest und klärten, wie das Lernlabor in unser Pflegepraxismodell zu integrieren wäre.

Von Anfang an waren wir entschlossen, das Lernlabor mit Pflegenden aus den klinischen Bereichen zu besetzen. Wir erkundigten uns bei Pflegemanagern hinsichtlich der Möglichkeit, dass eine erfahrene Pflegekraft von jeder ihrer Pflegeeinheiten dem Lernlabor für 8 bis 16 Stunden im Monat als Anleiterin zur Verfügung stehen könnte. Aus der finanziellen Perspektive war dieses Modell eher vorstellbar als Pflegende spezifisch im Lernlabor anzustellen. Ebenso wichtig war es, dass der Einsatz erfahrener Kollegen es uns ermöglichte, ihnen neue Praxismöglichkeiten zu eröffnen, mit den klinischen Bereichen neues Können zu teilen, das die Pflegenden im Lernlabor erwerben würden, und sicher stellen zu helfen, dass die Programme im Lernlabor stets den Gegebenheiten der Praxis entsprechen.

Pflegemanager benannten der Direktorin des Lernzentrums potentielle Pflegepersonen für das Lernlabor. Wir legten Auswahlkriterien für die Pflegenden im Lernlabor fest, hielten Interviews mit denen, die von ihren Managern für diese Aufgabe vorgeschlagen worden waren und hatten bald einen Kader von 20 Pflegenden, die nun ihre Einweisung und Anleitung beginnen konnten.

Ärzte und Pflegende wurden befragt, um einen anfänglichen Katalog von Selbstpflegefertigkeiten zusammen zu stellen, die Patienten und Familien erwerben mussten, aber wozu es im stationären und auch im außerstationären Bereich an Ressourcen zur Unterrichtung mangelte. Wir durchleuchteten auch die relevante Literatur und befassten uns mit den Erfahrungen der

Lernlabors am University of Minnesota Medical Center[19] und am Recuperative Skills Training Center in Sacramento,[6] um ein Set von 10 voneinander unabhängigen „Lernstart" Modulen zu identifizieren (Abbildung 2). Jedes Modul wurde für sich von einem Team klinischer Mitarbeiter mit besonderem Können in dem relevanten Praxisbereich für das Lernlabor entwickelt.

Die Mitglieder der Arbeitsgruppen des Lernlabors identifizierten auch die Überweisungsprozesse an das Lernlabor, teilten den überweisenden Klinikern das Resultat der Lerneinheiten mit, dokumentierten Lernvorgänge, richteten das Lernlabor ein und bestückten es.

Abbildung 2: Unterrichtsmodule des Lernlabors

- Überwachung des Pulses und Blutdrucks,
- Verabreichen einer subkutanen Injektion,
- Eigeninjektion von Insulin
- Überwachung des Blutzuckers,
- Versorgung einer post-Mastektomie Wunde und Drainage,
- häusliche Pflege einer kranken oder konvaleszenten Person,
- Unterstützung des Stillens,
- Pflege des gesunden Neugeborenen,
- Post-partale Pflege der Mutter.

Zusätzlich zu den Angeboten des Lernlabors wurden weitere Programme im Rahmen des Health Education for Living Programms – einem Aspekt des Lernzentrums – entwickelt, um klinische Mitarbeiter zu unterstützen, wenn sie ihren Patienten und deren Familien notwendige gesundheitsbildende Möglichkeiten bieten. So richteten wir zum Beispiel einen Dienst ein, durch den wir gedrucktes Material für die Gesundheitserziehung zentralisieren und standardisieren konnten. Jahrelang davor wurden Druckerzeugnisse üblicherweise von jeder Versorgungseinheit im Alleingang entwickelt. Wir waren uns einer Anzahl von Problemen mit diesem Vorgehen bewusst. Diese schlossen Duplikation von Materialien, inkonsistente Informationen über Versorgungseinheiten hinweg und Verbreitung von veralteten Materialien und solchem von schlechter Qualität ein. Wir entwarfen eine Grundstruktur für ein neues System, in dem das Lernzentrum ein Materialieninventar vorhalten würde, das bestimmten Qualitätsstandards entsprach und das für jedem klinischen Mitarbeiter in unserem System durch einen zentralen Mechanismus erhältlich sein würde. Die Materialien mussten noch von den klinischen Mitarbeitern definiert werden, doch das Lernzentrum würde für die Bearbeitung und Präsentation verantwortlich sein. Es würde als eine Umschlagstelle für die Druckerzeugnisse funktionieren und damit verdoppelte Anstrengungen vermeiden sowie standardisierte Informationen in allen Arbeitsbereichen sicher stellen. Ein zentralisiertes System würde es uns auch ermöglichen, mit unserer Übersetzungsabteilung zusammen zu arbeiten und systematisch zu entscheiden, welche Übersetzungen Priorität haben sollten.

Mit der Unterstützung des Chefs der ambulanten Dienste, des Vizepräsidenten der Gemeindepraxis und Gemeindegesundheit <community practice and community health>, und des Direktors der Transportdienste legten wir dem Krankenhausfinanzkomitee einen Vorschlag vor, der darauf hinauslief, dass das Lernzentrum die Aufgabe der „Materialentwicklung und Unterstützung" übernehmen sollte. Aufgrund dieses Vorschlags wurden Gelder von anderen Abteilungen an das Lernzentrum überwiesen, um die Kosten abzudecken, die aus dem Entwerfen und Drucken von Lernmaterialien für die Patienten entstanden.

Wir haben auch Gruppenprogramme entwickelt und damit begonnen, spezielle Programme für Patienten mit ausgewählten chronischen Leiden einzuführen. Wir sind besonders interessiert daran uns auf Krankheiten wie Stauungsinsuffiziens und Asthma zu konzentrieren, da diese sich durch eine hohen Ressourcenverbrauch auszeichnen und für die es sich gezeigt hat, dass Information, Anweisung und Beratung einen positiven Einfluss auf das gesundheitliche Endresultat haben.[11,21,22]

Wir haben ein Anweisungs- und Fitnessprogramm für Patienten mit einer Stauungsinsuffiziens eingeführt, das darauf ausgerichtet ist, ihnen zu helfen, aktiv mit ihren Versorgern zusammen zu arbeiten, um mit ihrem Zustand zurecht zu kommen und Komplikationen zu vermeiden, die eine Krankenhausbehandlung erforderlich machen würden. Mittels dieses Programms haben wir einen weiteren Schritt getan, die Rolle des Lernzentrums im Kontext des Managements von Krankheiten zu definieren.

<Partnerships for Health>

<Partnership for Health> repräsentiert eine breitere Konzeption gesundheitsbildender Dienste <health education services> und ist der Teil des Programms, mit dem das Lernzentrum mit Gemeindeorganisationen und Gruppen zusammen arbeitet, um die Bedürfnisse an Gesundheitsbildung der Gemeinden zu erfüllen, denen das Krankenhaus dient.
Während unseres ersten Jahres begannen wir ein Modell zu entwickeln, in dem das Lernzentrum zum Partner von Gemeindeorganisationen werden konnte, die bereits mit den Bedürfnissen der Bevölkerung, der sie dienten, vertraut waren und die schon Beziehungen zu Mitgliedern der Gemeinde geknüpft hatten. In einer Zusammenarbeit mit dem örtlichen Gesundheitsamt <local health department> und der Bücherei, zum Beispiel, planten und boten wir ein Programm für ältere russisch sprechende Mitbürger an, das russisch sprechende Dienstleistungsanbieter einbezog und sich auf Anliegen konzentrierte, die für die Bevölkerung neuer Immigranten von besonderer Relevanz waren. Wir haben uns auch an einer gemeindenahen Initiative beteiligt, die ein Gesundheitscurriculum nutzt, um Englisch als eine zweite Sprache zu lehren, und die Zusammenarbeit mit einem lokalen <council on aging> begonnen, um eine Reihe von Seminaren für ältere Menschen über Stress Management zu planen.
Wir haben auch mit Gemeindegesundheitszentren und Gemeindegruppen zusammen gearbeitet, um Vorschläge für Aktivitäten zu entwickeln, die die Ressourcen des Lernzentrums auf Personen, denen diese Organisationen dienen, ausdehnen.

Erfahrungen bis jetzt und Pläne für die Zukunft

In den ersten 18 Monaten unseres Unternehmens haben 7.945 Menschen die <Health Information Library> besucht, mit einem Durchschnitt von 20 bis 35 Besuchern pro Tag. Die Pflegenden im Lernlabor haben 497 Veranstaltungen abgehalten, deren Zuspruch im Laufe des Jahres zunahm, als sich die Neuigkeit über dieses Angebot verbreitete und neue Unterrichtsmodule hinzu kamen, die sich auf identifizierte Bedürfnisse bezogen. Wir entwickelten mehr als 80 Materialien zur Patientenunterrichtung, von denen 20 ins Russische und Spanische übersetzt wurden (die Wahl der Sprachen stützt sich auf die Demographie der Patientenbevölkerung, die von dem Krankenhaus versorgt wird). Wir richteten ein multidisziplinäres Anweisungs- und Fitnessprogramm für Patienten mit einer Stauungsinsuffiziens ein und fangen an, ein ähnliches Krankheitsmanagementprogramm für Patienten mit Asthma zu planen. Wir haben auch Seminare zu Themen wie Medikationsmanagement und Beurteilung von Gesundheitsinformation im Internet abgehalten, und wir haben mehrere umfassende Finanzierungsvorschläge in der Diskussion, die es uns, so hoffen wir, ermöglichen werden, unsere gegenwärtigen Dienstleistungen zu erweitern.

Wir schreiben unseren bisherigen Erfolg einer Reihe von Faktoren zu. Erstens, die starke Nutzung der Dienstleistungen des Lernzentrums zeigt, dass Patienten und Familien sich mehr Ressourcen wünschen, um ihre Versorgung zu verstehen und an ihr teilnehmen zu können. Zweitens, die Vielseitigkeit der Angebote trug dazu bei, dass dies ein lebensfähiges Programm geworden ist, und wir haben gelernt, dass wir im Rahmen unseres weiten Auftrags der Gesundheitsbildung für Patienten, Familie und Gemeinde flexibel sein und auf unseren Kundenkreis eingehen müssen, um erfolgreich zu sein. Drittens, an jeder Schnittstelle der Programmplanung waren wir bestrebt, Koalitionen von Versorgungsanbietern und Administratoren zu bilden, die einen direkten Einfluss auf die Richtung hatten, in der das Lernzentrum sich entwickelte, und uns damit eine starke unterstützende Basis zu schaffen sowie einen regelmäßigen Strom an Überweisungen von Patienten und Familien an unsere Dienste.

Als ein neuer Dienstleistungsträger haben wir jedoch festgestellt, dass das Marketing und die Werbung für das, was wir unseren Kollegen in der Institution wie auch der Öffentlichkeit anzubieten haben, einen laufenden und aggressiven Einsatz erfordert. Wir haben in dieser Hinsicht eine Reihe von Strategien, zu denen ein offenes Haus, Kaffeestunden mit Gruppen von klinischen Mitarbeitern, regelmäßige eMail-Mitteilungen an Personal mit einer Beschreibung unserer Angebote, Briefe mit Werbematerial an die Versorgungsanbieter, Bekanntmachungen in internen Nachrichtenblättern, Handzettel und Plakate in Patientenbereichen, Briefe an das Personal mit Mitteilungen über Neuzugänge in der Bücherei, sowie die Produktion und Verteilung eines vierteljährlichen Nachrichtenblattes gehören. Wir haben auch einigen Erfolg mit externer Werbung gehabt, mit mehreren Fernsehsendern, die Nachrichten und Berichte über das innovative Programm des Lernzentrums brachten und mit einer örtlichen Businesspublikation, die einen Artikel herausstellte, der die ökonomische Untermauerung und die Gewinne des Unternehmens umriss.[23]

Ein wichtiges Ziel, das unsere laufende Planung und Entwicklung leitet, ist Mechanismen zu entwickeln, die die Ressourcen des Lernzentrums in unserem sich erweiternden Dienstleistungsnetzwerk und für einen größeren Querschnitt der Bevölkerung zugängig machen. Beth Israel Deaconess Medical Centre ist Teil eines größeren Gesundheitsversorgungssystems, das Universitätskliniken und Ortskrankenhäuser, Gruppenpraxen und andere Versorgungseinrichtungen umfasst. Die Anbieter in diesem System sorgen für Patienten, die eine bedeutsame geographische und kulturelle Mannigfaltigkeit repräsentieren. Wir sind aufgerufen, Mechanismen zu entwickeln, die Hindernisse zum Lernen und zu einem universellen Zugang zu Materialien der Gesundheitsbildung beseitigen. Wir sind besonders daran interessiert, Systeme und Dienstleistungen zu entwickeln, die uns helfen, ein „Lernzentrum ohne Mauern" zu werden, das heißt, ein Zentrum, das sich der Technologie und anderer innovativer Ansätze bedient, um Informationen, pflegerisches Können und edukative Programme an Orte bringen zu können, zu denen unsere Patienten und ihre Familien leichteren Zugang finden.

Wir werden weiterhin einen beträchtlichen Einsatz leisten, zusätzliche Programme und Leistungen zu entwickeln, die Einzelnen und besonders denen mit chronischen Erkrankungen helfen werden, das Wissen und Können zu erwerben, das sie brauchen, um partnerschaftlicher mit ihrem klinischen Personal arbeiten zu können. Wir haben weiterhin vor, uns auf Patienten mit Krankheiten zu konzentrieren, die bedeutsame Möglichkeiten für eine Überprüfung und das Management der Selbstpflege bieten, und für die Krankheitsmanagementmodelle mit einer gesundheitsbildenden Komponente entwickelt worden sind. Wir meinen, dass dies insbesondere ein Bereich ist, in dem Pflegende eine wichtige Rolle spielen können, die sich direkt auf die Qualität und die Kosten der Versorgung auswirkt. Unsere Bemühungen in dieser Hinsicht sind um so dringlicher unter Gegebenheiten, die zunehmend begrenzt sind und die die Notwendigkeit erhöhen, Interventionen zu entwickeln, die dazu beitragen können, die Kosten von teuren Notfallmaßnahmen und stationärer Behandlung zu verringern.

Wir arbeiten auch an der Entwicklung von Mechanismen für routinemäßige und periodische Evaluationen unserer Leistungen. Von Anfang an haben wir die Benutzer der Bücherei gebeten, einen kurzen Fragebogen beim Verlassen der Bücherei auszufüllen, der Fragen über Themen, die sie erkundet hatten, enthielt, ob ihre Bedürfnisse befriedigt werden konnten, und welche Themenbereiche sie besser in der Bücherei vertreten sehen möchten. Wir haben Daten von dieser Befragung für die Erweiterung unseres Bestandes genutzt und für die Weiterentwicklung der Dienstleistungen. Wir sind gerade dabei, in einer Pilotstudie einen Fragebogen auszuprobieren, der dann routinemäßig mit Patienten und Familien, die eine Unterrichtseinheit im Lernlabor beendet haben, eingesetzt werden wird. Diese Befragung soll Bewertungen <ratings> der Qualität der Dienstleistung hervor bringen und die Einschätzung der Patienten, wie erfolgreich wir waren, ihnen zu helfen, die Fertigkeiten zu meistern, die gelehrt worden sind. Wir erkunden auch Mittel und Wege Daten zu bekommen, die uns helfen werden, den Einfluss unserer Dienstleistungen auf andere Endresultate <outcomes> zu evaluieren, einschließlich der Prävention von Komplikationen und der Nutzung der Versorgungseinrichtungen. Schließlich suchen wir weiter nach verschiedenen Möglichkeiten, Einkommen zu generieren, um die Kosten der Leistungen, die wir anbieten, abzudecken.

SCHLUSSWORT

Am Ende von 1½ Jahren der Betreibung des Lernzentrums sind wir weiterhin überzeugt, dass diese Ressource notwendig ist, die Qualität der Gesundheitsversorgung in das nächste Jahrhundert hinein aufrecht zu erhalten. Insbesondere in einer Umgebung, in der ein hoher Anteil der Patienten einen Gesundheitsversorgungsplan <managed-care plan> hat, glauben wir fest daran, dass Pflegende ihre Rolle spielen müssen, in der sie Einzelnen helfen, besser über Behandlungsmöglichkeiten und Selbstpflegetätigkeiten informiert zu sein, und sie dadurch befähigen, aktive Partner im Versorgungsprozess zu werden.

LITERATUR

1. Gerteis M, Edgman-Levitan S, Daley J, Delbnco T (eds.): Through the Patient's Eyes – Understanding and Promoting Patient-Centered Care. San Francisco. CA: Jossey-Bass; 1993.
2. Armstrong ML, Orchestrating the process of patient education. Nurs. Clin North Am. 1989; 24(3):597-604.
3. Gilpin L. Creating an educational environment in a hospital setting. In: Giloth BE (ED) Managing Hospital-Based Patient Education. American Hospital Association; 1993:55-75.

4. Disbrow EA, Bennet HL, Owings JT. Effect of preoperative suggestion on postoperative gastrointestinal mortility. West J Med. 1993;158(5):488-492.
5. Ellers B. Innovations in patient-centered education. In: Gerteis M, Edgman-Levitan S, Daley J, Delbanco T (eds.) Through the Patient's Eyes – Understanding and Promoting Patient-Centered Care. San Francisco, CA: Jossey-Bass; 1993:96-118.
6. Rifas E, Morris R, Grady R. Innovative approach to patient education. Nurs Outlook. 1994;42(5):214-216.
7. Nelson EC, McHugo G, Schnurr P, et al. Medical self-care education for elders: a controlled trial to evaluate impact. J Publilc Health. 1984;74(12):1657-1362.
8. Lorig KR, Mazonson PD, Holman H. Evidence suggesting that health education for self-management in patients with chronic arthritis has sustained health benefits while reducing health care costs. Arthritis Rheumatol. 1993;36(4):439-446.
9. Clark NM, Feldman CH, Evans D, et al. The impact of health education on frequency and cost of health care use by low income children with asthma. J Allergy Clin Immunol. 1986;78:108-115.
10. Vickery DM, Golaszewski TJ, Wright EC, Kalmer H. The effect of self-care interventions on the use of medical service within a Medicare population. Med Care. 1988; 26(6).580-588.
11. Rich MW, Beckham V, Wittenberg C, et al. A multidisciplinary intervention to prevent the readmission of elderly patients with congestive heart failure. N Engl J Med. 1995;333(18):1190-1195.
12. Wilson SR, German DF, Lulla S, et al. A controlled trial of two forms of self-management education for adults with asthma. Am J Med. 1993;94:564-575.
13. American Nurses Association. Nursing's Social Policy Statement. Washington, DC: American Nurses Publishing; 1995.
14. Clifford JC, Horvath KJ, eds. Advancing Professional Nursing Practice: Innovations at Boston's Beth Israel Hospital. New York: Springer; 1990.
15. Grieco AJ, McClure ML, Komiske BK, Menard RF, eds. Familiy Partnership in Hospital Care – The Cooperative Care Concept. New York: Springer; 1994.
16. Mamon J, Levine D, Chwalow AJ. Evaluation. In: Grieco AJ, McClure M, Komiske BK, Menard RF, eds. Family Partnership in Hospital Care – The Cooperative Care Concept. New York; Springer; 1994:175-181.
17. Cosgrove T. The Planetree health ressource center. In: Rees AM, ed. Managing Consumer Health Information Services. Phoenix, AZ: Oryx Press; 1991:166-184.
18. Kernaghan S, Giloth B. Consumer Health Information: Managing Hostpital-Based Centers, Chicago, Il; American Hospital Association; 1991.
19. Sumpmann M. An education center for patients' high-tech learning needs. Patient Education Counseling. 1989;13:309-323.
20. Rees A, ed. Consumer Health Information Source Book. 4th. ed. Phoenix, AZ; Oryx Press; 1994.

21. Lawrence G. Asthma self-management programs can reduce the need for hospital-based care. Respir Care. 1995;10(1):39-43.
22. Venner GH, Seelbinder JS. Team management of congestive heart failure across the continuum. J. Cardiovasc Nurs. 1996;10(2):71-84.
23. Jenkins A. Beth Israel Learning Center lets patients learn for themselves. Boston Business J. 1996; 16:29.

Das Warum der Patientenschulung*

Jane I. Fernsler und Christine A. Canon

Die Patientenschulung ist eine unerlässliche Voraussetzung für die Qualität der Gesundheitspflege geworden.[1] Sie ist notwendig für Patienten, Familien, Gesundheitsberufe, Gesundheitsdienste und -institutionen und die Gesellschaft allgemein. Ihre Bedeutung der Patientenschulung ist gestiegen aufgrund von technischen Fortschritten in der Gesundheitspflege, komplexer Behandlungsverläufe, Konsumentenforderungen, Rechtsstreitigkeiten und Vergütungsordnungen.[2,3]

Obwohl die Patientenschulung für alle Menschen wichtig ist, die Gesundheitsprobleme haben, ist sie einfach unerlässlich für solche mit einer Krebserkrankung.[4] Ungefähr sieben Millionen Amerikaner haben eine Krankengeschichte hinsichtlich Krebs und bei weiteren 1.100.000 wird 1991 Krebs diagnostiziert werden.[5] Da Krebs vorherrschend und lebensbedrohlich, aber gleichzeitig chronisch und in verschiedenen Stadien auftritt, lassen die Krankheit und der Umgang mit ihr viel Schulungsbedarf bei Patienten und Familien während des Verlaufs der Krankheit entstehen.[6-8] Der Bedarf an Schulungen ist bedingt durch Diagnose,[9,10] den Krankenhausaufenthalt,[11] Behandlungsentscheidungen,[12,13] die Behandlung selbst,[14-19] die häusliche Pflege,[20-23] die tödliche Erkrankung[24] und das Überleben.[25] Außerdem wird die Vorstellung, dass die Krankheit manche Menschen dazu bringt, sich mehr mit ihrer Gesundheitspflege zu beschäftigen, durch Forschungsergebnisse belegt, die zeigen, dass besonders Krebspatienten in Entscheidungen über ihre Pflege und Behandlung einbezogen werden möchten.[27-29]

Dieser Artikel befasst sich mit der Begründung für die Schulung von Krebspatienten, soweit sie sich auf Patientenrechte, professionelle Standards, rechtliche und Vertretungsmandate, Nutzen für die Patienten, Behörden und Einrichtungen <agency> sowie für die Gesellschaft beziehen. Patientenschulung wird definiert als „eine geplante Lernerfahrung durch eine Kombination von Methoden, wie Lehren, Beraten, Verhaltensmodifikationstechniken, die das Wissen der Patienten und ihr Gesundheitsverhalten

---

* Aus: Seminars in Oncology 1991; übersetzt von Elisabeth Drerup und Ruth Schröck

beeinflussen" (S.323).[80] Das Endziel der Patientenschulung ist es, dass die Patienten und ihre Familien ihre Gesundheitsprobleme bewältigen.[3]

PATIENTENRECHTE

Die Patientenschulung befähigt die Patienten, sinnvolle Entscheidungen zu treffen und Verantwortung für ihre Gesundheitspflege zu übernehmen. Das Recht des Patienten, informiert zu werden, ist der wichtigste Grund für die Patientenschulung. Bartlett und Jonkers[31] sagen sogar, dass die Patientenschulung eine Verpflichtung zur Patientenautonomie und zu den Rechten der Patienten voraussetzt. Über die Zeit hin betrachtet, scheint in den USA die Quantität und Qualität der Patientenschulung umgekehrt proportional zum Grad der sozialen Distanzierung zwischen Patienten und Mitgliedern der Gesundheitsberufe zu sein.[2] Ebenso hat sich die Patientenschulung in anderen Ländern entwickelt, die individuelle Freiheit und Rechte werthalten.

Die American Hospital Association hat in Anbetracht der Notwendigkeit, sich mit Patientenrechten zu befassen, 1972 eine Charta der Patientenrechte entwickelt.[32] Von den zwölf Rechten beziehen sich sechs darauf, Informationen zu erhalten über Diagnose, Behandlung, Prognose, Maßnahmen, medizinische Konsequenzen, Personal und das Krankenhaus selbst. Da in diesen Aussagen die Schulung sinngemäß enthalten ist, wird die „Charta der Patientenrechte" häufig als Begründung für Patientenschulungen zitiert. Sharf[33] meint jedoch, dass die Patientenschulung die üblichen krankheitsbezogenen Informationen überschreiten und die Entwicklung der Kommunikationsfähigkeit von Patienten betonen sollte. Diese Kompetenzen würden die Patienten befähigen, effektiv mit Angehörigen der Gesundheitsberufe zu interagieren, anstatt eine passive Zuhörerrolle einzunehmen. Patienten mit Krebs und ihre Familien müssen oft ihren Lebensstil aufgrund der Krankheit und der Behandlung erheblich ändern. Diese Menschen haben ein Recht darauf, die Begründungen für die erforderlichen Veränderungen zu kennen.[34] Außerdem haben Überlebende der Krebserkrankung das Recht, informiert zu werden über die weitere Gesundheitspflege, Beschäftigungsmöglichkeiten und Versicherungsfragen. Diese und andere Rechte werden in der Charta der Überlebenden von Krebs angesprochen.[35]

PROFESSIONELLE STANDARDS

Im Laufe der Geschichte sind die Pflegenden immer für die Werte der Patientenrechte und der Patientenschulung eingetreten. Obwohl die „Ordnung für Pflegende bezüglich interpretativer Aussagen“ sich mit dem Verhalten von Pflegenden, das kompetente Pflege unterstützt, befasst, ist die Patientenschulung eher zwischen den Zeilen zu lesen als im Dokument explizit vorhanden.[36] Ebenso ist die Verantwortung der Pflegenden in „Pflege, eine sozialpolitische Aussage“[37] und „Das Spektrum der Pflegepraxis“[38] nur implizit angedeutet. Demzufolge beschäftigen sich die Pflegenden mehr als die Angehörigen anderer Gesundheitsberufe mit der Koordination[3] und der Durchführung von Patientenschulungsprogrammen.[2]
Die Gesellschaft für Krebskrankenpflege (Oncology Nursing Society) würdigte die Bedeutung der Patientenschulung durch die Aufnahme eines Standards bezüglich Patienten- und Familieninformation in den ursprünglichen Ergebnisstandards für die Krebskrankenpflegepraxis[39] und durch die Entwicklung und Überarbeitung von Standards für die Schulung von Krebspatienten.[40,41] Spezielle Standards und Kriterien sind aufgeführt in bezug auf die Pflegenden, die Ressourcen, das Curriculum, den Lehr-, Lernprozess und den Lernenden. Außerdem ist in den Standards für die Krebskrankenpflegefortbildung die Anwendung von Lehr- und Lerntheorien in der Patientenschulung ein beschreibendes Kriterium für die weitergebildete Krebskrankenschwester. [42]

RECHTLICHE UND BEHÖRDENMANDATE <AGENCY MANDATES>

Über das Bemühen hinaus, Patientenrechte zu schützen und professionellen Standards zu genügen, haben Angehörige der Gesundheitsberufe und Hilfsdienste den Auftrag durch Gesetze, Zulassungsbestimmungen und Vergütungsordnungen Patienten- und Familienschulungen anzubieten.
Pflegestandards bestimmen rechtlich „Pflichten gegenüber dem Patienten“, indem sie das niedrigste Niveau der Pflege festlegen, das von einer Berufsgruppe oder einem Dienst zu leisten ist. Standards der Betreuung bezüglich Patientenunterweisung sind in den internen Ordnungen der Hilfsdienste und in Pflegestandards (wie Stellenbeschreibungen und Unterweisungsprotokollen) enthalten. Extern gesetzte Standards werden in staatlichen Berufspraxisverordnungen, Präzedenzfällen vor Gericht und Bundeszulassungs-

und Vergütungsrichtlinien vorgeschrieben.[44] Einige Schlüsselbegründungen für die Teilnahme an Patientenunterweisungen werden hier aus der Sicht von rechtlichen und Behördenmandaten <agency mandates> vorgestellt.

Pflegepraxisverordnungen

Die Definition und das Spektrum der Pflegepraxis werden auf der Ebene der Bundesstaaten in Gesetzen bestimmt, die als Pflegepraxisverordnungen bezeichnet werden. Jeder Bundesstaat behält das Recht, per Verordnung die angemessene Praxis der Pflege festzulegen, welche die Gesundheit seiner Bürger schützt. Darum gibt es Unterschiede im Inhalt der Pflegestatuten. Einige Verordnungen enthalten spezifische Hinweise bezüglich der Gesundheitsberatung, während andere sie eher global ansprechen.[44] Obwohl die meisten Pflegepraxisverordnungen keine spezifischen Richtlinien bezüglich der Patientenschulung enthalten, wird viel über die Verpflichtung der Pflegenden zur Krankheitsverhütung und Gesundheitsförderung impliziert. In dem „Entwurf zu einer Modell-Pflegepraxis-Verordnung“, die als Richtlinie für die Bundesstaaten gilt, welche versuchen, ihre Gesetze zu überarbeiten, drückt jeder Aspekt der Definition einer Praxis der Pflege die Notwendigkeit für Patientenschulung oder Gesundheitserziehung aus. Außerdem hat die Beschreibung des Umfangs der Pflegeverantwortung bedeutende Relevanz für die lehrende Rolle und die Verantwortlichkeiten der Pflege.

Informierte Einwilligung

Informierte Einwilligung bezieht sich zum einen auf gesetzliche Regelungen, die das Verhalten von Ärzten in ihrer Kommunikation mit Patienten bestimmen, zum anderen auf das ethische Gebot, welches das Recht des Patienten auf Selbstbestimmung sichert und weiterhin auf die Interaktion zwischen Patienten und Pflegenden bezüglich der Entscheidungen zum Pflegeverlauf.[46]
Das Recht der Person auf eine informierte Wahl über seine Pflege beruht auf einer Fülle von Regeln aufgrund von Gesetzen und Präzedenzfällen. Zusammenfassungen von herausragenden Fällen (zu umfangreich, um sie im Rahmen dieses Artikels zu beschreiben) können überall in der medizinischen und Pflegeliteratur gefunden werden.[46-49]

Fragen der Patientenschulung, die sich auf den Prozess der informierten Einwilligung beziehen, erhalten mehr Aufmerksamkeit seit sich die Betonung vom „medizinischen Praxisstandard" (was der örtliche Arzt sagen würde) zum „sinnvollen Personenstandard" (was ein vernünftiger Mensch wissen wollte) verlagert hat. Der informierte Einwilligungsprozess ist vor allem wichtig für Menschen mit Krebs wegen der Anzahl und Komplexität diagnostischer und therapeutischer Maßnahmen, die sie benötigen mögen. Die Krebserkrankung als solche und ihre Behandlung führen häufig zu zusätzlichen Lernbarrieren: Angst, Verstümmelung und Ungewissheit über unbekannte und bedrohliche Erfahrungen.[50] Außerdem gibt es häufig Einwilligungsformulare mit einem Lesbarkeitsniveau, das über der allgemeinen Lesefähigkeit liegt und oft zu einer Einwilligung führt, ohne verstanden zu haben.[51,52]

Der Einwilligungsprozess kann als umfassender multidisziplinärer pädagogischer Prozess verstanden werden[53] oder als rein rechtliche Formalität mit dem Zweck, Arzt und Institution zu schützen. In einer Untersuchung von zehn Krankenhäusern fanden Clark et al.,[51] dass sich sieben Krankenhäuser auf den letztgenannten Prozess beschränkten und Einwilligungsformulare verwandten, die sich von der Lesbarkeit her als nutzlos erwiesen. Sie schlugen vor, das Vorgehen dadurch zu verbessern, dass rechtliche und pädagogische Aspekte getrennt behandelt und verstärkt werden, und dass jemand anders als der Arzt (der ein eigenes Interesse daran hat) die Unterschrift des Patienten einholt.

Mehrere Untersuchungen[50,16] listeten schwache Erinnerung an die Informationen, die während des Ablaufs der informierten Einwilligung zur Teilnahme an einer Chemotherapie protokolliert wurden. Rimer et al.[50] schlugen vor, den Ablauf der informierten Einwilligung aus einer Reihe von Lehraktivitäten bestehen zu lassen, die so aufgebaut sind, dass das Behalten verstärkt wird. Dodd und Mood[16] waren in der Lage, die Genauigkeit zu erhöhen in bezug auf das Erkennen potentieller gefährlicher Nebenwirkungen der Chemotherapie durch die Patienten, indem sie nach der Einwilligungsunterzeichnung diese Information noch einmal wiederholten. Die Pflegenden können dazu beitragen, sicherzustellen, dass die Einwilligung der Patienten eine wirklich informierte Einwilligung ist, indem sie die erfolgreichen Maßnahmen von Rimer et al.[50] und Dodd und Moore[16] einführen. Hubbard[54] betonte die moralische Verantwortung der Pflegenden gegenüber den Patienten bezüglich jeder Behandlung, welche die schriftliche Einwilligung des Patienten erfordert. Die Pflegenden können die Rechte der Patienten schützen, indem sie routinemäßig deren Verständnis überprüfen, um fortlaufend eine informierte und freiwillige Einwilligung zu sichern, besonders wenn es Veränderungen im Befinden des Patienten gibt. Außerdem können die Pflegenden in Bereichen, in denen Patienten besorgt oder im Konflikt sind, dies dem Arzt mitteilen und dadurch eine valide Einwilligung während der gesamten Behandlung erhalten.

Institutionelle <health agency> Voraussetzungen

Gesundheitsinstitutionen <health agencies> müssen die Effektivität der Patientenschulung ihrer Mitarbeiter überprüfen. Die Institutionen tragen die Verantwortung für die Durchführung angenommener Richtlinien und Standards, um die Qualität ihrer Gesundheitsdienste zu sichern. Sie teilen das Risiko potentieller Kunstfehler falls die Mitarbeiter ihre Pflicht verletzen und dadurch Patienten zu Schaden kommen.[49]

Die Patientenschulung ist ein ausgezeichnetes Instrument für das Risikomanagement. Als eine zusätzliche Aufgabe der Pflege kann die Patientenschulung dazu führen, dass die Patienten die Angemessenheit der Pflege besser beurteilen können in einer Zeit, da sie sich hilflos dem Geschehen ausgesetzt fühlen. So können zum Beispiel klar geschriebene Entlassungsinstruktionen für jemanden, der nach einer ambulanten Maßnahme von der Narkose noch halb betäubt ist, die Genesung erheblich beschleunigen.[55] Die Akkreditierungsbehörde für Gesundheitsorganisationen <Joint Commission for the Accreditation of Health Care Organisations JCAHO> hat spezifische Standards für die Planung und Einführung des Lehrens, des Evaluierens von Lernergebnissen des Patienten und die diesbezügliche Dokumentation für die meisten Dienstbereiche aufgestellt. Der Pflegedienststandard Nr.5 bezieht sich speziell auf die Einbeziehung von Patientenschulung und von Selbstpflegekenntnissen im Pflegeplan und auf die Bereitstellung von Entlassungsinstruktionen und individuelle Entlassungsberatung.[56] Die JCAHO Standards sind rechtlich als Standards der Pflege akzeptiert, die von Gesundheitsdiensten eingehalten werden sollten. Der JCAHO Akkreditierungsstatus wird vor Gericht anerkannt und beeinflusst die Berechtigung für [Medicare/Medicaid] Zahlungen. Die JCAHO teilt die Akkreditierung automatisch der Finanzbehörde <Health Care Financing Administration HCFA> mit, damit sie bezüglich Medicare und Medicaid Zahlungen überprüfen kann.[75]

Forderungen hinsichtlich der Patientenschulung wurden auch von der HCFA für die Institutsteilnahme an Medicare/Medicaid Programmen gestellt.[58] Zahlungsablehnungen durch staatliche und private Versicherungen sind in den letzten Jahren in die Höhe geschnellt. Die Überprüfung von Krankenakten hat zu Zahlungsablehnungen geführt aufgrund mangelhafter Dokumentation von Schulungen und/oder Lernerfolgen und von unzureichenden Lehrveranstaltungen, die zu frühen Wiederaufnahmen in der gleichen Diagnose bezogenen Gruppe (DRG) beigetragen hat. Einige dieser Wiederaufnahmen können durch die Einführung von qualitativer Patientenschulung verhindert werden.[59,60]

VORTEILE FÜR DIE PATIENTEN

Eine andere überzeugende Begründung für Patientenschulungen sind verbesserte Ergebnisse. Im allgemeinen gehören zu den gemessenen Ergebnissen die verbesserte Befolgung des Therapieplans,[1,26] gesteigerte Patientenzufriedenheit[1,26] erhöhte Patientenselbstbestimmung[1] mit der gesteigerten Fähigkeit mit Symptomen umzugehen[26] und beschleunigte Genesung nach einer Operation.[26,61,62] Obwohl die Ergebnisse in sich wertvoll sind, können sie durch finanzielle Überlegungen einer Institution überschattet werden.[1] Wenn man das Vorherrschen chronischer Krankheiten in einer alternden Bevölkerung bedenkt, könnte das unabhängig Handeln und das Selbstmanagement von Patienten ein für alle Beteiligten wertvolles Ergebnis der Patientenschulung sein.[31,63]

Trotz einer Fülle von Berichten in der Literatur über die Vorteile für die Patienten durch die Patientenschulung gibt es kaum empirisch valide Veröffentlichungen in bezug auf die Verbesserung des Gesundheitszustandes von Patienten.

Weil Krebs nicht immer als chronische Erkrankung und zu einem gewissen Grad als verhütbar angesehen wurde, gibt es wenig Daten, die sich auf Ergebnisse der Schulung von Krebspatienten beziehen.[64] Eine Durchsicht von Krebspflegeforschungsberichten führte zu der Feststellung, dass es einen Forschungsbedarf hinsichtlich der Wirkung von Patientenschulungen auf positive Patientenergebnisse gibt.[65,66] Außerdem wurde die Patientenschulung oder Gesundheitsberatung an vierter Stelle von 46 Forschungsprioritäten genannt, die in einer Untersuchung von ausgewählten Forscherinnen und/oder Leiterinnen in der Krebskrankenpflegegesellschaft durchgeführt wurde.[67]

Trotz des Mangels an empirischen Daten bezüglich verbesserter Ergebnisse bei Krebspatienten aufgrund von Patientenschulungen wie Bartlett sie definiert hat,[30] kann an dieser Stelle keine vollständige Übersicht über veröffentlichte Forschungen gegeben werden. Eine knappe Übersicht ausgewählter Forschungsprojekte, die hauptsächlich von Pflegenden durchgeführt wurden, wird dargestellt.

Kenntnisse

Am häufigsten sind wohl bessere Kenntnisse als Patientenergebnisse dokumentiert.[10,16,68-73] Obwohl man annimmt, dass Kenntnisse die Menschen beeinflussen, verbessern mehr Kenntnisse alleine nicht notwendigerweise den Gesundheitsstatus,[63] noch entspricht sie Bartletts Definition von Patientenschulung. Als Konsequenz messen die meisten Forscherinnen neben den Kenntnissen andere abhängige Variablen.

Selbstpflege

Gesteigerte Selbstpflege wurde von Dodd[74,75] in zwei Untersuchungen von Patienten mit Chemotherapie dokumentiert. Die Patienten, die Informationen über den Umgang mit Nebenwirkungen erhielten, zeigten mehr Selbstpflegeverhalten bezüglich der Nebenwirkungen von Chemotherapie als die Patienten in der Kontrollgruppe. Dodds Forschung über die Anstrengungen, Selbstpflege zu fördern, wurden ausgeweitet zu einer klinischen Untersuchung über Informationsmaßnahmen für Patienten mit Chemotherapie, die nach dem Zufallsprinzip ausgewählt wurden. Verbesserte Selbstpflege wurde auch in Bezug auf den Umgang mit Schmerz[68] und Ostomiepflege[76] dokumentiert. Dalton[68] berichtete, dass Patienten, die an einer einstündigen Lehrveranstaltung über Schmerzen teilgenommen hatten, mehr nicht-pharmakologische, nicht-invasive Schmerzkontrolltechniken anwandten als die Patienten in der Kontrollgruppe. Watson[76] fand heraus, dass Patienten, die individuell beraten wurden, sich einen Monat nach der Entlassung mehr um ihre Ostomiepflege kümmerten als die Patienten in der Kontrollgruppe, obwohl der physische Zustand der zwei Gruppen ähnlich war.

Psychischer Zustand

In verschiedenen ausschlaggebenden Studien mit Probanden ohne Krebs zeigten Jean Johnson et al.[77-79] auf, dass sensorische Informationen den Distress der Patienten verringern konnten bezüglich der Reaktionen auf bedrohliche Ereignisse und so die Genesung nach Operationen gefördert werden könnte. In einer neueren Studie mit Patienten, die wegen Prostatakrebs bestrahlt wurden, werteten Johnson et al.[80] die Wirkung von konkreter objektiver Information auf Tonband aus im Hinblick auf die emotionale Reaktion und das tägliche Leben der Patienten. Sie fanden keinen signifikanten Unterschied in der emotionalen Reaktion zwischen den Patienten in der Experimental- und denen der Kontrollgruppe, wobei in beiden Gruppen niedrige emotionale Störungen berichtet wurden. Die Patienten, welche die konkreten objektiven Informationen erhielten, hatten jedoch erheblich weniger Störungen ihres täglichen Lebens als die Kontrollgruppe.

Da der Krebs und seine Behandlung bei vielen Patienten und ihren Angehörigen Angst auslösen, wurde Angst als Ergebnis von Instruktionsmaßnahmen gemessen. Judie Johnson[72] fand ein erheblich herabgesetztes Angstniveau und ein gesteigertes Gefühl von Lebenssinn bei Patienten, die an einem vierwöchigen Patientenschulungskurs teilgenommen hatten. Dodd[75] berichtete über eine ähnliche Veränderung im Angstniveau bei einer Gruppe von Chemotherapiepatienten sechs Wochen nach einer Information über Selbstpflege.

Die Notwendigkeit, das Selbstkonzept und das Selbstwertgefühl der Patienten aufrecht zu erhalten und zu erhöhen, wird häufig in der Literatur erwähnt. Watson[76] berichtete, dass persönliche Beratung, die einer Behandlungsgruppe postoperativ gegeben wurde, im Gegensatz zur Routinepflege einer Kontrollgruppe, das Selbstkonzept und Selbstwertgefühl von Ostomiepatienten erhöhte. Interessant war, dass die Behandlungsgruppe nach einem Monat aktiver war als die Kontrollgruppe, was außerhäusliche Aktivitäten anging.

Patienten- und Familienzufriedenheit ist ein weiteres häufiges Ergebnis der Patientenschulung. Derdiarian[10] erhob neben den Kenntnissen auch die Zufriedenheit unter neu diagnostizierten Krebspatienten und ihren Ehegatten. Die Untersuchungsgruppe, die individuelle Information, Beratung und Überweisungen erhielt, erreichte höhere Werte hinsichtlich Information und Zufriedenheit als die Kontrollgruppe, die informelle Routineinformationen bekam.

Verbesserte Schmerzkontrolle, ein verstärktes Gefühl, die Kontrolle über die Schmerzen zu haben und weniger Sorgen bezüglich Toleranz und Drogenabhängigkeit wurden als Vorteile für die Patienten berichtet,[73] die nach dem Zufallsprinzip einer Behandlungsgruppe in einer klinischen Untersuchung angehörten und Beratungssitzungen und schriftliches Material erhielten. Vielleicht waren diese Vorteile das Ergebnis der besseren Einführung und Befolgung der verordneten Behandlungsmaßnahmen, die bei der

Experimentalgruppe im Vergleich zu der Kontrollgruppe beobachtet wurden.

Physischer Zustand

Es ist schwierig den Einfluss der Patientenschulung auf den physischen Zustand bei Krebspatienten zu messen. Krebs ist eine progressive Erkrankung, darum mag ein verbesserter physischer Zustand kein realistisches Ziel für alle Patienten sein; die Aufrechterhaltung des augenblicklichen Zustands könnte ein angemessenes Ziel sein. Außerdem geschehen physische Veränderungen häufig nur langsam und benötigen sinnvolle und manchmal komplexe und teure Messverfahren.
Beck[81] berichtete, dass Patienten, die Unterweisung und ein Protokoll zur oralen Pflege erhielten, einen erheblich besseren Zustand der Mundschleimhaut nach Chemotherapie aufwiesen als die Patienten, die keine besonderen Maßnahmen erfuhren. Überdies wurden nach Einführung des Protokolls weniger Infektionen beobachtet. Eine Zusammenfassung der Vorteile der Patientenschulung bei Krebs wird in Abbildung 1 gezeigt.

Abbildung 1: Empirisch validierte Vorteile der Patientenschulung bei Krebspatienten

- Bessere Kenntnisse,
- erhöhte Selbstpflege,
  - Umgang mit Nebenwirkungen der Chemotherapie,
  - Schmerzmanagement,
  - Ostomiepflege,
- reduzierte Störung des täglichen Lebens,
- weniger Angst,
- höheres Selbstkonzept und Selbstwertgefühl,
- zunehmende Zufriedenheit mit der Pflege,
- verbesserte Schmerzkontrolle,
- verbesserter Zustand der Mundschleimhaut bei Chemotherapie.

Gesellschaftliche und institutionelle Vorteile

Die Gesellschaft und die Gemeinde haben Vorteile durch Krankheitsverhütung, Eindämmung chronischer Krankheiten und beschleunigte Genesung, die von Verhaltensweisen aufgrund von Patientenschulung beruhen. Die Kostenvorteile für die Gesellschaft sind in bezug auf eine Verringerung der Anzahl und/oder der Länge von Krankenhausaufenthalten,[61,81,82] frühere Genesung, weniger Fehlzeiten in Schule und Beruf,[44,79] Reduzierung von Unfällen und Erlangung positiver Gesundheitsverhaltenweisen[83] gemessen worden.

Institutionelle Vorteile

Kernaghan und Giloth[84] bearbeiteten kostensparende Vorteile, die Ergebnisse von Patientenschulungen sind, einschließlich zeitigerer Krankenhausentlassung, reduzierter Verluste bezüglich der Produktivität, angemessenere Verwendung der Dienste (häufig preiswertere) und weniger Bedarf an akuter Pflege. Außerdem stellte Bartlett[85,86] ausgiebige Literaturübersichten vor, indem er Ergebnisse, besonders solche mit finanziellen Vorteilen, mit angemessenen Schulungsstrategien und jeder Diagnose bezogenen Gruppe (DRG) in Beziehung setzte. Vorteile bezüglich der Pflege von Menschen mit Krebs, abhängig von ihrer DRG können aufgrund der in Abbildung 2 genannten Strategien erreicht werden.

Abbildung 2: Schulungsstrategien mit dem Potential für Kostenersparnisse

- Präoperative Schulung,
- Programme zur Selbstadministration von Medikamenten,
- Schulung ambulanter Patienten,
- Schulung für die Entlassungsplanung,
- Familienunterweisung,
- Schulung durch Mitbetroffene,
- kooperative Pflegeeinheiten,
- Programme zur frühen Entlassung,
- Hausgesundheitsprogramme.

Aus: Bartlett[86]

Erhebliche Kosteneinsparungen werden am ehesten herauskommen, wenn die DRGs, in denen die durchschnittliche Verweildauer im Krankenhaus die vergütbare Aufenthaltsdauer überschreitet, mit einer effektiven Lehrstrategie angegangen werden. Die Krankenhäuser können davon profitieren, dass sie Patientenschulungen für Patienten mit profitablen DRGs anbieten, auch weil die Patientenschulung die Pflegequalität und die Zufriedenheit der Patienten mit der Pflege erhöht. Zufriedene Patienten weisen andere Personen mit ähnlichen Problemen auf das Krankenhaus hin und vermehren damit die Belegungsrate.[87]
Der Rückgang von Kunstfehlerprozessen ist ein weiterer Vorteil der Patientenschulung. Sie ermöglicht offene, ehrliche und sinnvolle Kommunikation. Dadurch verringert sich die Wahrscheinlichkeit von Kunstfehlerprozessen. Wenn Informationen zurückgehalten werden, kann das zu einer angespannten Beziehung zwischen dem Patienten und der Pflegenden führen, da Missinterpretation oder der Mangel an Kommunikation die Verbraucher verwirrt und sie sich verlassen und wütend fühlen.[88,89] Ein weiterer Faktor, der dazu beiträgt die Wahrscheinlichkeit von Rechtsstreitigkeiten zu verringern, ist die Reduzierung unrealistischer Patientenerwartungen. Die Patientenschulung mindert die Diskrepanz zwischen Patientenerwartungen und der Realität einer „schnelleren und krankeren" Entlassungspraxis.[89,90]

Abbildung 3: Aktivitäten, um Kunstfehlerprozesse zu reduzieren

- Verbessern der Arzt -Patienten-Beziehung,
- Patienten aktiv einbeziehen,
- Anstrengungen der Familie aktiv einbeziehen,
- den Prozess der informierten Einwilligung aufwerten,
- den Patienten ihre Rechte verdeutlichen.

Aus: Bartlett[92]

Um Kunstfehlerprozesse zu verhindern, schlagen Guthiel et al.[91] vor, eine therapeutische Allianz mit dem Patienten zu bilden. Dadurch werden Informationen gegeben, aber auch Unsicherheiten zugegeben – ein häufiges Bedürfnis von Menschen, die mit Krebs konfrontiert werden. Bartlett schlug weitere Strategien vor, um Kunstfehlerprozesse zu reduzieren (Abb.3). Sollte es trotzdem dazu kommen, ist es wichtig, dass Patienten- und Familienschulungen als rechtliche Absicherung dokumentiert sind.[90]

ZUSAMMENFASSUNG

Die Begründung für Patientenschulungen ist die, dass die Patienten und ihre Familien das Recht haben, informiert zu werden; dass professionelle Standards angemessene Patientenschulung beschreiben; dass Gesundheitsorganisationen und das Gesetz Patientenschulung fordern; dass Patienten, Gesundheitsorganisationen und die Gesellschaft von dem Gesetz profitieren. Patienten mit Krebs profitieren in bezug auf Wissenserweiterung, vermehrte Selbstpflege, weniger Angst, Selbstkonzept und gesteigertes Selbstwertgefühl, mehr Zufriedenheit mit der Pflege, verbesserte Schmerzkontrolle, verbesserter Zustand der Mundschleimhaut nach Chemotherapie und verringerte Störung des täglichen Lebens. Gesundheitsorganisationen profitieren in bezug auf qualitative Dienste, reduzierte Kosten und eine Verminderung der Kunstfehlerprozesse. Die Gesellschaft profitiert dadurch, dass Patienten mit Kenntnissen und Fertigkeiten ihren Funktionsstatus erhalten oder wieder aufnehmen und in die Schule, zur Arbeit oder zu Dienstleistungen zurückkehren.
Die Pflege ist eine Schlüsselprofession bei der Koordination und Durchführung von Patientenschulungsprogrammen. Sie hat auch die Möglichkeit von der Patientenschulung dadurch zu profitieren, dass sie therapeutische Allianzen mit den Patienten und ihren Angehörigen bildet, die sowohl persönliche als auch professionelle Zufriedenheit unterstützen.

LITERATUR

1. Bartlett EE: Social consumption or social investment. Patient Educ Counsel 7:223-225, 1985 (editorial).
2. Bartlett EE: Historcal glimpses of patient education in the United States. Patient Educ Connsel 8:135-1.49, 1986.
3. Giloth BE: Management of patient education in US hospitals. Padent Educ Counsel 15:101-111, 1990.
4. Rimer B, Keintz MK. Glassman B: Cancer patient education: Reality and potential. Prev Med 14:801-818; 1985.
5. American Cancer Society: Cancer Facts & Figure 1991. Atlanta, GA, American Cancer Society, 1991.
6. Lewis FM: The impact of cancer on the family: A critical analysis of the research literature. Patient Educ Counsel 8:269-289, 1986.
7. Tringali CA: The needs of family members of cancer patients. Oncol Nun Forum 13:65-70, 1986.

8. Welch-McCaffrey D: Cancer, anxiety, and quality of Life, Cancer Nurs 8:151-158. 1985.
9. Derdiarian AK: Informational needs of newly diagnosed cancer patients. Nurs Res 35:276-281,1986.
10. Derdiarian AK: Effects of information on recently diagnosed cancer patients' and spouses' satisfaction with care. Cancer Nurs 12:285-292, 1989.
11. Loveoy NC: Family responses to cancer hospitalization. Oncol Nun Forum 13:33-37, 1986.
12. Blumlerg BD, Nealon E: Educational needs of the patient considering clinical trials. Oncol Nurs Forum 11:61,1984 (suppl; abstr 47).
13. Cawley M, Kostic J, Cappello C: Informational and psychosocial needs of women choosing conservative surgery/primary radiation for early stage breast cancer. Cancer Nurs 13:90-94, 1990.
14. Dodd MJ: Assessing patient self-care for side effects of cancer chemotherapy-Part 1. Cancer Nurs 5:447-451,1982.
15. Dodd MJ, Ahmed N: Preference for type of information in cancer patients receiving radiation therapy. Cancer Nurs 10:244-251, 1987.
16. Dodd MJ, Mood DW: Chemotherapy: Helping patients to know the drugs they are receiving and their possible side effects. Cancer Nurs 4:311-318,1981.
17. Fernsler J: A comparison of patient and nurse perceptions or patients' self-care deficits associated with cancer chemotherapy. Cancer Nurs 9:50-57,1986.
18. Kubricht DW: Therapeutic self-care demands expressed by outpatients receiving external radiation therapy. Cancer Nurs 7:43-52,1984.
19. Lauer P, Murphy SP, Powers MJ: Learning needs of cancer patients: A comparison of nurse and patient perceptions. Nurs Res 31:11-16, 1982.
20. Blank JJ, Clark L, Longman AJ, et al: Perceived home care needs of cancer patients and their caregivers. Cancer Nurs 12:78-84, 1989.
21. Googe MC, Varricchio CG: A pilot investigation of home health care needs of cancer patients and their families. Oncol Nurs Forum 8:24-28, 1981.
22. Grobe ME, Ilstrup DM, Ahmann DL: Skills needed by family members to maintain the care of an advanced cancer patient. Cancer Nun 4:371-375,1981.
23. Wingate AL, Lackey NR: A description of the needs of noninstitutionalized cancer patients and their primary care givers, Cancer Nurs 12:216-225. 1989
24. Hull MH: Family needs and supportive nursing behaviour during terminal cancer: A review. Oncol Nurs Forum. 16:787-792,1989.
25. Mullan F: Re-entry: the educational needs of cancer survivor. Health Educ Q 10:88-94, 1984.
26. Orr R: Ilness as an educational opportunity. Patient Educ Counsel 15:47-48,1990.
27. Dennis KE: Dimensions of client control. Nurs Res 36:151-156, 1987.
28. Dennis KE: Patients' control and the information imperative: Clarification and confirmation. Nurs Res 39:162-166, 1990.
29. Degner LF, Russell CA: Preferences for treatment control in adults withl, cancer. Res Nurs Health 11:367-374, 1988.

30. Bartlett EE: At last, a definition. Patient Educ Counsel 7:323-324, 1985 (editorial)
31. Bartlett EE, Jonkers R: Patient education: An international Comparison. Patient Educ Counsel 15:99-100, 1990 (editorial).
32. American Hospital Association: A Patient's Bill of Rights. Chicago, IL, American Hospital Association, 1972.
33. Sharf BE: Teaching patients to speak up: Past and future trends. Patient Educ Counsel 11:95-108, 1988.
34. Rickel L: Why patient education? Oncol Nurs Forum 8:26-27, 1981.
35. Springarn ND: The Cancer Survivors' Bill of Rights. Albuquerque, NM, National Coalition for Cancer Survivorship, 1989.
36. American Nurses' Association: Code for Nurses with Interpretive Statements. Kansas City, MC, American Nurses' Association, 1976.
37. American Nurses' Association: Nursing. A Social Policy Statement. Kansas City, MC, American Nurses' Association, 1980.
38. American Nurses' Association: The Scope of Nursing Practice. Kansas City, MC, American Nurses' Association, 1987.
39. Oncology Nursing Society, American Nurses' Association: Outcome Standards for Cancer Nursing Practice. Kansas City, MO, American Nurses' Association, 1979.
40. Oncology Nursing Society Education Committee: Outcome Standards for Cancer Patients Education. Pittsburgh, PA, Oncology Nursing Society, 1982.
41. Oncology Nursing Society Education Committee: Standards of oncology Education. Patient/Family and Public. Pittsburgh, PA, Oncology Nursing Society, 1989.
42. Oncology Nursing Society Education Committee: Standards of Oncology Nursing Education. Generalist and Advanced Practice Levels. Pittsburgh, PA, Oncology Nursing Society, 1989.
43. Guido GW: Legal aspects of critical care nursing. Crit Care Nurs Cur 5:1-6,1987.
44. Smith CE: Patient Education. Philadelphia, PA, Grune & Stratton, 1987.
45. Proposed Mode Nursing Practice Act. Chicago, IL, National Council of State Boards of Nursing, 1988.
46. Appelbaum PS, Lidz CW, Meisel A: Informed Consent. New York, NY, Oxford University Press, 1987.
47. Cushing M: Legal lessons on patient teaching. Am J Nurs 84:721-722,1984.
48. McCaughrin WC: Legal precedents in American law for patient education. Patient Counsel Health Educ 1:135-141, 1979.
49. McCaughrin WC: The case for patient education: An update on recentcourt decisions effecting physicians and hospitals. Patient Educ Counsel 3:1-5, 1981.
50. Rimer B, Jones WL, Keintz MK, et al: Informed consent: A crucial step in cancer patient education. Health Educ Q 10:30-42, 1984.
51. Clark NM, Gross ES, Barkel J: Patient consent in seven medical-care institutions. Patient Counsel Health Educ 4:103-110, 1982.

52. Rimer B: Informed consent education; The role for patient education. Patient Educ News 8(3):l-3, 1985 (newsletter).
53. Ulrich VC: The cornerstone of informed consent is patient education. Patient Educ Counsel 8:82-84, 1986.
54. Hubbard SM: Cancer treatment research: Role of the nurse in clinical trials of cancer therapy. Nurs Clin North Am 17:763-783,1982.
55. Yeaton CE: The importance of patient education, in Youngberg B(ed): Essentials of Hospital Risk Management. Gaithersburg. MD. Aspen Publishers, 1990, pp 117-121.
56. Joint Commission for the Accreditation of Healthcare Organizations (ICAHO): 1990 Accreditation. Manual for Hospitals. Chicago, IL, JCAIIO, 1990.
57. O'Leary D: President's column. Joint Comm Perspect 9:34, 1989.
58. Health Care Financing Administration: Code of Federal Regulations, no. 116. Federal Register, 53:22506-22513, June 16, 1988.
59. Markey BT, Igou JF: Medication discharge planning for die elderly. Patient Educ Counsel 9:241-249,1987.
60. Schwartz R: Quality assurance afterthought or integrated approach. Patient Educ Counsel 12:185-187,1988.
61. Devine EC. Cook TD: A meta-analytic analysis of effects of psychoeducational interventions on length of postsurgical hospital stay. Nurs Res 32:267-274, 1983.
62. Hathaway D: Effect of preoperative instruction on post-operative outcomes: A meta-analysis. Nurs Res 35:269-275, 1986.
63. Mazzuca SA: Does patient education in chronic disease have therapeutic value? J Chron Dis 35:521-529, 1982.
64. Green LW: The future of cancer patient education. Health Educ Q 10; 102-110, 1984 (suppl).
65. Grant MM, Padilla GV; Cancer nursing research, in Groenwald S, Frogge MH, Goodman M, Yarbro CH (eds): Cancer Nursing. Principles and Practice (2nd ed). Boston, MA, Jones and Bartlett, 1990. pp 1270-1279.
66. Padilla GV: Progress in cancer nursing research, in Grant MM, Padilla UV (eds): Cancer Nursing Research. A Practical Approach. Norwalk,CT, Appleton & Lange, 1990, pp 9-25.
67. Funkhouser SW, Grant MM: 1988 ONS survey of research priorities. Oncol Nurs Forum 16:413416, 1989.
68. Dalton JA: Education for pain management: A pilot study. Patient Educ Counsel 9:155-165,1987.
69. Dodd MJ: Cancer patients' knowledge of chemotherapy: Assessment and informational interventions. Oncol Nurs Forum 9:39-44, 1982.
70. Fredette SL, Beattie HM: Living with cancer: A patient education program. Cancer Nurs 9:308-316, 1986.
71. Israel M, Mood D: Three media presentations for patients receiving radiation therapy. Cancer Nurs 5:57-63,1982.

72. Johnson J: The effects of a patient education course on persons with a chronic illness. Cancer Nurs 5:117-123,1982.
73. Rimer B, Levy MH, Keintz ME, et al.: Enhancing cancer pain control regimes through patient education. Patient Educ Counsel 10:267-277,1987.
74. Dodd MJ: Self-care for side effects in cancer chemotherapy: An assessment of nursing interventions – Part II. Cancer Nurs 6:63-67, 1983.
75. Dodd MJ: Efficacy of proactive Information on self-care in chemotherapy patients. Patient Educ Counsel 11:215-225, 1988.
76. Watson PG:The effects of short-term post-operative counseling on cancer/ostomy patients, Cancer Nurs 6:21-29, 1983.
77. Johnson JE: Effects of structuring patients' expectations on their reactions to threatening events. Nurs Res 21:499-504, 1972.
78. Johnson JE, Morrissey JF, Leventhal H: Psychological preparation for an endoscopic examination, Gastrointestinal Endoscopy 19:180-182, 1973.
79. Johnson JE, Rice VH, Fuller SS, et al: Sensory information, instruction in a coping strategy, and recovery from surgery. Res Nurs Health 1:4-I7. 1978.
80. Johnson JE, Nail LM, Lauver D, et al: Reducing the negative impact of radiation therapy on functional status. Cancer 6l:46.5l, 1988.
81. Beck S: Impact of a systematic oral -care protocol on stomatitis after chemotherapy. Cancer Nurs 2:185-199, 1979.
82. Mumford E, Schlesinger HJ, Glass GV: The effects of psychological intervention on recovery from surgery and heart attacks: An analysis of the literature. Arn J Public Health 72:141-151, 1982.
83. Gray CH, Colome JS, Curry-Daly JR: Elective cancer education: How effective from the public health viewpoint? Am J Public Health 77:1207-1209, 987.
84. Kernaghan SG, Giloth, BE: Tracking the Impact of Health Promotion on Organizations. Chicago, IL, American Hospital Publishing, 1988.
85. Bartlett EE: Assessing the benefits of patient education under prospective pricing. Birmingham, AL, University of Alabama, 1984 (monograph).
86. Bartlett EE: Which patient education strategies will pay off under prospective pricing? Patient Educ Counsel 12:51-91, 1988.
87. Giloth B: Prospective pricing and the implications for patient education. Promot Health 4:4-11. 1983.
88. Cross M:If only my doctors had leveled with, me. Med Econ 6~56~60, 1989
89. Kinnaird L: With hospitals' malpractice risk rising, patient education offers positive response. Promot Health 7:6-8, 1986.
90. Bartlett EE, Manzella BA: Innovative Solutions to PPS. Birmingham, AL, Patient Education Newsletter, 1985 (monograph).
91. Gutheil TG, Bursztajn H, Brodsky A: Malpractice prevention through sharing of uncertainty. N Engl J Med 311:49-51, 1984.
92. Bartlett EE: Malpractice and the malcontent of informed consent. Patient Educ Counsel 8:229-231,1986.

Fünfundzwanzig Jahre Patientenunterweisung: wo wir waren und wohin wir gehen*

Barbara K. Redman

Entwicklung der Patientenunterweisung

So weit die Patientenunterweisung heute auch in unserem Bewusstsein verankert zu sein scheint, es war nicht immer so. In den 25 Jahren, in denen die Autorin über Patientenunterweisung geschrieben hat, gab es viele Veränderungen. Gleichzeitig hat sich jedoch die Entwicklung dieses Bereiches verlangsamt und im Moment scheint es keine klare Vorstellung über die nächsten Schritte zu geben.
Dieser Artikel beschäftigt sich mit den vergangenen Entwicklungen und mit denen, die noch folgen müssen. Während die wissenschaftliche Grundlegung der Patientenunterweisung international anerkannt ist, spiegelt die Entwicklung der entsprechenden Dienste die Werte, die Strukturen und die Finanzierung das Gesundheitssystem eines bestimmten Landes wider. Dieser Artikel betrachtet die Erfahrungen der Vereinigten Staaten, über die die Autorin qualifiziert berichten kann. Es bleibt jedoch zu hoffen, dass die Analyse dieser Erfahrungen die Einsichten über den Grad der Entwicklung dieser Dienste durch Pflegende in anderen Ländern stimulieren kann. Tatsächlich ist die Beteiligung der Pflegenden bei der Förderung der Dienste zur Patientenunterweisung bedeutend für deren Vorhandensein auf der ganzen Welt.
Frühe englische Führungspersönlichkeiten sahen schon im letzten Jahrhundert die Bedeutung der Unterrichtung von Familien über Hygiene, Sauberkeit und Krankenpflege, da ein großer Teil dieser Pflege damals von der Familie geleistet wurde. In den Vereinigten Staaten führten frühe ambulant Pflegende diese Tradition in ihrem Kampf gegen Krankheit und Armut unter Immigranten fort. Aber in den späten 60er und frühen 70er Jahren des zwanzigsten Jahrhunderts wurde die Patientenunterweisung, besonders in der Pflege, wiedergeboren. Die Experten gehen davon aus, dass diese Wiederge-

---

* Aus: Journal of Advanced Nursing, 1993; übersetzt von Elisabeth Drerup und Ruth Schröck

burt aufgrund einer neuen Betonung von Gesundheit geschah. Die Entwicklung der Rehabilitation nach dem zweiten Weltkrieg verlangte Unterrichtung, da es sehr viele Langzeiterkrankungen und Behinderungen gab, die von den Patienten und ihren Familien gemeistert werden mussten. Hinzu kam eine neue Einstellung gegenüber Autorität, auch gegenüber Ärzten (Brandt 1991).

Was immer die Einflussfaktoren gewesen sein mögen, welche für die Wiedereinführung der Patientenunterweisung in der Gesundheitspraxis sorgten, sie war Teil einer alten Tradition, in der alle sozialen Institutionen eine erzieherische Funktion hatten. Ganz eindeutig hat die Familie solch eine Aufgabe wie auch Religionsgemeinschaften und andere soziale Institutionen. Schulen haben sicher eine spezielle aber natürlich nicht die einzige pädagogische Aufgabe in der Gesellschaft. Man könnte sagen, dass unter den sozialen Institutionen diejenigen des Gesundheitswesens wahrscheinlich aus mehreren Gründen sehr spät ihre pädagogische Aufgabe entwickelt haben. Die einflussreichsten Gruppen im Gesundheitswesen, nämlich Ärzte und Krankenhäuser, hatten solch eine Tradition nicht. Im Gegensatz zur Religion gibt es nicht eine einzige Institution, die die Pflegedienste verkörpert: die Aufgaben werden in unterschiedlichen Institutionen wahrgenommen, die kein einheitliches System darstellen. In den letzten Jahren, in denen das Gesundheitswesen der Vereinigten Staaten hauptsächlich durch finanzielle Überlegungen bestimmt wurde, war es schwierig, weltanschaulich andere „Behandlungen" im Vergütungssystem durchzusetzen. Und da jede Erziehung politisch ist, stellte Patientenunterweisung unweigerlich eine Herausforderung für die bestehenden Autoritäten dar.

Prinzipien

Jede gesellschaftliche Institution entwickelt ihre edukativen Aufgaben, um ihre eigenen Ziele zu erreichen. Dies war eindeutig der Fall im Gesundheitswesen, wo die Anweisung zur Befolgung der medizinischen Verordnungen ein klares Ziel war. Die pädagogischen Aufgaben jeder gesellschaftlichen Institution sollte jedoch mit bestimmten Prinzipien übereinstimmen, und zwar, dass sie

die Entwicklung des Klienten unterstützt, gleich, ob es sich um eine Person, eine Familie oder Gemeinde handelt, und negative Nebeneffekte der Unterweisung auf ein Minimum reduziert, und dass sie

(1) die Definition des Klienten hinsichtlich seiner Bedürfnisse mit denen der Institution ausbalanciert: Das könnte in Bezug auf Gesundheit eine Unterweisung über Selbstpflegepraktiken wie auch über das mehr systemorientierte Ziel der Compliance bedeuten, und dass sie

(2) denjenigen, die sie brauchen, den Zugang zu den speziellen Möglichkeiten der Institution verschafft.

Die Annahme solcher Prinzipien selbst legt schon die Ausrichtung des entsprechenden Bereichs fest.

ERFOLGE DER LETZTEN 25 JAHRE

Es hat mehr als ein Dutzend bemerkenswerter Entwicklungen in der Patientenunterweisung der letzten 25 Jahre gegeben; sie werden hier in keiner bestimmten Reihenfolge aufgeführt.

(1) Allgemeine weltanschauliche Aussagen, welche die Unterstützung der Patientenunterweisung beinhalteten, sind nun mit den weiter entwickelten Theorien von Orem, Neuman, Benner und Watson verknüpft worden. Diese Theorien beziehen sich auf die Selbstpflege und die Erfahrung des Patienten von Krankheit und auf Pflege als ein moralisches Ideal (Redman 1992).

(2) Die behavioristische Lerntheorie, die vor 25 Jahren vorherrschte, wurde durch kognitive und soziale Lerntheorien erweitert (Redman 1992). Ein Großteil dieser Arbeiten wird in einem Buch, das von Skelton und Croyle (1991) herausgegeben wurde, zusammengeführt. Alltagstheorien leiten alle Gesundheitsaktivitäten und beinhalten ein Symptom, ein Etikett, Konsequenzen des Problems, seinen zeitlichen Verlauf, Zuschreibungen über die Ursache des Problems und Mittel, durch die eine Heilung erzielt werden kann. Es ist klar, dass Lehrer im Gesundheitswesen die Alltagsmodelle der Patienten einbeziehen müssen, dass diese einmal gebildeten Modelle hoch resistent sind, aber durch Feedback Training geändert werden können und dass sowohl Zufriedenheit als auch Festhalten an den Modellen durch Kongruenz zwischen Alltags- und fachlichen Modellen von Kranksein und Krankheit beeinflusst werden.

(3) Die wissenschaftliche Grundlage bezüglich der Effektivität von Patientenunterweisungen hat sich stark verbreitert, es gibt inzwischen mehr als 37

Übersichten oder Metaanalysen der gesamten relevanten Forschungen. Fast ohne Ausnahme zeigen diese, dass die Patientenunterweisung eine effektive Maßnahme ist (Redman 1992).

(4) In den frühen Jahren dieser Zeitspanne gab es philosophische Aussagen der Unterstützung durch die Amerikanische Krankenhausgesellschaft, spätere Jahre brachten explizite Beschreibungen von Praxisstandards von Gruppen wie der Amerikanischen Diabetes Gesellschaft und der Gesellschaft Pflegender in der Onkologie, sowie die Zertifizierung der Lehrer durch die Amerikanische Gesellschaft der Diabetes Berater (Redman 1992).

Es gibt einige Entwicklungen, die noch offensichtlich unvollendet sind:

(5) Es gibt eine umfangreiche Beschäftigung mit der Lesbarkeit von Materialien der Patientenunterweisung, aber fast keine, die sich darauf beziehen, bei welcher Zielgruppe sie in der Unterweisung effektiv sind. Merrit (1991) stellt in ihrem Forschungsprojekt in Frage, ob die Lernstile ihrer kleinen Patientengruppe gut zum Lernen anhand von schriftlichem Material passten und sie stellt fest, dass Lesefähigkeit nicht notwendigerweise Leseverständnis bedeutet.

(6) Das Management von Patientenunterweisung in Systemen des Gesundheitswesens wurde sorgfältig geplant im Hinblick darauf, dass sie sich sowohl auf die Unterweisung einzelner Patienten als auch auf Programme für Gruppen ähnlicher Patienten und auf das institutionelle Management von Gruppen von Programmen und Diensten beziehen sollte. Obwohl Lehrpläne und Protokolle entwickelt wurden und die Patientenunterweisung in die wichtigen Wege einbezogen ist, welche die Folge von Ereignissen und das Timing des Patientenfortschritts leiten, gibt es kaum Anzeichen dafür, ob die Ressourcen und Strukturen, die die Patientenunterweisung unterstützen, in vielen Pflegebereichen zur Verfügung stehen. So scheint die institutionelle Verantwortlichkeit für die Bereitstellung dieser Dienste nur partiell zu sein.

(7) Die Entwicklung von Pflegediagnosen hat einige, aber durchaus unvollständige, diagnostische Kategorien geschaffen, um Lernbedürfnisse auszudrücken. Während die diagnostische Kategorie „Wissensdefizit" häufig benutzt wird, gibt sie nur eine extrem eingeschränkte Ätiologie wider.

(8) Die Entwicklung von Unterweisungsdiensten für Patienten geschah bisher im Rahmen der entsprechenden medizinischen Spezialisierung. Die frühen Entwickler kamen aus den Bereichen Diabetes, Schwangerschaft/

Elternschaft (und jetzt auch Säuglingsstimulation), Cardiovaskulär, Prä- und Postoperativ und Compliance mit Medikamentenverordnungen. Kürzlich entwickelte Felder schließen Krebs, geistige Gesundheit und AIDS ein. Es gibt eine wahrnehmbare weitere Entwicklung in anderen Bereichen, doch bisher fast keine in einem so wichtigen Feld wie dem der Geriatrie.

(9) Es gibt einige erste Arbeiten über die Instruktion von Analphabeten und über angemessene Inhalte für unterschiedliche kulturelle Gruppen.

(10) Es hat eine Zunahme von Unterweisungsmodalitäten gegeben wie zum Beispiel Vertragsbedingungen und ein Potential für eine Ausweitung von Computeranwendungen in der Unterweisung (Redman 1992).

(11) Arbeiten über das Erreichen von Veränderungen im Gesundheitsverhalten – meistens als Befolgung von Vorschlägen zur Änderung des Lebensstils – sind entstanden. Eine Untersucherin dieser Arbeiten bemerkte eine Schwerpunktsetzung hinsichtlich der Rolle von Selbsttätigkeit und Selbstevaluation, von der Bedeutung des Erlangens von Fertigkeiten und von angemessenem Wissen und Einstellungen, der Wichtigkeit sozialer Unterstützung und dem Erkennen von Grenzen für das eigene Verhalten (Secker-Walker 1990).

Diese Liste zeigt bedeutende, wenn auch langsame Fortschritte.

Fragwürdige Ergebnisse

Es gibt Beispiele für andere Veränderungen, welche fragwürdige Ergebnisse haben könnten, wie die Verbindung von Patientenunterweisung und Marketing in US Institutionen. Zum Beispiel zeigte die Untersuchung von Kernaghan & Giloth (1991), dass Gesundheitsinformationszentren oder Bibliotheken an Krankenhäusern mehrere Funktionen hatten: Information, Unterweisung und Werbung für das Krankenhaus. Dieses Modell erschien erstmals in den 70er Jahren und 1987 hatten 21% der Krankenhäuser, die sich an einer Untersuchung der Amerikanischen Krankenhausgesellschaft beteiligten, solche Bibliotheken und Zentren eingerichtet.

Einige haben Buchhandlungen und einen starken Marketingschwerpunkt mit Untersuchungsdiensten und Gesundheitserziehungs- und Gesundheitsförderungsprogrammen, die den Verbrauchern helfen, angemessene andere Krankenhausdienste und Anbieter zu kontaktieren. Diese Einrichtungen können entfernt vom Krankenhaus in einem Einkaufszentrum angesiedelt oder elektronisch mit einer öffentlichen Bibliothek verbunden sein. Sie tragen sich häufig nicht selbst und können Gelder von der Institution oder ärztlichen Gemeinschaftspraxen erhalten, oder sie verlangen Gebühren.

WAS IST NOCH ZU TUN?

Sehr grundlegende Entwicklungen sind noch zu leisten:

(1) Es gibt wirklich keine angemessene Beschreibung der Lernbedingungen, unter denen die Patientenunterweisung stattfindet; es fehlen Aussagen zu wichtigen Variablen wie die Zeit zu lernen, sowie kognitive und Motivationsansätze. Vielleicht noch bedeutender ist der Mangel an Langzeiterfahrungen hinsichtlich des Lernens über den Verlauf einer chronischen Erkrankung hin. Ewart (1990) hat kürzlich ein Problemlösungsmodell beschrieben, dass sich auf Langzeitveränderung und Erhaltung des Gesundheitsverhaltens bezieht und die Notwendigkeit von Fertigkeiten, sowie die Entwicklung der erforderlichen Selbstbefähigung und sozialer Bestätigung berücksichtigt, um Verhaltensveränderungen über lange Zeit aufrecht zu erhalten.

(2) Es gibt keine einheitliche Beschreibung von Lehrmaßnahmen und in einigen Veröffentlichungen werden sie gar nicht im Detail beschrieben oder zumindest nicht genug, um sie nachzuvollziehen.

(3) Es wäre sinnvoll, Konzepte der Patienten Unterweisungsdienste zu erstellen, die sich auf einem Kontinuum von einfacher Wissensvermittlung zu komplexen Verhaltensänderungen bewegen, je nach den Bedürfnissen des Patienten, anstatt nur ein Ende des Kontinuums als wünschenswert oder in der heutigen Situation als machbar zu sehen.

(4) Es gibt keine organisierte Gruppe, die Einfluss auf die Richtung der Entwicklung in diesem Bereich nehmen und die Arbeitsbedingungen, welche die Patientenunterweisung fördern, absichern kann, obwohl sich die rechtliche und regulative Grundlage dieses Dienstes schon entwickelt. Während die traditionellen Gesundheitsberufe natürlich einbezogen werden sollten in die Verbesserung von Praxisleistungen der Patientenunterweisungsdienste, müsste eine Gruppe eindringlich die Richtung definieren.

(5) Technologie sollte mit mehr Phantasie angewandt werden. Das Potential von Computern, den Lehr-/Lernprozess zu fördern, wird offensichtlich nur wenig genutzt. In der Diabetesschulung, einem der ältesten und am besten eingeführten Bereich der Patientenunterweisung, gibt es Computerpro-

gramme, die den Patienten helfen, Insulindosen anzupassen, Mahlzeiten zu planen, Glukose- und andere Werte abzulesen, eine Analyse des Nährwerts der Diätkomponenten zu liefern, das Wissen des Patienten über Diabetes zu testen, spezielle Anleitungen für Heranwachsende anzubieten, in denen diese das Lerntempo selbst bestimmen können und die verschiede Methoden, einschließlich Spiele beinhalten. Aber die Mitglieder der Amerikanischen Gesellschaft für Diabetesberater stimmen darin überein, dass Computer noch keinen großen Einfluss auf den Lehr-/Lernprozess haben (Anderson et al. 1992). So könnte in der Hauspflege auch ein Zwei-Weg-Video-Programm benutzt werden, um zu ermöglichen, dass die Pflegenden den Patienten beobachten, Sicherheit und Motivation vermitteln und ihm visuell zeigen, wie er sich selbst pflegen kann. Man geht davon aus, dass bis zum Jahre 2010 diese Technologie klein und tragbar und mit Haus-Informationssystemen und den Diensten verbunden ist (Olson et al. 1992).

(6) Neben einer Verschiebung der Lerntheorien zur Patientenzentrierung (wie oben angeführt) glauben einige Beobachter, dass im Licht der Konkurrenz die Gesundheitsinstitutionen und die Praktiker ihre Praxis und Dienste dahingehend ändern werden, dass sie die Bedürfnisse der Kunden befriedigen. Es wurde festgestellt, dass die moderne Medizin sich so verhält, als ob die Sorge um solche menschlichen Bedürfnisse jenseits ihrer Ziele liegen würde. Mit der wachsenden Belastung durch chronische Erkrankungen suchen die Patienten und ihre Familien Praktiker, die fähig sind mit Funktionsverlusten, Schmerzen und Ängsten umzugehen. Unterweisungsmaterialien bezüglich Behandlungsmöglichkeiten und eigenständigem Umgang mit chronischen Erkrankungen sind in Videoläden zu erhalten. Dies hat das Patientenwissen über ihren Zustand und die Häufigkeit der Mitwirkung von Patienten an ihrer Behandlung dramatisch verändert. Die Selbstverabreichung von Schmerzmedikamenten in Krankenhäusern mag nur ein Anfang sein. Wenn die Bewertung von Risiken und Vorzügen von Behandlungsmaßnahmen durch die Patienten mehr im Mittelpunkt stünde, würden neue Maßnahmen häufiger genutzt, um diese Werte einzuschätzen und die Behandlung in diesem Sinne zu bewerten (Moloney & Paul 1991). Es ist bemerkenswert, dass jede der klinischen Praxisrichtlinien der US Behörde für Gesundheitspolitik und Forschung einen Patientenführer enthält, mit dem Ziel, den Patienten bei einer aktiven Mitwirkung in der Wahl von Behandlungsmöglichkeiten zu unterstützen. Natürlich würde solch ein System eine individuelle Patientenunterweisung erfordern, die das Ziel zur Zufriedenheit des Patienten erreichte und in die gesamte Pflege integriert wäre anstatt

nur ein Anhängsel zu sein, das genutzt wird, wenn Zeit und Ressourcen es zulassen. Wenn die Institutionen die Patientenerfahrungen in der Gesundheitspflege in den Blick nehmen würden, könnte ihnen das helfen, Mitarbeiterzahlen und Dienste zu ändern.

(7) Die Beachtung der Ethik von Patientenunterweisungen sollte eine schnelle Evolution durchmachen. Bis in die späten 60er Jahre gaben die Mitglieder der Gesundheitsprofessionen Informationen an die Patienten, wenn sie glaubten, es wäre gut für den Patienten. Wenn man annahm, dass die Information schädlich oder bestürzend sei, wurde sie zurückgehalten. Jetzt geht man viel eher davon aus, dass der Patient ein Recht auf die ganze Wahrheit hat. Bartholome (1992) glaubt, dass Gesundheitsfachpersonal sich verpflichtet fühlen sollte, die Fähigkeit des Patienten als volle moralische Kraft mitzuwirken, zu maximieren. Dazu gehört auch das Verstehen der immer vorhandenen Unsicherheit und der eingeschränkten Vorhersehbarkeit von Gesundheitsmaßnahmen. Informierte Einwilligung sollte als Mindestvoraussetzung angesehen werden. Das wirkliche Ziel ist es, durch gemeinsame Entscheidungsfindung zu entdecken, was am besten den einzigartig wahrgenommenen Bedürfnissen und den Bestrebungen einer bestimmten Person entspricht. Das bedeutet Patientenunterweisung in der Höchstform. Es muss auch beachtet werden, was die neue Ethik für die Patientenunterweisungspraxis bedeutet: was ist ein angemessenes Niveau von Patientenergebnissen durch Unterweisung und wie geht man mit unzureichenden Vergütungen bei minimaler Patientenunterweisung u.ä. um?

(8) Zum Schluss sollte noch festgehalten werden, dass die Systeme der Gesundheitspflege in vielen Teilen der Welt Reformen unterliegen. Wegen unkontrollierter Kostensteigerungen bei hoch technisierter, durch Spezialisten dominierter Versorgung in einem komplexen Verwaltungssystem, bei dem viele Menschen nicht durch Versicherungen abgesichert sind, kann man von den Vereinigten Staaten sagen, dass sie sich in einer frühen Phase der Debatte über Reformen befinden. Ein großer Teil der organisierten Pflegenden in den Vereinigten Staaten unterstützt ein Programm, das die Verantwortung der Verbraucher für ihre persönliche Gesundheit, Selbstpflege und informierte Entscheidungen bei der Wahl von Gesundheitsdiensten verlangt und ein verändertes Dienstleistungssystem vorsieht, das solches Verhalten unterstützt und verstärkt (Nursing‘s Agenda 1991).

UNTERSUCHUNG DES INHALTS VON PFLEGELEHRBÜCHERN AUF THEMEN DER PATIENTENUNTERWEISUNG

Es gibt verschiedene Wege zu untersuchen, in wie weit ein Begriff ein Praxisfeld durchdrungen hat. Obwohl Aussagen in Pflegepraxisordnungen die Patientenunterweisung inzwischen allgemein unterstützen, gibt es praktisch keine Angaben über ihre Häufigkeit. Der Mangel an Unterstützung der Patientenunterweisung als vergütbares Element hat zweifellos ihre Praxis in vielen Pflegeinstitutionen der USA gedämpft. Die Autorin hat bisher Kataloge von Masters Programmen der Pflege untersucht und herausgefunden, dass spezielle Kurse in Patientenunterweisung sehr selten sind. Das wird dahingehend interpretiert, dass Graduiertenprogramme der Pflege sich noch nicht dazu bekennen, die Studenten auf die Patientenunterweisung als Spezialität vorzubereiten (Redman & Braun 1991).
Für diese Studie wurden aus der „Ausgewählten Liste von Pflegelehrbüchern und -zeitschriften" von Brandon & Hill (1990) Bücher ausgewählt, die zeitgenössische Theorien und Trends repräsentieren und vernünftige klinische Methoden beinhalten. Auch aus den klinischen Bereichen wurden Kategorien von Büchern ausgewählt. Die untersuchten Texte waren solche mit Veröffentlichungsdaten von 1988 oder später. Sie waren von Brandon & Hill für die Neueinrichtung einer Bibliothek zusammengestellt worden. Bücher, die nur Formulare und keine Texte enthielten, wurden ausgesondert. Da die Anzahl der Bücher, die diesen Kriterien entsprachen, teilweise klein war, sollten die Ergebnisse dieser Untersuchung als vorläufig angesehen werden. Um Inhalte zur Patientenunterweisung zu finden, wurde das Stichwortverzeichnis jeden Buches auf die Begriffe „Erziehung," „Gesundheitserziehung", „Patientenunterweisung", „Lernen" und „Lehren" sowie das Inhaltsverzeichnis und der tatsächliche Inhalt des Buches durchgesehen. Die Bereiche und die Anzahl der Bücher, die durchgesehen wurden und einen beträchtlichen Inhalt hatten (mehr als nur ein paar Absätze) sind in Abbildung 1 aufgeführt.

Ergebnisse

Die Übersicht über diese 31 Texte zeigte folgendes:

(1) Etwa 45% hatten einen beträchtlichen Inhalt über das Lehren.

(2) Geburtshilfliche Pflegetexte hatten bei weitem das am besten entwickelte Modell der Patientenunterweisung. Es gibt ein gut entwickeltes „Curriculum" sowohl für die vorgeburtliche als auch für die nachgeburtliche Phase, einschließlich der Bewältigung von Wehen, Säuglingspflege und Vorbereitung der Geschwister und Großeltern. Texte über Krebskrankenpflege haben sich auf die Bewältigung des Krankheitsprozesses bezogen, in der respiratorischen Pflege geht es um den Motivationsstatus dieser Patienten und um Atemtraining, die medizinisch-chirurgische Pflege beschäftigt sich mit prä- und postoperativen Informationen. Keines der fünf untersuchten psychiatrischen Pflegelehrbücher enthielt einen beträchtlichen Inhalt an Patientenunterweisung.

(3) Bei solchen mit beträchtlichem Inhalt war der Lehr-/Lernprozess ein zentrales organisierendes Thema. Andere allgemeine Inhalte umfassten Lerntheorien, Motivation und Bereitschaft, Lehransätze, manchmal einschließlich Lehrmaterialien.

(4) In manchen Texten, die die Patientenunterweisung umfassend bearbeiteten, ist der Inhalt häufig allgemein und könnte fast über die Praxisbereiche hinweg ausgetauscht werden. Bei einigen gab es zusätzlich Lehrpläne mit spezifischen Inhalten des Fachbereichs.

(5) Die Anwendung von Pflegediagnosen für die Patientenunterweisung war selten und falls sie benutzt wurden, bezogen sie sich auf die Diagnosen Non-Compliance und Wissensdefizit. In der Geburtshilfe wurde ein weiterer Bereich von Diagnosen benutzt. Er umfasste Veränderungen im Familienprozess, potentielles eingeschränktes Management der Haushaltsführung, Angst und effektive Bewältigung in der Familie.

Abbildung 1: Anzahl der Texte, die untersucht und dahingehend beurteilt wurden, ob sie einen beträchtlichen Inhalt über Patientenunterweisung im jeweiligen klinischen Bereich enthielten.

Klinischer Bereich	Anzahl der untersuchten Bücher	Anzahl mit beträchtlichem Inhalt
Krebskrankenpflege	2	2
Kardiovaskuläre Pflege	2	0
Gemeinde Gesundheitspflege	2	2
Intensivpflege	4	3

Klinischer Bereich	Anzahl der untersuchten Bücher	Anzahl mit beträchtlichem Inhalt
Notfallpflege	1	0
Geriatrische Pflege	3	0
Mutter – Kind Pflege	3	3
Medizinisch-chirurgische Pflege	2	1
Neurologische Pflege	1	0
Kinderkrankenpflege	4	1
Psychiatrische Pflege	5	0
Respiratorische Pflege	1	1
Urologische Pflege	1	1

SCHLUSSFOLGERUNGEN

Aus der vorläufigen Untersuchung könnte man schließen, dass die Patientenunterweisung 25 Jahre nach ihrer Wiedergeburt nur teilweise in die Struktur der US Pflegeprofession und in die Materialien der Grundausbildung, nämlich ihre Lehrbücher, integriert ist. Während spezifische Bücher über Patientenunterweisung benutzt werden können, würde man erwarten, dass Lehrbücher in Bereichen der Pflege, die im allgemeinen in der Grundausbildung und Pflegespezialisierungen zur Lehre dienen, auf einem Grundverständnis aufbauen, das die Entwicklung von Kompetenzen in der entsprechenden Spezialisierung ermöglicht.
Als die Patientenunterweisung vor 25 Jahren aus ihren alten Wurzeln in der Profession wiedergeboren wurde, wurde sie willkommen geheißen. Obwohl bedeutende Fortschritte in der Zwischenzeit gemacht wurden, braucht es noch einige Anstrengung, damit diese zentrale Aufgabe im Pflegeverständnis auch in die tägliche Pflege aufgenommen wird.

LITERATUR

Anderson R.M., Donelly M.B. & Hess G.E. (1992) An assessment of computer use, knowledge, and attitudes of diabetes educators. The Diabetes Educator 18, 40-46.

Bartholome W.P. (1992) A revolution in understanding: how ethics has transformed health care decision making. Quality Review Bulletin 18, 6-11.

Brandon A.N. & Hill D.R. (1990) Selected list of nursing books and journals. Nursing Outlook 38, 86- 95.

Brandt A.N. (1991) Emerging themes in the history of medicine. The Millbank Quarterly 69, 199-214.

Ewart C.K. (1990) A social problem – solving approach to behavior change in coronary heart disease. The Handbook of Health Behavior Change (Shumaker S., Schron E.B. & Ockene J.K., eds.) Springer, New York, pp. 153-190.

Kernaghan S.G. & Giloth B. (1991) Consumer Health Information: Managing Hospital-Based Centers. American Hospital Association, Chicago.

Merrit S.L. (1991) Learning style preferences of coronary artery disease patients. Cardiovascular Nursing 27, 7-11.

Moloney T.W. & Paul B. (1991) The consumer movement takes hold in medical care. Health Affairs 10, 168-179.

Nursing's Agenda for Health Care Reform (1991) American Nurses' Association, Washington, DC.

Olson R., Jones M.G. & Bezold C. (1992) 21st. Century Learing and Health Care in the Home. Institute for Alternative Futures, Alexandira, Virgina.

Redman B.K. (1992) The Process of Patient Education 7th edn. C.V. Mosby, St. Louis, Missouri.

Redman B.K. & Braun R. (1991) Courses in patient education in masters programmes in nursing. Journal of Nursing Education 30, 42-43.

Secker-Walker R.H. (1990) Comentary. The Handbook of Health Behavior Change (Shumaker S., Schron E.B. & Ockene J.K., eds.) Springer, New York, pp. 216-218.

Skelton J.A. & Croyle R.T. (eds) (1991) Mental Representation in Health and Illness. Springer-Verlag New York.

Die Theorie und Praxis der Gesundheitsbildung <health education> bezogen auf die Pflege: eine bipolare Annäherung*

S.M. Piper, P.A. Brown

Einleitung

Die Definition, die Natur und die soziale Funktion von Gesundheitsbildung und -förderung sind Thema beachtlicher Debatten gewesen. Tones et al. (1990) heben das Fehlen eines allgemein akzeptierten theoretischen Rahmens, einer gemeinsamen Betrachtungsweise, gemeinsamer Ziele oder eines gemeinsamen Wertesystems unter Gesundheitspädagogen <health educators> hervor. Ebenso hat trotz zahlreicher Verweise auf Gesundheitsförderung innerhalb der Pflegeliteratur keine Klärung der Annahmen und der theoretischen Basis stattgefunden, die den verschiedenen Ansätzen zugrunde liegen und die in die Pflegepraxis übernommen werden können. Dieser Artikel versucht, diese Situation zu beseitigen, indem eine modifizierte Version von Beatties (1991) strukturellem Gitterrepertoire von Gesundheitsförderung <structural grid repertoire of health promotion> (Abbildung 1) herangezogen wird. Es werden insbesondere die Ziele, Methoden und Ergebnisse der Ansätze von Gesundheitsbildung auf die Pflege übertragen, die am wahrscheinlichsten von Pflegenden in klinischen Bereichen benutzt werden. Rawson (1992) stellt fest, dass gegenwärtig in Großbritannien über 20 veröffentlichte Ziele von Gesundheitsbildung/-förderung existieren. Beattie (1991) ist sich dieses Phänomens ebenso bewusst, aber ist dem offensichtlichem Mangel an einem Verweis auf eine breitere Sozialpolitik und einer sozialen Theorie gegenüber kritisch. Beattie (1991, S. 164) stellt fest, dass

> „keine von ihnen ist auf einer durchdachten Basis einer breiteren soziologischen Theorie gegründet; sie bieten beschreibende Typologien an, die kaum oder gar keinen Anhaltspunkt für eine breitere Analyse bieten."

Das modifizierte Kreuzklärungsgitter <cross-clarification grid> (Abbildung 1) zielt explizit darauf ab, Gesundheitsförderung mit Sozialtheorie/-politik

---

* Aus: Journal of Advanced Nursing 1998; übersetzt von Martina Hasseler und Freya Strüwe.

zu verbinden. Basierend auf der Arbeit von Beattie (1991), umreißt es einen begrifflichen Rahmen, der die Unterschiede zwischen den verschiedenen Ansätzen der Gesundheitsbildung/-förderung skizziert. Die polarisierten Positionen von Gesundheitsbildung/-förderung erhalten ihre Form durch den objektiven/subjektiven Modus von Interventionen, der sich mit dem Mikro/Makro Fokus der Interventionen kreuzt <intervention intersecting>, daraus ergeben sich vier unterschiedliche Ansätze der Gesundheitsbildung/-förderung. Jeder von ihnen besitzt eine andere epistemologische, ideologische und methodische Grundlage.
Das Gitter dient auch dazu, in Form eines Diagramms die begriffliche Unterscheidung zwischen Gesundheitsbildung und Gesundheitsförderung zu erläutern.

Gesundheitsbildung und Gesundheitsförderung

Gemäß Tones et al. (1990, S. 6) kann Gesundheitsbildung definiert werden als:

> „... jede Aktivität, die gesundheitsbezogenes Lernen fördert, wie zum Beispiel relativ dauerhafte Veränderungen individueller Kompetenzen oder Neigungen. So führt eine effektive Gesundheitsbildung zu Veränderungen im Verständnis oder in den Denkweisen; sie führt zu Veränderungen in Überzeugungen oder Einstellungen; sie beeinflusst oder klärt Werte; sie erleichtert den Erwerb von Fähigkeiten; sie kann sogar Veränderungen im Verhalten oder Lebensstil bewirken."

In der überarbeiteten Typologie von Beattie beziehen sich zwei der vier Modelle klar auf Gesundheitsbildung, zum Beispiel das Patienteninformationsmodell <patient information model> und das Patientenbefähigungsmodell <patient empowerment model>. Während Gesundheitsbildung letztlich auf die Person orientiert ist und einige Formen gesundheitsbezogenen Lernens einschließt, ist Gesundheitsförderung mehr auf Aspekte lokaler und nationaler Strukturveränderungen fokussiert. Es ist jedoch anerkannt, dass Gesundheitsbildung einen Teil einer Gesundheitsförderungsstrategie bilden kann. Tatsächlich definieren Tones et al. (1990, S. 4) Gesundheitsförderung als:

> „Jede Kombination von Bildung und damit zusammenhängende gesetzliche, fiskale, ökonomische, umweltabhängige und organisatorische Interventionen, die geplant worden sind, um Gesundheit zu erhalten und Krankheiten zu verhüten."

Die anderen beiden Modelle in der überarbeiteten Typologie von Beattie (z.B. das Strukturwandelmodell und das kollektive Handlungsmodell) sind

somit mehr auf Gesundheitsförderung als auf Gesundheitsbildung orientiert, sie haben zum Beispiel eher soziale Bezüge und einen Fokus auf die Gemeinschaft als eine Betonung auf die Person.
Unsere Überzeugung vorausgesetzt, dass eine umfassende Strategie der Gesundheitsförderung in unterschiedlichem Ausmaße alle vier der in diesem Kreuzklärungsgitterrahmen <cross clarification framework> dargestellten Ansätze enthalten soll, sehen wir die Pflegenden primär in der Ausführung von Aktivitäten in der Gesundheitsbildung involviert (sowohl im Patienteninformationsmodell als auch im Patientenbefähigungsmodell). In diesen beiden Modellen werden die interpersonellen Stärken der Pflegenden anerkannt und ihre routinemäßige Beteiligung an Kommunikation und Interaktion mit Patienten, Klienten, Angehörigen, Gruppen usw. reflektiert. Dies soll nicht heißen, dass die Pflegenden ausschließlich an der Durchführung von Gesundheitsbildung auf Kosten der Aktivitäten der Gesundheitsförderung beteiligt werden sollen.
Bevor wir das Patienten Informationsmodell und das Patienten Befähigungsmodell entwickeln, untersuchen wir zunächst kurz die Beziehung zwischen Pflege und Gesundheitsförderung.

Abbildung 1: Überarbeitete Fassung des Rahmens von Beattie

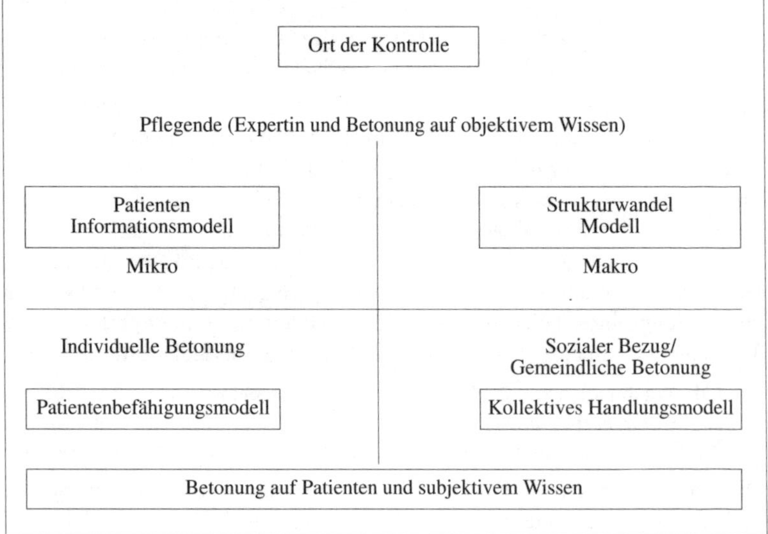

GESUNDHEITSBILDUNG UND PFLEGE

Die Beziehung zwischen materieller Ungleichheit und schlechter Gesundheitserfahrung <poor health experience> ist ausreichend untersucht (Townsend et al. 1992). Benzeval et al. skizzieren den Beitrag des Gesundheitswesens, in dem die gesundheitlichen Ungleichheiten durch politische Maßnahmen reduziert werden und der Zugang zum Gesundheitsdienst verbessert wird.

Die Pflegenden in Einrichtungen des Gesundheitswesens müssen institutionelle Prozesse in Frage stellen, um eine Umgebung zu schaffen, die der Förderung der Gesundheit dienlich ist. Landesweit könnten die Pflegenden kollektiv durch ihre professionellen Organisationen und Gewerkschaften auf der Ebene der Sozialpolitik die ausschlaggebenden Faktoren sozio-ökonomischer Ungleichheit ansprechen, indem sie Einfluss auf die nationalen Machthaber <national power holders> nehmen. Durch dieses Medium könnten sich die Pflegenden in Interessengruppen organisieren, um die Angelegenheiten von Besteuerung, Wohlfahrtsangeboten und Armut oder bestimmte Belange, wie Gesundheits- und Sicherheits- oder Straßenverkehrsgesetze, anzusprechen.

Diejenigen, die in den Gemeinden arbeiten, wie beispielsweise [health visitors] und [public health nurses] könnten als Bindeglied mit der Gemeinde zwischen den verschiedenen Interessen vermitteln. Sie könnten helfen, eine größere Beteiligung bei der Identifizierung von lokalen Bedürfnissen zu erreichen, in Gemeinschaftsforschungsprojekten mit den Gemeindemitgliedern und in der Planung von Strategien zur Gesundheitserhaltung (Cork 1990) beteiligt zu sein. Es können spezifische Projekte entwickelt werden, die auf die Gruppen der Gemeinde abzielen, die Deprivation und Armut erfahren oder ein bestimmtes Bedürfnis haben. Pflegende in allgemeinbildenden Schulen [school nurses] können mit Interessengruppen zusammen arbeiten, wie „Eltern gegen Tabak“, und zusammen mit [health visitors] an Themen wie sichere Spielgebiete für Kinder. Der Zugang zu Entscheidungsträgern ist möglich durch eine Teilnahme an Komitees oder durch mündliches und schriftliches Beweismaterial oder durch Mitarbeit in Multiinstitutionsgruppen <multi-agency-groups> und Gesundheitsbündnissen <health alliances>.

[Health visitors] und andere Pflegende, die in der Gemeinde arbeiten, können als Reaktion auf die ermittelten Bedürfnisse bei der Einrichtung und Unterstützung von Selbsthilfegruppen helfen, und ihre Existenz, Absicht und Rolle bekannt machen. Solche Gruppen versetzen die Gemeindemitglieder, die Patienten oder die Pflegenden in die Lage, ihre gemeinsamen Bedürfnisse festzustellen, Unterstützungs- und Bildungsnetzwerke aufzubauen, Erfahrungen und Bewältigungsstrategien zu teilen und voneinander Kraft zu schöpfen. Sie können ihre gemeinschaftlichen Ressourcen ordnen, um sowohl auf das Programm für Gesundheit als auch auf die Veränderungen oder Verbesserungen von Einrichtungen des Gesundheitswesens und anderen lokalen Einrichtungen Einfluss zu nehmen.

Eine Anzahl von Theoretikern (McKinlay 1979, Freudenberg 1978, Brown & Margo 1978) unterstützen diese Einstellung, wenn sie sagen, dass Gesundheitsverbesserungsstrategien <health gain strategies> in erster Linie die strukturelle Umwelt betreffen sollten, in denen Menschen leben (zu Hause, am Arbeitsplatz, in der Schule und in der Gemeinde schlechthin). Sie behaupten, dass dadurch tatsächlich eine Wahl zwischen gesunden Lebensstilen möglich wird, anstatt ausschließlich auf individuelle gesundheitsbezogene Verhaltensweisen abzuzielen, ohne eine Analyse der Umgebung vorzunehmen, in der die Leute leben.

DAS PATIENTEN INFORMATIONSMODELL

Die drei allgemeinen in Wechselbeziehung zueinander stehenden Ziele dieses Ansatzes sind in Abbildung 2 zusammengefasst zusammen mit den Begleitmethoden für Intervention, Wirkung (Zwischenergebnis) und Ergebnis (Gesundheitsverbesserung). Die ersten beiden Ziele fördern die persönliche Gesundheit in bezug auf die Verhaltensweisen im Umgang mit Krankheit und Gesundheit., oder wie Downie et al. (1990) behaupten, solchen, die Krankheiten verhindern. Beispiele für das Letztere beinhalten Maßnahmen zur Verhütung des Rauchens, körperliche Aktivität und das Einhalten einer gesunden Diät. Das dritte Ziel fördert die Nutzung und Annahme von vorhandenen gesundheitsfördernden Angeboten (Draper 1983), wie Brust- und Gebärmutter- Vorsorgeuntersuchungen, Dienste der Familienplanung und Sprechstunden für gesunde Frauen oder Männer, die in Arztpraxen durchgeführt werden.

Das Patienten Informationsmodell betont körperliche Regulation und die Kontrolle und Verbesserung von nicht angemessenen Verhaltensweisen der Personen, indem die Risiken hervorgehoben werden, wenn sie bestimmten vorgeschriebenen Abfolgen von Aktivitäten folgen (oder nicht folgen).

Es basiert grundsätzlich auf der Annahme, dass der freie Wille der Menschen sie dazu befähigt, ihre gesunde Verhaltensweise oder einen gesunden Lebensstil zu wählen, und dass dies die primäre Determinante von Gesundheit ist. Paradoxerweise wird eine beträchtliche Anstrengung darauf verwendet, dass diese freie Wahl den patriarchalischen Gesundheitsbotschaften entspricht. Beattie (1991) benutzt bewusst den Begriff Gesundheitsüberzeugungstechniken <health persuasion techniques>, da der Ansatz einen Versuch darstellt, externe Überzeugungen aufzuerlegen und gesellschaftlich zu stärken.

Abbildung 2: Charakteristika des Patienten Informationsmodells

Ziele	Methoden	Wirkung	Ergebnis
Förderung der krankheitsspezifischen Beratungs- und Behandlungssysteme	Professionelle Ratschläge von Pflegenden	Sich nach dem krankheitsspezifischen Rat richten	↓ Morbidität ↓ Mortalität zum Beispiel↓ Komplikationen
Förderndes gesundheitsbezogenes Verhalten, das einer Krankheitsverhütung dient	Massenmedien Kampagnen	Veränderung im gesundheitsbezogenen Verhalten	↓ Rückfälle ↓ KHK ↓ Krebs
Ermutigen, die Gesundheitsdienstleistungen angemessen zu nutzen	Patienten-information Sprechstunden für Gesunde	↓ Rauchen ↑ Nutzen der Leistungen	↓ HIV/AIDS ↓ Unfälle

Das Patienten Informationsmodell spricht in Abhängigkeit ihrer Bedeutung eine Bandbreite von Methoden an,
die durch die Verbreitung von Informationen an jeweils die Patienten, die allgemeine Öffentlichkeit oder an spezifische Bevölkerungsgruppen, die durch Gemeinsamkeiten wie Geschlecht, Herkunft oder Alter charakterisiert sind.
Beispiele für diese Methoden schließen ein:

- Den Patienten oder Klienten zu lehren, wie sie am besten mit ihrer, entweder in einer akuten oder chronischen Form bestehenden Krankheit,

Verletzung oder Invalidität zurecht kommen können, um eine maximale Rehabilitation zu erreichen oder einer Verschlechterung, einer Komplikationen oder einem Rückfall vorzubeugen.

- Patienten, Klienten, Öffentlichkeit und Schüler in semiformalen Bildungsszenarios und in verschiedenen sozialen Kontexten (Krankenhäuser, Schulen, Gesundheitszentren usw.) über die Vorteile der Änderung des Lebensstils oder der Vermeidung von Krankheitsrisiken zu unterrichten (Couts & Hardy 1985).
- Gemeindenahe Programme initiieren mit Themen, die von Angehörigen der Gesundheitsberufe in anderen Institutionen festgestellt worden sind (z.B. lokale Behörden). Wie Labonte konstatiert, das Problem (z.B. ein auf die Gemeinde übertragenes Gesundheitsproblem) ist von außen aufgedrängt, die Macht, Entscheidungen zu treffen, hat prinzipiell die Stelle oder der Bereich, der die Gesundheitsbildungsinitiativen initiiert, und bestimmte Veränderungen im Wissen oder Verhalten sind die gewünschten Ergebnisse.
- Großangelegte Kampagnen zur Stärkung des Gesundheitsbewusstseins zu initiieren, über Fernsehen, Radio, Zeitungen und Reklametafeln. Auf einer lokalen Ebene beinhaltet dies sowohl Gesundheitsveranstaltungen zu organisieren als auch Informationen an die Zielgruppe über den Postweg zu verteilen. Es beinhaltet auch, die anerkannten Gesundheitspädagogen wie Pflegende, [health visitors] und Hebammen mit Informationen zu versorgen (z.B. Broschüren über Dienstleistungen, um die Aufnahme zu fördern) und sie darum zu bitten, dieses Thema mit ihren Klienten/Patienten zu besprechen.

Der soziale Kontext

Wie Rodmell und Watt verdeutlichen besteht das Problem hier darin, dass der Rahmen, in dem die Menschen ihr Leben strukturieren und ihre Entscheidungen fällen, von der räumlichen Umgebung bestimmt und diktiert ist, über die sie wenig Kontrolle haben. Sie betrachten die Erwartung als unrealistisch, dass die Menschen ihr Verhalten einzig auf der Basis der Informationen und Ratschläge ändern, die die Angehörigen der Gesundheitsberufe als angemessen für ihre Umwelt betrachten, wie in der oben angeführten dritten und vierten Methode skizziert. Mitchell (1982) verdeutlicht die Schwierigkeit von Menschen, wenn diese ermutigt werden, risikoreiche

Verhaltensweisen wie das Rauchen aufzugeben, wenn die finanziellen Bedingungen das Rauchen als einzigen Luxus zulassen, oder die Sinnlosigkeit, das Rauchen aufzugeben, um länger zu leben, wenn keine Aussichten auf eine Arbeitsstelle bestehen. In diesen Fällen sprechen eine Kombination von strukturellen (physischen, ökonomischen usw.) und kulturellen (Wertsysteme) Faktoren gegen die Wahl eines gesunden Lebensstils und untermauern den Einfluss des Sozialen über das Individuelle (Townsend et al. 1992).

Obwohl es die populärste Methode ist, bestehen hinreichend Beweise, dass die großangelegten Kampagnen in den Massenmedien der vierten Methode zu einem großen Teil ineffektiv sind, um das Ziel der Verhaltensänderungen zu erreichen (beachte als Beispiel die Arbeiten von Farrant & Russsel 1986, Stockdale et al. 1989 und Jones & Grahame 1973). Wie McEwan & Bhopal (1991) bemerken, sind viele Initiativen in den Kampagnen zu allgemein, greifen auf Stereotype zurück und tendieren dazu, von der Bevölkerung, an die die Kampagne gerichtet ist, ignoriert zu werden.

Man kann auch argumentieren, dass die vermutete logische Verbindung zwischen Versorgung mit Informationen und Veränderungen von Verhalten ein Trugschluss ist. Nutbeam & Blakey (1990, S. 237) behaupten, dass psychologische Konstrukte wie das <Überzeugungsgesundheitsmodell> (Health Belief Model) oder die <Theorie des durchdachten Handelns> (Theory of Reasoned Action):

> „... betonen, dass die Versorgung mit Informationen allein nur eine geringe Wirkung auf das Wissen und gar keinen Effekt auf das Verhalten hat. Selbst ein erweitertes Wissen steht im allgemeinen nicht in einem Bezug zu einer Verhaltensänderung, ohne dass Einstellungen und Überzeugungen geändert werden."

Diese Analyse bedeutet nicht, dass das Patienteninformationsmodell nicht von den Pflegenden produktiv eingesetzt werden kann, aber es sollte gleichermaßen auch nicht als Endpunkt der Gesundheitsbildung betrachtet werden. Seine Verwendung hat Grenzen auf der Grundstufe der Gesundheitsbildung und kann kontraproduktiv in Bezug darauf wirken, dass die Opfer implizit beschuldigt werden. Darüber hinaus müssen sich die Pflegenden bewusst sein, was es ideologisch repräsentiert.

Eine angemessene und sinnvolle Anwendung würde zum Beispiel beinhalten, dass die Pflegenden an lokalen, regionalen und nationalen Kampagnen für das öffentliche Bewusstsein beteiligt sind durch umsichtigen Gebrauch von ethisch fundierten und strategisch eingesetzten Postern, Broschüren und Informationspaketen. Das Letzte würde erreicht werden durch die Anwendung von krankheitsspezifischen Informationen, Ratschlägen und Lehrmittel, die auf Patienten-Compliance mit verordneten Behandlungen abzielen. Sie beinhalten die Bereitstellung von Informationen für Patienten folgender Typen: vor-der-Aufnahme, Behandlungsmöglichkeiten, Bewältigungsstrategien, gemeindenahe Überleitungspflege <discharge community-based service> und Selbsthilfegruppen. Derartige Informationen sollten in Zusammenarbeit mit Patientenvertretern entwickelt werden und Maßnahmen der Evaluation beinhalten.

DAS PATIENTEN BEFÄHIGUNGSMODELL

Im Gegensatz zu dem auf Pflegende zentrierten Ansatz des Informationsprozesses, ist das zentrale Ziel des Patienten zentrierten Modells der Gesundheitsbildung, dass die Kontrolle der Person über ihre Gesundheit erhöht wird, zum Beispiel durch Befähigung <Empowerment> (Tones 1991). Das Ziel, die Methoden, die Wirkung und das Ergebnis dieses Ansatzes, welcher versucht, die Fähigkeit der Person zu verstehen, mit den Gesundheit beeinflussenden Faktoren (Soziale Faktoren, Verhaltens- und Umweltfaktoren) fertig zu werden und diese zu beeinflussen (French & Adams 1982), sind in Abbildung 3 enthalten.
French (1990) betont, dass der zentrale Prozess der Gesundheitsbildung bedeutet, die Menschen dazu zu befähigen und zu unterstützen, ihr eigenes Gesundheitsprogramm zu entwickeln und ihre aktive Teilnahme an der Verhandlung und Planung von Gesundheitszielen zu ermöglichen, um die von den Patienten festgestellten Bedürfnisse zu erfüllen. Um dies zu erreichen, schließt Gesundheitsbildung ein, den Patienten durch einen Prozess von nicht hierarchischen, nicht zwanghaften und Macht teilenden Interaktionen zur Reflexion, Klärung und Interpretation von Wissen, Einstellungen und Werten zu befähigen. Sie beinhaltet, die sozialen und ökonomischen Determinanten von Gesundheit zu verstehen, während der Patient unterstützt wird, seine eigenen Ressourcen und Stärken zu nutzen, um die Kontrolle über die Gesundheit in einem größtmöglichen Ausmaß und innerhalb der vorgegebenen umweltbedingten und sozialen Verhältnisse zu übernehmen. Diesen Prozess zu ermöglichen, hilft dem Patienten informierte Entscheidungen zu treffen und seine Chancen zu maximieren, den Grad an Gesundheit zu erreichen, den er haben möchte. Der Erfolg derartiger Maßnahmen von Gesundheitsbildung wird zu einem hohen Anteil

durch die grundlegende Philosophie der Pflegenden beeinflusst. Anstatt dem Patienten ein vorbestimmtes Gesundheitsthema aufzudrängen (in der Hoffnung, dass dies eine Verhaltensänderung bringen wird), muss die Pflegende eine Maßnahme gestalten, die darauf aufbaut, was der Patient in Bezug auf eine Gesundheits-/Verhaltensänderung als angemessen erachtet. Durch Erfragen und Interpretieren der Überzeugungen, Werte und Wahrnehmungen des Patienten in bezug auf seine Gesundheit können zwischen beiden Parteien gemeinsame Strategien geplant werden, die eine erhöhte Selbstkontrolle, ein gesteigertes Selbstbewusstsein, und Befähigung ermöglichen. In diesem Szenario wirft entweder der Patient die Frage auf (er bestimmt z.B. das Thema) oder die Pflegende übernimmt dies in einer einfühlsamen und nicht bedrohlichen Art und Weise. Die Hauptelemente, wie Befähigung idealerweise in der Praxis funktioniert, sind in Abbildung 3 zusammengefasst. Die Probleme können sowohl „Unterstützung, um mit dem Rauchen aufzuhören", „Stress" und „Gewicht-Management" beinhalten, als auch Ansätze, die bereits existierende Programme unterstützen, wie beispielsweise „Erste Hilfe Maßnahmen".

Abbildung 3: Charakteristika des Patienten Befähigungsmodells

Ziel	Methode	Wirkung	Ergebnis
Verbesserte Kontrolle des Patienten über seine Gesundheit (Befähigung)	Humanistische, nicht hierarchische Patienten zentrierte Interaktion	Gesundheitsprogramm <health agenda> bestimmt, geführt und bestätigt durch den Patienten mit der Unterstützung eines Angehörigen der professionellen Gesundheitsberufe	↑ Selbstachtung ↑ Gefühl der Kontrolle/Befähigung
	Stufen des Veränderungsmodells	↑ Fähigkeiten der Entscheidungsfindung ↑ Bewältigungsstrategien	

Befähigt werden

Hopson & Sally (1981) präsentieren eine Übersicht der Beweise, die das Selbstbefähigungsmodell einschließlich der Wirkungen von positiven Gefühlen über sich selbst, die Selbstkontrolle und den Ort der Kontrolle, unterstützen. Der Ort der Kontrolle [locus of control] ist bereits durch Wallston & Wallston (1978) empirisch bestätigt worden. Igoe (1993) konzentriert sich auf Maßnahmen, die darauf abzielen, die Gesundheit von Kindern durch Befähigung zu verbessern. Langer & Rodin (1980) demonstrieren, dass für ältere Menschen in Einrichtungen die Überlassung eines relativ geringen Maßes an Kontrolle über ihr Leben nicht nur zu einer besseren Gesundheit führt, sondern auch die Lebenserwartung verbessert.
Beweise für eine verbesserte Gesundheit und häusliche Umgebung von Kindern, deren Eltern von speziell ausgebildeten [health visitors] unterstützt worden sind, werden von Whitehead (1995) präsentiert. Hier wurden das Selbstvertrauen der Eltern und ihre Fähigkeit zur Sprachstimulierung für ihre Kinder entwickelt und eine bessere Ernährung und präventive Gesundheitsmaßnahmen gefördert. Das formulierte Ziel war, die elterlichen Initiativen zu stärken, anstatt sie zu belehren, was sie zu tun und zu lassen haben.
Beattie (1991) betont die Effektivität des persönlichen Beratungsmodells <personal counselling model> hinsichtlich der Verbesserung der geistigen Gesundheit der Betroffenen und in bezug auf die Entwicklung sozialer Fähigkeiten bei jungen Menschen. Ledwith & Osman (1985) berichten, dass in Edinburgh psychosoziale Ansätze effektiv waren, dem Druck zu rauchen standzuhalten. Darüber hinaus beschreibt Redman (1987), wie Peergruppen-Sitzungen zum Thema HIV die Selbstachtung von jungen Menschen erhöht, und Horan & Williams (1982) stellen fest, dass ein Selbstbehauptungstraining <assertion training> mit dem Schwerpunkt dem Peergruppendruck standzuhalten, zu einer erhöhten Selbstsicherheit und einer geringeren Drogeneinnahme bzw. zu einem geringerem Alkoholkonsum in einer Stichprobe von jungen Menschen führt.
Whitehead & Tones (1991) legen die folgenden erfolgreichen Kriterien für eine Gesundheitsbildung mit dem Ziel auf persönlicher Befähigung, Kontrolle und Wahlmöglichkeiten fest:

- Erwerb/Änderung von Wissen und Verständnis,
- Beweise für die Entwicklung von Fähigkeiten in der Entscheidungsfindung,

- verbesserte Selbstachtung/Sinn für persönliche Steuerung und
- Entwicklung von verschiedenen sozialen, Gesundheits- und Lebensfertigkeiten.

Sie bemerken, dass akzeptiert werden muss, wenn sich die Menschen für eine ungesunde Verhaltensweise entscheiden, wenn ihnen geholfen wurde, eine informierte Entscheidungen zu treffen. Dies könne nicht als Versagen der Gesundheitsbildung gedeutet werden.

Abbildung 4: Die Hauptelemente des Patienten Befähigungsmodells der Gesundheitsbildung

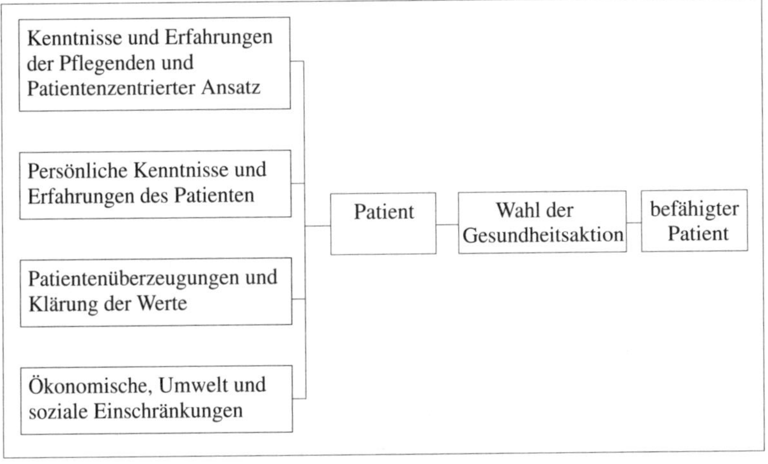

SCHLUSSFOLGERUNG

Dieser Artikel hat eine zusammenfassende theoretische Analyse über das Wesen, die Absichten, Methoden und den beabsichtigen Gesundheitsgewinn <intended health gain> von konkurrierenden, auf die Person bezogenen Strategien der Gesundheitsbildung (Abbildung 1) gegeben. Die Diskussion der Anwendung dieser Ansätze zur Gesunderhaltung sind primär auf die Spannung zwischen dem durch Pflegende geleiteten Informationsmodell <nurse-directed information provision model> und dem Prozessorientierten Patienten Befähigungsansatz <process-oriented patient empowerment approach> bezogen.

Obwohl das erste ein entscheidender Bestandteil einer effektiven Pflegepraxis als eine Form der sekundären Gesundheitsbildung darstellt, sollte diese Methode wegen der begrenzten Wirkung auf der Bevölkerungsebene zu einem ergänzenden Bestandteil der Interventionen der primären Gesundheitsbildung beschränkt werden. Die aufgestellten Annahmen über die Freiheit der Person, die gesundheitsbezogenen Verhaltensweisen wählen zu können, während die sozialen Probleme ignoriert und aus dem Kontext geholt (Caraher 1994) und die Verantwortlichkeit der Person betont werden, verstärkt diese Konkurrenzsituation weiter.

Wo möglich, sollte von den Pflegenden das humanistisch inspirierte Patientenbefähigungsmodell als eine gültigere Vorgehensweise übernommen werden. Es zielt darauf ab, die Kontrolle und Selbstachtung der Patienten zu fördern und zu verbessern und verficht ihr Recht, eine dominante Rolle in der Entscheidungsfindung zu übernehmen. Patientenbefähigung kann und muss anerkennen, dass während Menschen zu einem gewissen Grad die Wahl haben, das Ausmaß aber in Abhängigkeit von den Begrenzungen ihres sozialen Umfeldes variiert.

Der Hauptkritikpunkt des Patienteninformationsmodells der Gesundheitsbildung im einzelnen, und zu einem geringeren Ausmaß des Patientenbefähigungsmodells ist, dass durch die Fokussierung des Individuellen, weitere strukturelle Determinanten von Gesundheit ignoriert werden. Beide Modelle legen den Schwerpunkt darauf, den Wirt <host> (z.B. der individuelle Patient/Klient) vor den Wirkfaktoren <agents> (z.B. gesundheitsschädigende Verhaltensweisen, negative Botschaften, Gruppendruck, usw.) zu schützen, indem sie ihn entweder mit Wissen (Patienteninformationsmodell) oder sozialen Fähigkeiten (Patientenbefähigungsmodell) ausstatten, damit er mit diesen Wirkfaktoren fertig wird. Unglücklicherweise ist das Wissen über die Rolle der Umwelt als Katalysator für die Wirkfaktoren (durch Ökonomie, politische und kommerzielle Aktivitäten) entweder nur oberflächlich vorhanden oder wird total ignoriert, wenn sie auch wahrscheinlich in Wirklichkeit die größte beeinflussende Bestimmungsgröße von Gesundheit darstellt (McKeown 1979, Townsend et al. 1992). Befähigungsmodelle von Gesundheitsbildung legen, wie Beattie (1991) beobachtet, ihren Schwerpunkt darauf, Menschen zu lehren, wie sie zurechtkommen und können somit mehr als eine „humane" Version, der Opferbeschuldigung <victim-blaming> kritisiert werden, eine Anklage, die normalerweise gegen das Patienten Informationsmodell erhoben wird. McEwan & Bhopal (1991) glauben auch, dass das nicht ausdrücklich formulierte Ziel des Selbstbefähigung <self-empo-

werment> eine Verhaltensänderung in eine Richtung ist, welche die Gesundheitspädagogen bevorzugen.
Vielleicht ist der beste Weg für die Pflegenden, so wie Mitchell (1982) es vorschlägt, ihre eigene Praxis in dem Bewusstsein der Annahmen, auf denen die einzelnen Modelle der Gesundheitsförderung beruhen, zu reflektieren, indem sie durch die Beantwortung folgender Fragen geleitet werden:

- Ermutige ich die Patienten, sich schuldig zu fühlen oder helfe ich ihnen, die Kontrolle über ihre Gesundheit zu bekommen?
- Helfe ich den Patienten, die sozialen und ökonomischen Ursachen ihrer Krankheit zu verstehen?
- Helfe ich den Patienten, ihre eigenen Körper und Krankheiten zu verstehen oder verunsichere oder täusche ich sie?
- Höre ich den Patienten zu, wenn sie über ihre Lebenserfahrung sprechen und helfe ich ihnen, ihre Schlüsselprobleme festzustellen, denen sie sich gegenüber sehen?
- Helfe ich Patienten mit ähnlichen Problemen Kontakt miteinander aufzunehmen?
- Welche gemeinsamen Aktionen zu Gesundheitsthemen könnte ich geben, um dies zu unterstützen?

Wie auch Mitchell feststellt, wissen die Menschen, wenn sie unter Stress leiden, wenn das Haus feucht ist und sie krank macht, und obwohl eine auf die Person bezogene Gesundheitsbildung gemeinsame Aktionen ergänzen kann, erfordern viele Ungleichheiten und soziale Ungerechtigkeiten, welche die Patienten erleben, gesetzliche Maßnahmen, um die Gesundheit zu erhalten. Dieses zu ignorieren, würde bedeuten, die gründlich nachgewiesene Beziehung zwischen schlechtem Gesundheitszustand und materiellen Bedingungen zu leugnen. Unter Beachtung dessen würden wir sagen, dass durch die Pflegenden mehr erreicht werden könnte, wenn sie aktiver an gesundheitsfördernden Maßnahmen beteiligt werden. Dies würde anerkennen, dass die Patienten in einem sozialen Kontext handeln und davon beeinflusst werden, was ihre individuellen Entscheidungsfreiheit für ihren Lebensstil einschränkt. Wir stimmen mit Brown & Margo (1978, S. 14) überein, wenn sie sagen:

> „Gesundheitspädagogen könnten die Möglichkeiten liefern, damit die Menschen die sozialen Grundlagen ihrer Arbeit und ihres Lebens auf ungesunde

Bedingungen hin prüfen und ihnen helfen, das Handwerkszeug zu erlernen, um diese Bedingungen zu verändern."

Wir sehen keine Gründe, warum die Pflegenden nicht an dem Prozess der Untersuchung sozialer Bedingungen und Veränderungen beteiligt sein könnten. Daher haben die Pflegenden auch eine legitime Rolle in der Formulierung und/oder in der Durchführung gesundheitsfördernder Maßnahmen auf einer nationalen und gesundheitsfürsorgenden/organisatorischen Ebene (strukturelle Änderung).

LITERATUR

Beattie A. (1991) Knowledge and control in health promotion: a test case for social policy and social theory. The Sociology of the Health Service (Gabe J., Calneaw M. & Bury M. eds.), Routledge, London.

Benzeval M., Judge K. &Whitehead M. (1995) Tackling Inequalities in Health – An Agenda for Action. Kings's Fund, London.

Brown R.E. & Margo G.E. (1978) Health education: can the reformers be reformed? International Journal of Health Services 8(1), 3-26.

Caraher M. (1994) Nursing and health promotion practice: the creation of victims and winners in a political context. Journal of Advanced Nursing 19, 465-468.

Cork M. (1990) Approaches to health promotion. Midwife, Health Visitor and Community Nurse 25(5), 169-173.

Couts L.C. & Hardy (1985) Teaching for Health. Churchill Livingstone. Edinburgh.

Downie R.S., Fyfe C. & Tannahill A. (1990) Healht Promotion Models and Values. Oxford University Press. Oxford.

Draper P. (1983) Tackling the disease of ignorance. Self Help 1. 23-5

Farrant W & Russell J. (1986) The Politics of Health Information. Paper No. 2. Bedford Way, London.

Frech J. (1990) Boundaries and horizons, the role of health education within health promotion. Health Education Journal 41(1), 7-10.

French J. & Adams L. (1986) From analysis to synthesis: theories of health education; Health Education Journal 45(2), 71-74.

Freudenberg N. (1978) Shaping the future of health education: from behaviour change to social change. Health Education Monographs 6(4), 372-377.

Hopson B. & Scally M. (1981) Lifeskills Teaching. McGraw-Hill. London.

Horan J. & Williams J. (1982) Longitudinal study of assertion training as a drug abuse prevention strategy. American Educational Research Journal 19, 341-351.

Igoe J.B. (1993) Healthier children through empowerment. In Research in Health Promotion and Nursing (Wilson-Barnett J. & Macleed Clark J. eds). MacMillan, London. pp.145-153.

Jones W.T. & Grahame H. (1973) Health Education in Britain. TUC Centenary. Institute of Occupational Health, London School of Hygiene, London.

Labonte R. (1993) Community development and partnerships. Canadian Journal of Public Healh 84(4). 237-240.

Langer E. & Rodin J. (1980) Aging labels: the decline of control and the fall of self-esteem. Journal of Social Issues 36(2) 19-29.

Ledwith F. & Qsman L. (1985) The evaluation of a secondary school smoking education intervention. Health Education Journal 44, 131-135.

McEwan R. & Bhopal R. (1991) HIV/AIDS. Health Promotion for Young People.-A Revieiv of Theory. Principles and Practice. HEA. London.

McKeown T. (1979) The Role of Medicine. Basil Blackwell, Oxford.

McKinlay J.B. (1979) A case for refcussing upstream: the political economy of illness. In Patients, Physicians and Illness (Jaco E.G. ed.), MacMillan, London., pp. 9-23.

Mitchell J (1982) Looking after ourselves: an individual responsibility. Royal Society of Health Journal 4, 169-173.

Nutbeam D. & Blakey V.. (1990) The concept of health promotion and AIDS prevention. A comprehensive and integrated basis for action in the 1990's. Health Promotion International 5(3), 238-242.

Rawson D. (1992) The growth of health promotion theory and jts rational reconstruction: lessons from the philosophy of science. In Health Promotion – Disciplines and Diversity (Bunton R. & MacDonald G. eds), Routledge, London., pp. 202-224.

Redman J. (1987) AIDS and peer teaching. Health Education Journol 46, 150-157.

Rodmell S. & Watt A. (1986) The Politics of Health Education. Routledge, London.

Stockdale J., Dockerel J. & Wells A. (1989) The self in relation to mass media representations of HIV & AIDS – match or mismatch? Haelth Education Journal 48(3). 121-130.

Tones K. (1991) Health promotion. Empowerment and the psychology of control. Journal of the Institute of Health Education 29(1). 17-26

Tones K., Tilford S. & Robinson Y. (1990) Health Education: Effectiveness and Efficiency. Chapman & Hall, London.

Townsend P., Davidson N. & Whitehead M. (1992) Inequalities in Health: The. Black Report and the Health Divide. Penguin, London.

Wallston B.S. & Wallston K. (1978) Locus of control and health: a review of the literature. Health Education Monographs 6(2), 107-117.

Whitehead M. (1995) Tackling inequalities: a review of policy initiatives. In Tackling Inequalities in Health – An Agenda for Action (Benzeval M., Judge K. & Whitehead M. eds), King's Fund, London.

Whitehead M. & Tones K. (1991) Avoiding the Pitfalls. HEA. London.

Einführung zu Teil II: Informationsbedürfnisse

In diesem zweiten Teil werden Arbeiten vorgestellt, die sich mit der Erforschung der Informationsbedürfnisse von Patienten und deren angemessener Erfüllung beschäftigen.

Eine zunehmend kürzere Verweildauer im Krankenhaus reduziert die Zeitspanne, in der die Patienten über den Umgang mit ihrer Erkrankung informiert und geschult werden können. Das von den Patienten geforderte Maß an Selbstverantwortung steigt mit dem Maß, in dem sich ihre Betreuung im Krankenhaus verkürzt. Hierdurch gewinnt eine sorgfältige Vorbereitung der Patienten und ihrer Angehörigen auf die Zeit nach der Entlassung eine erhöhte Bedeutung. Da immer mehr Pflege zu Hause stattfindet, darf auch der Lernbedarf pflegender Angehöriger nicht außer Acht gelassen werden. Allerdings werden nur wenige Patienten und Angehörige in der Lage sein, den Pflegebedarf zu Hause richtig einzuschätzen und entsprechende Informationen selbst einzufordern. Hierzu bedarf es einer systematischen Erforschung des Informations- und Schulungsbedarfs unterschiedlicher Patientengruppen und ihrer Angehörigen. Gefragt sind Strategien, die zu Eigenverantwortung und Selbsthilfe befähigen. Für die Autorinnen dieses Kapitels stellt Patienten- und Angehörigenschulung eine Maßnahme des Empowerments und der Gesundheitsförderung dar, die klar in der professionellen Verantwortung der Pflegenden verankert ist.

Natalie Bubela und Susan Galloway untersuchen Lernbedürfnisse von Patienten kurz vor ihrer Entlassung aus dem Krankenhaus. Sie versuchen diejenigen soziodemographischen und krankheitsbezogenen Variablen festzustellen, die den Informationsbedarf und die gewünschten Inhalte von Patienteninformation beeinflussen. Die Ergebnisse ihrer Studie deuten darauf hin, dass der Informationsbedarf zum Entlassungszeitpunkt bei solchen Patienten besonders ausgeprägt ist, die weiblich sind, ein niedrigeres oder mittleres Bildungsniveau erreicht haben, an einer Krebserkrankung leiden oder die mit einem umfangreichen Medikationsplan entlassen werden. Auch die Erwartungen und Befürchtungen der Patienten im Hinblick auf den Einfluss ihrer Erkrankung auf die Bewältigung des Alltags sind von Bedeutung. Nach Ansicht der Autorinnen sollte in der pflegerischen Praxis angestrebt werden, den Informationsbedarf solcher Patienten frühzeitig zu erkennen, ihnen umgehend Zugang zu relevantem Informationsmaterial oder zu Fach-

kräften zu vermitteln und durch Zusammenarbeit mit ambulanten Einrichtungen und Selbsthilfegruppen für eine Kontinuität der Informationsvermittlung zu sorgen.
Marianne McLennan, Gina Starko Anderson und Kerrie Pain vergleichen die Lernbedürfnisse von Patienten und ihren Angehörigen jeweils vor und nach der Entlassung aus einer Rehabilitationseinrichtung. In beiden Befragungszeiträumen äußern beide Gruppen den höchsten Informationsbedarf zu medizinischen Fragen, zu Fragen der psychosozialen und emotionalen Bewältigung und der gesellschaftlichen Integration, während die Aktivitäten des täglichen Lebens einen eher nachgeordneten Platz einnehmen. Zu den meisten Themen bewerten Angehörige ihren Informationsbedarf höher als die Patienten selbst. Die Ergebnisse weisen nach Ansicht der Autorinnen auf die dringende Notwendigkeit hin, Angehörige in klinikinternen Informations- und Schulungsprogrammen zu berücksichtigen.
Margareth Griffiths und Connie Leek berichten über eine Befragung von Krebspatientinnen und Pflegenden in der Onkologie. Sie untersuchen die Bedeutung von Informationen unterschiedlicher Themenbereiche aus der Sicht beider Gruppen und deren bevorzugte Informationsmedien. Beide Befragungsgruppen favorisieren Einzelgespräche und gemeinsam zu diskutierende schriftliche Informationen, stellen jedoch deutliche Diskrepanzen zwischen dem Lernbedarf der Patienten und der Qualität des angebotenen Informationsmaterials fest. Insbesondere fehlen Materialien über die Auswirkungen der Erkrankung auf das tägliche Leben, über unterschiedliche Behandlungsoptionen und deren Erfolgsquoten. Auch Materialien für spezifische Patientengruppen, zum Beispiel fremdsprachige Patienten oder Patienten mit Leseschwäche werden vermisst. Als problematisch wird weiterhin der Zugriff auf erprobtes und qualitativ hochwertiges Material beschrieben und die Gründung einer zentralen Einrichtung für die Bewertung von und den Zugriff auf Informationsmaterialien vorgeschlagen.
Steven Edwards und Jaqui Campbell entwickeln das Konzept einer modularen Informationsstrategie für Bestrahlungspatienten. Im Mittelpunkt stehen die Verständlichkeit der Informationen und die Kontinuität der Informationsweitergabe für Patienten, deren Behandlung und Pflege in mehreren oder wechselnden Einrichtungen stattfindet. Zu ihrer Zielgruppe gehören neben den Patienten selbst daher auch die Pflegenden anderer Krankenhäuser in der Region. Durch eine gemeinsame Nutzung der Informationsmodule, die Entwicklung von Leitlinien für die zeitkritische Vermittlung relevanter Informationen und die Einführung einer einrichtungsübergreifenden patien-

tenbezogenen Dokumentation soll ein kontinuierlicher und koordinierter Informationsfluss sicher gestellt werden.

Gegen die in diesem zweiten Teil vorgestellten Arbeiten mag eingewandt werden, dass ihre Ergebnisse nicht uneingeschränkt auf deutsche Verhältnisse übertragen werden können. Sie zeigen jedoch die Komplexität der Informationsbedürfnisse unterschiedlicher Patienten- und Angehörigengruppen in spezifischen Lebenssituationen und die Notwendigkeit, diese Bedürfnisse weiter zu erforschen, um so die Grundlagen für eine ziel- und patientenorientierte, wirtschaftlich erbringbare Informationsvermittlung herzustellen. Insofern können diese Studien als Anregung für die deutsche Pflegeforschung betrachtet werden.

Faktoren, die die Informationsbedürfnisse von Patienten zum Zeitpunkt der Krankenhausentlassung beeinflussen*

Natalie Bubela und Susan Galloway

Einleitung

Patientenschulung <education> hat sich bezüglich der Handhabung der eigenen Gesundheitspflege eines Patienten als effektiv erwiesen (Bille 1977, Given/Given/Simoni 1972, Hentinen 1986, Redman 1985). Mit verkürzten Krankenhausaufenthalten haben sich die zeitlichen Beschränkungen für die Schulung eines Patienten jedoch verstärkt. Es ist die Verantwortlichkeit von professionell in der Gesundheitspflege Tätigen, die Patienten auf die Krankenhausentlassung vorzubereiten, aber akut kranke Patienten haben bis kurz vor ihrem Entlassungstermin aus dem Krankenhaus weder die physische Stabilität noch die kognitive Möglichkeit, sich über die Pflege zu Hause unterrichten zu lassen.

Sind die Patienten schließlich aufnahmebereit, könnten sie es schwierig finden, sich vorzustellen, welche Probleme zu Hause auftreten können (Baden 1982, Blumberg/Kearns/Lewis 1983). Um Lerninhalte vor der Entlassung zu bestimmen, ist es wichtig zu wissen, welche Informationsbedürfnisse der Patient für sich erkennt, um seine Pflege zu Hause zu bewerkstelligen und die Faktoren zu bestimmen, die das Ausmaß der gewünschten Lerninhalte verdeutlichen. Derartige Informationen könnten Professionellen im Gesundheitswesen helfen, Prioritäten zu setzen und den Umfang sowie den Inhalt der erforderlichen Intervention zu bestimmen. Da die Literatur nur wenig Wissen über Faktoren aufweist, die das Empfinden des Patienten hinsichtlich der Informationsbedürfnisse bei Entlassung widerspiegeln, wurde eine Studie zur Beschreibung der persönlichen und krankheitsbezogenen Faktoren, die mit verstärkten Informationsbedürfnissen zum Zeitpunkt der Krankenhausentlassung einher gehen, durchgeführt.

Es ist bekannt, dass sich Patienten durch Krankheitserfahrung bedroht fühlen können, aber normalerweise streben sie danach, die persönliche Kontrolle

---

*Aus: Patient Education and Counseling 1990; übersetzt von Renate Hoffmann und Elke Streit

über ihr Leben zurück zu gewinnen, wenn sie aus dem Krankenhaus nach Hause entlassen werden. Averill (1973) meint, dass die Menschen versuchen werden, jene Vorkommnisse, die sie beeinflussen, offen zu handhaben (Verhaltenskontrolle), sich mentale Bilder der Abfolge von Vorkommnissen schaffen (kognitive Kontrolle) und Möglichkeiten erkennen, ihr Leben zu meistern (Entscheidungskontrolle). Die Erkenntnis, über mehr Wissen verfügen zu müssen oder über Fähigkeiten, die für die eigene Versorgung benötigt werden, spiegelt sich im Informationsbedürfnis jedes einzelnen wider.

Die Bedeutung von Entlassungsunterrichtung <discharge teaching> ist dokumentiert worden. Patienten, die aufgrund eines Herzinfarktes (Hentinen 1986, Edwardson 1988) bzw. eines chirurgischen Eingriffs bei Krebserkrankungen (Oberst/James 1985) eines Krankenhausaufenthaltes bedurften, berichteten von großen Wissenslücken über Selbstversorgung und Behandlungsschemata zum Zeitpunkt der Entlassung. Die Berichte zeigten allerdings nicht auf, ob Informationen zu diesen Bedürfnissen vor der Krankenhausentlassung gegeben worden waren.

Studien, die die von Patienten empfundenen Bedürfnisse nach Informationen während eines Krankenhausaufenthaltes oder zum Zeitpunkt der Krankenhausentlassung beleuchteten, zeigen über alle Patientenpopulationen hinweg Übereinstimmungen in mehreren Bereichen des Informationsbedarfs. Die Bedürfnisse, die mit dem Wissen über den Gesundheitszustand, die Medikation, Behandlung und Komplikationen, die Handhabung der Aktivitäten des täglichen Lebens und zwischenmenschlicher Kommunikation zusammenhängen, wurden identifiziert (Bubela et al. 1989, Casey/O'Connell/Price 1984, Derdiarian 1986). In einer Studie wurde bemerkt, dass bei Teilnehmern, die jünger waren, männlichen Geschlechts und die über eine höhere Schulbildung verfügten, ein größerer Wunsch nach Informationen bestand. (Dodge 1969). Andere Studien konnten jedoch keinen eindeutigen Bezug zwischen persönlichkeits- oder krankheitsspezifischen Variablen und den Informationsbedürfnissen von Patienten herstellen (Derdiarian 1986, Lauer/Murphy/Powers 1982).

Ein Faktor, der die Informationsbedürfnisse des Patienten möglicherweise beeinflusst, ist die Frage, wie der Patient den Einfluss der Erkrankung auf sein Leben empfindet. Es erscheint logisch, dass eine Person mit zunehmenden Auswirkungen einer Krankheit mehr Information sucht, um dadurch zu versuchen, die negativen Auswirkungen, die die Erkrankung auf das Leben hat, zu kontrollieren.

Es gibt jedoch zur Zeit nur sehr begrenzte empirische Unterstützung für Voraussagen über die Art des Verhältnisses ausgewählter Variablen zu dem empfundenen Wunsch nach mehr Wissen zum Zeitpunkt einer Krankenhausentlassung. Daher wurden in der Studie Variablen untersucht, die möglicherweise mit den Informationsbedürfnissen vor einer Krankenhausentlassung zusammenhängen. Die untersuchten Variablen enthielten: (a) soziodemographische Daten zu Geschlecht, Alter, Familienstand, Lebensbedingungen und schulischem Hintergrund und (b) krankheitsbezogene Faktoren wie zum Beispiel Art der Erkrankung, Dauer des Krankenhausaufenthaltes, Neben- und Begleiterkrankungen, Anzahl der Medikamente und Ansichten über den Einfluss der Erkrankung auf das Leben.

Methode

Setting

Die Studie wurde in einem Universitätskrankenhaus mit 1200 Betten im Einzugsgebiet einer Großstadt durchgeführt. Die Untersuchungsgruppe <sample> bestand aus 301 erwachsenen internistischen und chirurgischen Patienten, deren Entlassung aus der Akutversorgung nach Hause innerhalb der kommenden 72 Stunden bevorstand. Bevor sie auf eine Teilnahme an der Studie angesprochen wurden, mussten sie über ihre bevorstehe Entlassung Bescheid wissen und, basierend auf einer pflegerischen Einschätzung, die Fähigkeit besitzen, an der Pflege des eigenen Gesundheitszustandes mitzuwirken. Von jedem Teilnehmer wurde eine Einwilligung eingeholt, bevor ein 45-minütiges Interview im Krankenhaus stattfand.
Jedes Interview bestand aus der Anwendung der „Lernbedürfnis-Skala für Patienten“ <Patient Learning Need Scale> (PLNS), visuell-analogen Skalen zur Messung von Einstellungen der Teilnehmer bezüglich des Einflusses der Erkrankung auf das gegenwärtige und zukünftige Leben, sowie aus strukturierten Fragen zu soziodemographischen Daten, wie zum Beispiel zum Bildungsniveau, die aus dem Krankenblatt nicht ersichtlich waren.

Instrumente

Lernbedürfnis Skala für Patienten <Patient Learning Need Scale> (PLNS)

Die empfundenen Informationsbedürfnisse zum Zeitpunkt der Krankenhausentlassung wurden auf der PLNS gemessen. Die PLNS ist eine 50 Punkte Skala zur Selbstanwendung, die sowohl eine Gesamtpunktzahl er-

gibt, als auch sieben Untergruppenergebnisse. Die Teilnehmer wurden gebeten, jeden Punkt in bezug auf seine Wichtigkeit für die eigene Gesundheitspflege zu hause einzustufen. Hierbei wurde jeder Punkt auf der Skala von 0 = trifft nicht zu bis 5 = außerordentlich wichtig eingestuft.
Der Inhalt der Untergruppen bezog sich auf das vorhandene Wissen zu Medikamenteneinnahme (Medikamente), Leitlinien für körperliche Aktivität, Ruhebedürfnis, Schlaf und Ernährung (Aktivitäten des Lebens), Verfügbarkeit von Gesundheitsdiensten in der Gemeinde (Gemeinde und Nachsorge <follow-up>); Erkenntnisse und Ausdruck von Gefühlen, die mit der Erkrankung einher gehen (Gefühle in Bezug zum Gesundheitszustand); Verständnis für den Zweck von Behandlungen sowie Wissen über und Beachtung möglicher Komplikationen (Behandlung und Komplikationen), Umgang mit Symptomen (Verbesserung der Lebensqualität) sowie Hautpflege. Die Inhalts- und Konstrukt-Validität des Instrumentes sind dokumentiert (Bubela et al. 1989). Cronbachs Alpha Reliabilität wurde für die gesamte Skala bei 0.95 festgelegt, während die Reliabilität der sechs Untergruppen von 0.88 bis 0.79 rangierte. Eine Reliabilität von 0.69 wurde für die Untergruppe Hautpflege berichtet.

Skalen über die Empfindungen über den Einfluss von Krankheit <Perception of influence of illness scales>

Ansichten über den Einfluss von Erkrankung auf das gegenwärtige und zukünftige Leben wurden mit Hilfe von zwei visuellen Analogskalen gemessen. Die Teilnehmer vermerkten ihre Ansichten über den Einfluss der Erkrankung auf das gegenwärtige Leben auf der „Visuellen Analogskala Gegenwart“ <Present Visual Analog Scale> (PVAS). Der angenommene Einfluss auf das zukünftige Leben wurde mit Hilfe der „Visuellen Analogskala Zukunft“ <Future Visual Analog Scale> (FVAS) gemessen. Beide Skalen bestehen aus 100mm-Linien mit zwei Ankerpunkten: 0 = „kein Einfluss“, 100 = „totaler Einfluss“. Die Test–Retest-Reliabilität nach 24 Stunden wurde mit 0,69 für die PVAS und 0.79 für die FVAS angegeben (Bubela et al. 1989).

Soziodemographische und krankheitsbezogene Variablen

Soziodemographische Daten wurden während des Interviews gewonnen, während Daten bezüglich der Krankheit und der Behandlung aus der Durchsicht der laufenden Krankenakte stammten.

Untersuchungsgruppe <Sample>

Die 301 Teilnehmer rangierten im Alter zwischen 18 und 80 Jahren (Mittelwert = 53.8, Standardabweichung = 18) und verbrachten zwischen 2 und 84 Tagen (Mittelwert 13,7) im Krankenhaus. Die Eigenschaften der Untersuchungsgruppe <sample> sind in Abbildung 1 beschrieben.

Ergebnisse

Die Gesamt- und die Untergruppenpunktwerte der PLNS werden aufgezeigt, darauf folgen Korrelationen und Vergleiche der Punktwerte anhand spezifischer soziodemographischer und krankheitsbezogener Variablen.

Abbildung 1: Charakteristika der Untersuchungsgruppe und Wertungen der <Patient Learning Need Scale>

Variable	n	%	PLNS Mittelwert
Geschlecht			
Weiblich	150	49,8	161
Männlich	151	51,2	149
Familienstand			
Verheiratet	176	59,5	159
Verwitwet	39	13	169
Ledig	60	19,9	148
Geschieden	16	5,3	139
Andere	10	3,3	148
Schulbesuch in Jahren			
6 – 10	47	15,6	165
11 – 13	112	37,2	166
Hochschule <College>	142	47,2	147

Diagnose			
Gutartig	216	72	153
Bösartig	85	28	167
Fachbereich im Krankenhaus			
Innere Medizin	128	42,5	164
Chirurgie	173	57,5	149

Lernbedürfnisse der Patienten

Die Teilnehmer zeigten eine große Bandbreite von Lernbedürfnissen zum Zeitpunkt der Krankenhausentlassung. Der mittlere totale Punktwert betrug 157 (Standardabweichung =50.1), bei einem möglichen Gesamtwert von 250. Die Punktwerte der Untergruppen der PLNS werden in Abbildung 2 dargestellt.

Soziodemographische Variablen

Alter

Basierend auf dem Pearson Produkt-Moment-Koeffizienten gab es keinen statistisch signifikanten Zusammenhang zwischen dem Alter und der Gesamtpunktzahl der PLNS. Ebensowenig existierte ein statistisch signifikanter Zusammenhang zwischen dem Alter und sechs verschiedenen Untergruppen. Das Kriterium Alter zeigte jedoch eine signifikante positive Korrelation (r=0.19, P <0.001) mit der Untergruppe „Gemeinde und Follow up“. Daraus folgt, dass mit zunehmendem Alter die Bedeutung von Informationen über gemeindenahe Möglichkeiten zunahm.

Abbildung 2: Gesamt – und Teilbewertungen der <Patient Learning Need Scale>

Bewertungen	Zahl der <Items>	Mittelwert	Standardabweichung	Streuung	n
Gesamtwert	50	157	50,1	27 – 247	254
Medikamente	7	25	9,7	0 – 35	290
Aktivitäten des Lebens	9	28	10,8	0 – 45	292
Gemeinde/<Follow up>	7	16	10,1	0 – 35	291
Gefühle	5	13	6,9	0 – 25	293
Behandlung/ Komplikationen	9	33	9,9	0 – 45	291
Lebensqualität	8	26	9,7	0 – 40	288
Hautpflege	5	12	6,7	0 – 25	298

Geschlecht

Die mittlere erreichte Punktzahl der gesamten PLNS war bei den weiblichen Befragten signifikant größer (t =2,09, P <0,05). Die Untergruppen „Aktivitäten des Lebens“ und „Verbesserung der Lebensqualität“ trugen zum höheren Gesamtergebnis der mittleren Gesamtpunktzahl der weiblichen Befragten bei.

Bildungsniveau

Die einfache Varianzanalyse der Antworten aller Befragten hinsichtlich des Bildungsniveaus zeigte, dass es einen signifikanten Angleichungseffekt der erreichten PLNS Gesamtzahl gab (F (2,254) =4.4, P<0,01). Die Quelle der signifikanten Ergebnisse wurde durch den Duncan-Test <Duncans Multiple Range Test> weiter erforscht. Dessen Ergebnisse zeigten, dass die Lernbedürfnisse der Befragten mit mittlerem und niedrigerem Bildungsniveau sich statistisch betrachtet nicht unterscheiden. Es gab jedoch Unterschiede zwischen den Befragten mit mittlerem Bildungsniveau gegenüber Teilnehmern mit hohem Bildungsniveau, die Universitäten oder Hochschulen besucht hatten. Letztere äußerten signifikant größere Lernbedürfnisse als die Befragten mit einem Bildungsniveau unterhalb der Hochschule.

Familienstand und Lebensbedingungen

Die Auswirkung des Familienstandes und der Lebensbedingungen auf die Gesamtzahl der PLNS wurde mittels Varianzanalyse untersucht. Keiner dieser Variablen konnte jedoch ein statistisch signifikanter Unterschied in der Gesamtzahl der PLNS zugeordnet werden.

Krankheitsbedingte Variablen

Dauer des Krankenhausaufenthaltes

Die Dauer des Krankenhausaufenthaltes wurde als ein indirektes Maß für die von den Testpersonen empfundene Ernsthaftigkeit der Erkrankung genutzt. Eine signifikante positive Korrelation bestand zwischen der Anzahl der im Krankenhaus verbrachten Tage und der Gesamtzahl der PLNS (r=0,19; P<0,001) sowie der Punktzahl auf vier Untergruppenskalen (Abbildung 3).

Nebenerkrankungen und Medikamente

Es gab keine statistisch signifikante Korrelation zwischen der Anzahl der Neben- und Begleiterkrankungen und der Gesamtzahl der PLNS. Es wurden jedoch positive Korrelationen zwischen der Anzahl der eingenommenen Medikamente und der Gesamtzahl der PLNS Punkte (r=0,22, P<0.001) sowie der Punktzahl auf fünf Untergruppenskalen ermittelt (Abbildung 3).

Art der Erkrankung

Es konnten keine signifikanten Unterschiede zwischen der erreichten PLNS Zahl von Personen mit akuter Erkrankung zu derjenigen von Personen mit chronischer Erkrankung festgestellt werden. Ebenso konnte kein Zusammenhang zwischen der Zeitdauer seit Diagnosestellung und der PLNS Gesamt- oder Untergruppenzahl erkannt werden.
Die PLNS Gesamtpunktzahl von internistischen Teilnehmern war größer (t=2,63; P<0,01) als jene von chirurgischen Patienten. Allerdings waren sowohl die Verweildauer im Krankenhaus (t=6,8; PP<0,001) als auch die Anzahl der bei der Entlassung verordneten Medikamente (t=3,5; P<0,01) bei den Befragten der internistischen Abteilungen höher. Höhere Verweildauern und mehr Medikamente standen in positivem Zusammenhang mit höheren PLNS-Gesamtergebnissen. Als die Gesamtpunktzahl der internisti-

schen und der chirurgischen Untersuchungsteilnehmer jedoch einer Kontrolle der Wirkungen der beiden Variablen unterzogen wurde, erwiesen sich die PLNS Ergebnisse nicht als unterschiedlich. Daraus ergab sich, dass nicht die Fachdisziplin die Bedeutung der Informationsbedürfnisse veränderte, sondern vielmehr Behandlungsschemata mit einer höheren Anzahl von Medikamenten und längeren Verweildauern im Krankenhaus.
Beim Vergleich der PLNS Gesamtergebnisse von Teilnehmern mit gutartigen Diagnosen mit denen von Patienten mit Krebsdiagnosen ergaben sich bei letzteren eine höhere PLNS Gesamtpunktzahl (t=2,06; P<0,05) sowie höhere Untergruppenergebnisse für „Aktivitäten des Lebens" (t=1,97; P<0,05), „Gemeinde und Follow up" (t=2,81; P <0,01) und „Gefühl in Bezug zum Gesundheitszustand" (t=4,72; P<0,000).

Empfindungen zum Einfluss der Erkrankung

Die Empfindungen zum gegenwärtigen Einfluss der Erkrankung (PVAS) streuten zwischen 0 und 100 (n=299). Der Mittelwert betrug 67 mit einer Standardabweichung von 32. Die Empfindungen zum zukünftigen Einfluss der Erkrankung (FVAS) streuten zwischen 0 und 99 (n= 294). Der Mittelwert erreichte 59,6 mit einer Standardabweichung von 66. Es wurde angenommen, dass die Bedeutung von Informationen zum Zeitpunkt der Entlassung um so höher eingeschätzt wird, je höher der zukünftige Einfluss der Erkrankung empfunden wurde. Diese Vermutung wurde durch die hier untersuchte Gruppe unterstützt (Abbildung 3).

DISKUSSION

Die Patienten, die sich auf ihre Rückkehr nach Hause vorbereiteten, brachten eine große Bandbreite von Informationsbedürfnissen hinsichtlich der Wiederaufnahme von Verhaltensweisen sowie kognitiven und entscheidungsbezogenen Aufgaben bezüglich ihres Gesundheitsverhaltens zum Ausdruck. Die Informationsbedürfnisse konnten nicht mit Alter, Familienstand, Lebensbedingungen oder Neben- und Begleiterkrankungen in Verbindung gebracht werden, sie wurden jedoch durch das Geschlecht, das Bildungsniveau, die Anzahl der verordneten Medikamente, den Krankheitstyp und die individuellen Empfindungen über den Einfluss, den die Erkrankung auf das alltägliche Leben haben würde, beeinflusst.

Abbildung 3: Korrelation zwischen Bewertungen des Lernbedarfs von Patienten und krankheitsbezogenen Variablen

Skala	Koeffizienten Anzahl medizinischer Probleme	Anzahl von Medikamenten bei Entlassung	Aufenthaltsdauer im Krankenhaus	PVAS	FVAS
Gesamtwertung	0,13	0,22**	0,19**	0,16*	0,18**
Medikamente	0,16*	0,27**	0,16*	0,11	0,11
Aktivitäten des Lebens	0,04	0,12	0,20**	0,07	0,09
Gemeinde/<Follow up>	0,18*	0,22**	0,23**	0,11	0,19**
Gefühle	0,12	0,20**	0,13	0,15*	0,18*
Behandlung/Komplikationen	0,04	0,07	0,05	0,14*	0,14*
Lebensqualität	0,09	0,17*	0,17*	0,26**	0,21**
Hautpflege	0,13	0,18*	0,1	0,06	0,09

* = P<0,01; ** = P<0,001.

Einfluss von Alter, Geschlecht und Bildungsniveau

Obwohl ältere Patienten Kenntnissen über häusliche Versorgung und Nachsorge <Follow up> eine hohe Bedeutung zumaßen, konnte das Lebensalter mit anderen Untergruppen oder dem PLNS -Gesamtergebnis nicht in Verbindung gebracht werden. Das Fehlen von signifikanten Zusammenhängen ist von besonderem Interesse, da es in der Literatur Hinweise darauf gibt, dass mit höherem Alter die Informationsbedürfnisse während eines Krankenhausaufenthaltes abnehmen (Dodge 1969). Es könnte jedoch sein, dass Personen, gleich welchen Alters, die gleiche Menge an Informationsbedürfnissen für sich erkennen, wenn sie wieder Verantwortung für ihr Wohlbefinden tragen. Dieses Ergebnis findet sich auch in klinischen Aufzeichnungen wieder, in denen die Anzahl und die Bedeutung der Informationsbedürfnisse bei Entlassung in allen Altersgruppen gleich sind.

Frauen berichteten zum Zeitpunkt der Entlassung über größeren Informationsbedarf als Männer. Eine Untersuchung der Hintergrundcharakteristika der Männer und Frauen zeigte, dass es zwischen diesen beiden Gruppen keinen statistisch signifikanten Unterschied in Bezug auf Alter, Familienstand und Erkrankungstyp gab. Die aufgezeigten Unterschiede könnten der Rollenerwartung und dem Verhalten zugeschrieben werden. Die höheren Wertungen bei den Frauen in den Untergruppen „Aktivitäten des Lebens“ und „Verbesserung der Lebensqualität“ könnten die weibliche Rolle als „Gesundheitsschützerin“ widerspiegeln (Dodge 1969). Allerdings sollte ein Erklärungsversuch der Geschlechtsunterschiede nur mit Vorsicht unternommen werden, da die klinische Signifikanz eines Unterschieds von 0,05 eher unsicher ist.

Das Bildungsniveau könnte die Art und Weise beeinflussen, in der die Krankheitserfahrung empfunden wird und wirkte sich auf den Grad der Bedeutung der Lernbedürfnisse zum Zeitpunkt der Entlassung aus. Die Befragten, die keine Universität oder eine Hochschule <College> besucht hatten, wünschten sich mehr Informationen als jene Teilnehmer, die über eine höhere Bildung verfügten. Patienten mit einer Hochschulbildung könnten es leichter haben, Informationen in einer Krankenhausumgebung zu suchen und sie erhalten daher mehr Antworten auf ihre Fragen als Personen mit geringerer Bildung. Es könnte jedoch auch sein, dass in allen Patientengruppen der gleiche Bedarf nach Informationen zu finden ist, aber die Klarheit der Verständigung unter Umständen für Personen mit niedrigerem Bildungsniveau nicht ausreicht, das Informationsmaterial aufzunehmen. Das Gesundheitspersonal sollte die Tatsache im Auge behalten, dass Personen mit niedrigerem Bildungsniveau mehr Hilfe benötigen, um Informationen korrekt zu verarbeiten.

Krankheitsbezogene Variablen

Das Ergebnis, dass Patienten mit längeren Krankenhausverweildauern größere Informationsbedürfnisse bezüglich der Krankenhausentlassung haben, stimmt mit den Problemen, die hinsichtlich der Entlassungsplanung für Patienten nach längeren Krankenhausaufenthalten auftreten, überein (Morrow-Howell/Proctor 1988). Oberflächlich betrachtet steht der Zusammenhang zwischen einer längeren Krankenhausverweildauer und dem Wunsch nach mehr Information zum Zeitpunkt der Entlassung in Widerspruch zu der Annahme, dass Patienten mit kürzeren Verweildauern ein größeres Informationsbedürfnis haben. Da heute jedoch alle Patienten früher entlassen werden als dies noch vor zehn Jahren der Fall war, müssen dem Patienten Informationen in einem kürzeren Zeitraum zur Verfügung gestellt werden. Es gibt unterschiedliche Gründe für den Anstieg der Informationsbedürfnisse nach einem längeren Krankenhausaufenthalt. Langzeitpatienten könnten unter einer größeren Anzahl von Gesundheitsproblemen leiden und deshalb mehr Fragen zur Selbstpflege haben. Während eines längeren Krankenhausaufenthaltes können Abhängigkeiten vom Gesundheitspersonal entstehen. Es können daher viele Fragen auftreten, wenn diese Patienten ihre Unabhängigkeit wieder aufnehmen wollen.

Erfahrungswerte, die mit einer Erkrankung zusammenhängen, können den Bedarf an Informationen beeinflussen. Je länger eine Person im Krankenhaus bleibt und mit bestimmten Einschränkungen lebt, desto größer wird die Wahrscheinlichkeit, sich mit diesen Einschränkungen zu arrangieren. Es könnte argumentiert werden, dass die Patienten, die früher entlassen werden, nicht diese lange Zeit zur Verfügung haben, um ihre Einschränkungen zu erfahren und deshalb noch nicht so viele Fragen oder Bedenken haben, wie sie zu einem späteren Zeitpunkt hätten. Die Zeitdauer seit Diagnosestellung hatte jedoch keinen Einfluss auf die Lernbedürfnisse, so dass es möglich sein könnte, dass die Patienten, die früher entlassen werden, zwar über ein Bewusstsein der Akutsituation verfügen, wobei ihnen jedoch die kognitive Energie fehlt, Fragen zu stellen oder die gegebenen Informationen tatsächlich zu verarbeiten. Wenn Erfahrungswerte oder kognitive Energie Faktoren sind, die Bedenken hervorrufen, sollten die Patienten, die früh entlassen werden, Zugang zu gemeindenahen Möglichkeiten haben, Informationen über ihr Gesundheitsproblem zu erhalten.

Die Informationsbedürfnisse vergrößerten sich mit der Anzahl der verordneten Medikamente zum Zeitpunkt der Entlassung. Dieses Ergebnis ist nicht unerwartet, wenn man die Komplexität der verordneten medikamentösen Therapien, die vielfältigen Nebenwirkungen und Kontraindikationen in Betracht zieht. Die eingenommenen Medikamente könnten die mentale Verarbeitung der Information oder die Fähigkeit, Informationen zu behalten, behindern. Hinzu kommt, dass die Anzahl der Medikamente ein indirekter Indikator für die Ernsthaftigkeit des Problems sein kann, dem eine Person gegenübersteht.

Eine Krebsdiagnose wird oftmals als lebensbedrohlich empfunden und wirft zahlreiche Fragen bezüglich der Versorgung nach einer Krankenhausentlassung auf (Oberst & James 1985). Das Ergebnis der Studie unterstützt

die Annahme, dass eine Krebsdiagnose die Lernbedürfnisse bei der Entlassung verstärkt. Das PLNS-Gesamtergebnis der Patientengruppe mit bösartigen Erkrankungen war verglichen mit dem der Teilnehmer mit gutartigen Diagnosen größer, und es war nicht überraschend, dass die Dimensionen „Gefühle in Bezug zum Gesundheitszustand" und „Gemeinde und Nachsorge <Follow up>" die Hauptfaktoren darstellten, die zu diesem Ergebnis beitrugen. Es wurde festgestellt dass die Patienten tatsächlich Informationen über ihre Diagnose, den Behandlungsplan und ihre Selbstpflege nach der Entlassung haben wollen (Edwardson 1988).
Die Wichtigkeit, Informationen zu erhalten, verstärkte sich, sobald der empfundene Einfluss der Erkrankung auf das Leben größer wurde. Die Erkenntnis, dass das Empfinden des Einflusses der Erkrankung auf das Leben die Informationsbedürfnisse zum Zeitpunkt der Entlassung beeinflusste, unterstreicht die Notwendigkeit, die Erfahrungen der Einzelnen aus ihrer Perspektive zu untersuchen.

Bedeutung für Praxis und Forschung

Die Ergebnisse dieser Studie zeigen, dass die Patienten, die sich nach einer akuten Krankenhausbehandlung ihrer Entlassung nähern, zahlreiche Informationsbedürfnisse hinsichtlich der Wiederaufnahme ihrer eigenen Gesundheitspflege haben. Die Pflegenden in Krankenhäusern können dazu beitragen, die Wiederaufnahme der Selbstpflege durch den Patienten in der Frühphase nach der Krankenhausentlassung zu unterstützen, indem die in Abbildung 4 aufgezeigten Vorschläge umgesetzt werden.
Zukünftige Forschungsvorhaben, die sich mit Informationsbedürfnissen von Patienten befassen, könnten sich mit einer Anzahl von Themen beschäftigen. Das Instrument, das in dieser Studie benutzt wurde, konnte die Bedeutung der Informationsbedürfnisse messen, unterschied jedoch nicht nach Tiefe und Breite der erforderlichen Antwort. Die Anzahl der Fragen und ihre Bedeutung könnte hilfreich sein, die Informationserwartungen von Patienten zu erforschen, die Komplexität der Befragung muss dabei jedoch ebenso bedacht werden.
Die Verfügbarkeit und der Typus der Patientenunterweisung in einer ausgewählten Umgebung sollten bei der Einschätzung der Informationsbedürfnisse zum Zeitpunkt der Entlassung in Betracht gezogen werden. Darüber hinaus sollten die Informationswünsche bestimmter Populationen erforscht werden. Forscher sollten auch die Familien als eine weitere Infor-

Abbildung 4: Implikationen für die Praxis

(1) Ein größerer Informationsbedarf zur Entlassung kann bei Patienten auftreten, die

- weiblich sind,
- ein niedriges oder mittleres Bildungsniveau haben,
- mit einem umfangreichen Medikationsplan entlassen werden.

(2) Bei Schulungsmaßnahmen während des Krankenhausaufenthaltes sollte Folgendes bedacht werden:

- den Bedarf erkennen und den Patienten frühzeitig Zugang zu Informationsmaterial oder Fachpersonal vermitteln,
- Broschüren, Videos und ähnliches Material zur Entlassungsschulung entwickeln.

(3) Die Kontinuität der Patientenschulung nach der Entlassung kann verbessert werden durch

- Kontaktaufnahme mit ambulanten Gesundheitseinrichtungen oder Unterstützungsgruppen.
- Damit einhergehend, Berichterstattung darüber, welche Informationen bereits gegeben wurden sowie Vorschläge für die Zukunft.

mationsquelle, die in der Vorbereitung auf die Entlassung wichtig ist, befragen. Da sich der erwünschte Informationstypus im Laufe der Zeit wahrscheinlich verändern wird, besteht die Notwendigkeit, die Informationsbedürfnisse von Patienten in bestimmten Zeitintervallen nach der Entlassung zu untersuchen.

ZUSAMMENFASSUNG

Die nordamerikanische Gesundheitsversorgung bewegt sich auf ein Modell der vermehrten Hauspflege während einer Erkrankung, kürzerer Krankenhausaufenthalte und weniger professionell Pflegender zu. Budgetbeschränkungen, Pflegenotstand und ein Verbraucherbewusstsein unterstreichen das Bedürfnis, jene Ressourcen zu stärken, die Unabhängigkeit in der Gesundheitsfürsorge unterstützen. Im Hinblick auf das zunehmende Alter und die wachsende Schwere der Erkrankungen von Krankenhauspopulationen sollten die Informationsbedürfnisse bezüglich der Entlassung für alle Patiententypen untersucht werden.

Um die Rückkehr des Patienten in eine eigenverantwortliche Selbstpflege zu ermöglichen, müssen die professionellen Gesundheitsdienste die Lernbedürfnisse von Patienten erkennen und berücksichtigen. Während einer Krankheitsphase, die einen Krankenhausaufenthalt erfordert, mögen Individuen zwar von Pflegenden abhängig sein, werden in der Phase des Übergangs vom Krankenhaus in die häusliche Umgebung jedoch bemüht sein, die eigene Kontrolle über ihr Leben zurückzugewinnen. Indikatoren, die helfen können, solche Patienten zu identifizieren, die anlässich ihrer Entlassung einen verstärkten Zugang zu Informationen benötigen, sind u.a. weibliches Geschlecht, Krebsdiagnose, längerer Krankenhausaufenthalt, Anzahl der Medikamente und der erwartete Einfluss der Erkrankung auf den Alltag. Studien mit speziellen Patientenpopulationen können weitere Hinweise auf effektive Maßnahmen vor und nach der Entlassung liefern, um dem Wunsch des Patienten nach Information nachzukommen, die ihm helfen, seine eigene Gesundheitsfürsorge angemessen wieder aufzunehmen.

LITERATUR

Bille D.A. (1977) A study of patients' knowledge in relation to teaching format and compliance. Supervisor Nurse 8, 5-62.

Given B., Given C.W. und Simoni L.E. (1972) Relationships of processes of care to patient outcomes.Nurs Res 28, 85-93.

Hentinen M. (1986) Teaching and adaptation of patients with myocardial infraction. int J Nurs Stud 23, 125- 138.

Redman B.K. (1985) New areas of theory development and practice in patient education. J Adv Nurs 10, 425- 428.

Baden C.A. (1982) Teaching the coronary patient and his family. Nurs Clin N Am 7, 563-571.

Blumberg B.D., Kearns P., Lewis M.J. (1983) Adult cancer patient education: an overview. J Psychol Oncol 1, 19-39.

Averill J.R. (1973) Personal control over adverse stimuli and its relationship to stress. Psychol Bull 80, 256-303.

Edwardson S.R. (1988) Outcome of coronary care in the acute care setting. Res Nurs Health 11, 215-222.

Oberst M.T. und James R.H. (1985) Going home: patient and spouse adjustment following cancer surgery. Top Clin Nurs 7, 45-57

Bubela N., Galloway S., McCay E., McKibbon A., Nagle L., Pringle D., Ross E., Shamian J. (1989) Perceptions of learning needs to prepare for discharge home: development and testing of a measure. Report submitted to Department of Nursing, Sunnybrook Medical Centre, Canada.

Casey E., O'Connell J.K., Price J.H. (1984) Perceptions of educational needs for patients after myocardialinfarction. Patient Educ Couns 6, 77-82.

Derdiarian A.K. (1986) Informational needs of recently diagnosed cancer patients. Nurs Res 35, 276-281.

Dodge J.S. (1969) Factors related to patients' perceptions of their cognitive needs. Nurs Res 18, 502-513.

Lauer P., Murphy S.P., Powers M.J. (1982) Learning needs of cancer patients: a comparison of nurse and patient perceptions. Nurs Res 31, 11-16.

Morrow-Howell N und Proctor E (1988) Evaluating discharge planning. Discharge Planning Update 8, 17-20.

Lernbedürfnisse in der Rehabilitation: Wahrnehmungen von Patienten und Angehörigen*

Marianne McLennan, Gina Starko Anderson, Kerrie Pain

Einleitung

Der Druck auf die Gesundheitsversorgung „kunden“ oder „klienten“ -orientiert, ergebnisorientiert und wirtschaftlich zu sein, erfordert von den Mitarbeitern des Gesundheitswesens die Erörterung der Frage, welche Dienstleistungen angeboten werden sollten, und wie diese zu erbringen seien. Eine kürzere Verweildauer im Krankenhaus und ambulante Behandlungen haben mehr Pflege in die Gemeinden verlagert, wo Personen und ihre Angehörigen zunehmend gefordert sind, selbst die Verantwortung für ihre Gesundheit zu übernehmen und zu lernen, ihre Bedürfnisse selbst zu handhaben. Daher ist es wichtig, dass Schulungsstrategien, die zur Selbstpflege befähigen sollen, sich auf genau definierte Patienten- und Angehörigenbedürfnisse konzentrieren.

Literaturübersicht

Obwohl die Schulung von Patienten und Angehörigen ein anerkannter und zu erwartender Bestandteil einer guten Rehabilitationspraxis ist, wurde der spezifische Schulungsbedarf von Menschen, die Rehabilitationsmaßnahmen erhalten, nur wenig erforscht. Die Inhalte der meisten Schulungsprogramme wurden von Fachkräften auf der Grundlage ihrer eigenen Vorstellungen darüber, was Patienten und ihre Familien wissen sollten oder möchten, entwickelt und nicht auf der Grundlage objektiver Daten, die über den erwachsenen Lernenden selbst ermittelt wurden. Der theoretische Rahmen dieser Untersuchung basiert auf Knowles' Annahmen über die Natur des Lernprozesses von Erwachsenen. Diese besagen, dass Erwachsene in der Lage sind, ihre eigenen Lernbedürfnisse zu erkennen, bzw. dass sie zum

* Aus: Patient Education and Counseling, 1996; übersetzt von Elke Streit und Renate Hoffmann

Lernen motiviert sind, wenn sie den Lerninhalt als wichtig erachten (1-6). Das Verstehen der Fragen und Anliegen von Patienten und Angehörigen während der frühen Rehabilitation kann sicherstellen, dass angebotene Informationen für den Lernenden relevant sind.
Erst seit wenigen Jahren richtet die in der Gesundheitsliteratur veröffentlichte Forschung den Blick auf Patienten als aktive Partner in ihren Lernprozessen. Die Bedeutung der Erforschung spezifischer Schulungsbedürfnisse unterschiedlicher diagnostischer Gruppen (7-9) und eine Unterscheidung zwischen den Informationsbedürfnissen von Patienten und denen ihrer Familienangehörigen (10) werden zunehmend betont. Darüber hinaus behaupten Forscher, dass sich Lernbedürfnisse mit der Zeit wahrscheinlich verändern und empfehlen, dass die Erfassung von Lernbedürfnissen nach der Entlassung in zukünftige Forschungen einbezogen werden soll (9). Einige Studien, hauptsächlich mit kardiologischen Patienten, erforschen nun Lernbedürfnisse im Anschluss an einen Krankenhausaufenthalt (10-15).

METHODE

Design

In dieser Studie wurde geplant, Informationen über den Lernbedarf erwachsener Patienten und ihrer Familien/Freunde sowohl während des Krankenhausaufenthaltes als auch nach der Entlassung zu sammeln. Die Daten wurden innerhalb von 2 Wochen nach der Klinikaufnahme erhoben und dann wieder 6 Wochen oder später nach Entlassung. Die Forschungsfragen der Studie waren:

- Was identifizieren erwachsene stationäre Rehabilitations-Patienten und ihre Familienangehörigen als ihre Lernbedürfnisse?
- Verändern sich die Lernbedürfnisse von Patienten und Familienangehörigen nach der Entlassung?

Instrument

Die Daten wurden über selbständig auszufüllende Fragebögen erhoben. Die Patienten, die nicht in der Lage waren, die Fragebögen selbst auszufüllen (42%), erhielten Unterstützung durch ein Mitglied des Untersuchungsteams oder durch ein Familienmitglied. Die Fragebögen wurden auf der Grundlage von Beiträgen von Patienten- und Familienzielgruppen <focus groups>, durch Befragung von Fachkräften und aus einer Untersuchung der Inhalte bestehender Schulungsprogramme entwickelt. Die Teilnehmer wurden aufgefordert, 39 Themenbereiche <topics> zu bewerten. Zunächst sollten sie die Bedeutung von Informationen auf einer Vier-Punkte-Skala einordnen, wobei 4 „sehr wichtig" entsprach. Dann schätzten sie ihren Informationsbedarf ein, wobei 4 für „viel Lernen erforderlich" stand. Der Fragebogen zur Nachuntersuchung <follow-up questionnaire> enthielt dieselben Themenbereiche. Die Formulierungen waren jeweils leicht verändert, um sie der Patienten- oder Familienperspektive, bzw. dem stationären oder nachstationären Status anzupassen. Eine Frage, die das Rehabilitationsteam der Klinik betraf, entfiel in der Nachuntersuchung, da sie hier nicht mehr angemessen war. Zwei offene Fragen luden zu zusätzlichen Kommentaren ein. Vor der eigentlichen Datenerhebung wurde mit einer Gruppe von Patienten, deren Angehörigen und Fachkräften ein Pre-Test durchgeführt.

Teilnehmer

Die Studie wurde in einer großen Rehabilitationsklinik der stationären und ambulanten Versorgung von Kindern und Erwachsenen durchgeführt. In 208 Betten werden jährlich circa 1500 Erwachsene mit einer durchschnittlichen stationären Verweildauer von knapp 30 Tagen versorgt. Die Mehrzahl der Patienten wird zur Rehabilitation aus Akutkrankenhäusern verlegt, und die meisten kehren nach ihrer Entlassung in ein gemeindenahes Umfeld <community settings> zurück.

Die Teilnehmer waren erwachsene Patienten, die für eines der folgenden Rehabilitationsprogramme aufgenommen worden waren: Orthopädie, Schlaganfall, Hirnverletzung, Amputation, Rückenmarksverletzung, Neurologie, Polyarthritis. Alle aufgenommenen Erwachsenen, die Englisch lesen und/ oder verstehen konnten, die keinen gerichtlich bestellten Betreuer hatten und für die kein Betreuungsverfahren lief, wurden zur Teilnahme eingeladen. Ein schneller Rücklauf der Fragebögen war nötig, um frühe Meinungen stationärer Patienten zu erfassen. Deshalb wurden Fragebogen, die später als zwei Wochen nach Aufnahme zurückgegeben wurden, von der Untersuchung ausgeschlossen. Von den 152 Patienten, die zustimmten, erfüllten 103 Fragebögen (68%) die Voraussetzung der Rückgabe innerhalb von zwei Wochen nach stationärer Aufnahme. Die Teilnehmer wurden gebeten ein Fami-

lienmitglied oder einen Freund zu benennen, der wiederum um Teilnahme gebeten wurde. Obwohl einige Freunde teilnahmen, bestand die Mehrzahl der Teilnehmer aus direkten Verwandten. Im weiteren Verlauf des Artikels wird diese Gruppe „Angehörige" genannt. Von den 87 Angehörigen, die der Teilnahme zustimmten, gaben 54 (62%) den stationären Fragebogen innerhalb der Zwei-Wochen-Frist zurück.
Abbildung 1 zeigt eine Beschreibung der Patientengruppe. Die Untersuchungspopulation bestand im wesentlichen aus älteren, verheirateten und berenteten Personen und fast zu gleichen Anteilen aus Männern und Frauen. Die Merkmale der Untersuchungspopulation waren repräsentativ für die Gruppe der Erwachsenen, die während dieses Zeitraums in die Klinik aufgenommen wurden.

Abbildung 1: Patientenvariablen

Patient	%		%
Geschlecht		Alter	
Weiblich	53	<24	7
Männlich	47	24-49	23
Beschäftigung		50-64	26
Berentet	48	65-79	34
Berufstätig (Vollzeit)	16	>79	10
Berufstätig (Teilzeit)	2	Familienstand	
Hausfrau	10	Verheiratet	50
Student	4	Ledig	23
Arbeitslos	15	Verwitwet	17
Keine Angaben	5	Geschieden	9
		Keine Angaben	1

In der Nachuntersuchung wurden 75 Patientenfragebögen (73%) und 31 Angehörigenbögen (57%) eingereicht. 90% der Patienten wurden in ihre Familien entlassen oder lebten selbständig in ihrer häuslichen Umgebung. Die restlichen Teilnehmer waren in ein Akutkrankenhaus zurück verlegt

(6%), bzw. in eine Pflegeeinrichtung überwiesen worden (1%) oder waren verstorben (1%).
Um die Einschätzung des Lernbedarfs auf die größtmögliche Gruppe beziehen zu können, wurden Informationen von allen Teilnehmern, die das Zwei-Wochen-Kriterium erfüllten, in die Tabellen und Vergleiche aufgenommen. Die Analysen wurden in vier Datensets durchgeführt: Patienten und Angehörige während der stationären Phase, sowie Patienten und Angehörige sechs Wochen nach Entlassung. Um die Auswirkungen des Verlusts von Teilnehmern in der Nachuntersuchung zu bestimmen, wurden demographische Variablen mit Hilfe des Chi-Quadrat-Tests oder t-Tests verglichen. Der einzige statistisch signifikante Unterschied bestand im Geschlechterverhältnis, mit einem größeren Anteil weiblicher Teilnehmer in der Nachuntersuchung.

Statistische Analyse

Um die Mittelwerte der vier Datensätze (stationäre Patienten, Angehörige, Nachuntersuchung der Patienten, Nachuntersuchung der Angehörigen) zu vergleichen, wurden für jeden Lernbedarf Varianzanalysen durchgeführt. Da dieses Verfahren eine große Zahl von Analysen beinhaltet, war die Wahrscheinlichkeit hoch, dass signifikante Unterschiede gefunden würden, die allein auf Zufälle zurückzuführen sind. Daher wurde das Bonferoni-Kriterium, dass das Signifikanzniveau durch die Anzahl der Tests teilt, zur Interpretation der Ergebnisse herangezogen. Nach diesem Kriterium wurde für die Mittelwerte ein Signifikanzniveau von <0,0013 benötigt, um als signifikant unterschiedlich zu gelten. Wenn eine Varianzanalyse sich als statistisch signifikant herausstellte, wurde eine Sheffe post-hoc Analyse durchgeführt um festzustellen, welche der individuellen Mittelwerte sich von anderen im Datensatz unterscheiden.

Ergebnisse

Die Lernbedürfnisse wurden mit Hilfe von 39 Fragen gemessen, die auf einer Vier-Punkte-Bedeutungsskala und einer Vier-Punkte-Lernbedarfsskala eingeschätzt werden sollten. Obwohl einige der 39 Themen <Items> wichtiger waren als andere, empfanden alle Teilnehmergruppen sämtliche Themen als wichtig. Diese Ergebnisse stimmen mit anderen Studien überein

(11, 13-15) und zeigen möglicherweise eine Neigung der Teilnehmer <Bias>, dass nämlich ein Thema wichtig sein muss, nur weil es aufgelistet ist. Da alle Themen als wichtig eingestuft wurden, konzentriert sich dieser Artikel auf die Einschätzungen der Lernbedürfnisse.

<Cluster>

Die 39 Themen wurden in fünf Gruppen <Cluster> zusammengefasst: medizinische, psychosoziale/emotionale, ATL/Selbstpflege, gesellschaftliche Integration <community integration> und berufliche/finanzielle Gruppe. Diese <Cluster> ähneln den Kategorien, die Forscher in anderen Studien benutzt haben (7, 16-18). Variationen der <Cluster> oder Kategorien scheinen hauptsächlich auf Unterschiede der untersuchten Patientenpopulationen zurückzugehen. Die <Cluster>-Verteilung wird in Abbildung 2 dargestellt. Signifikante Unterschiede zwischen den vier Datensätzen wurden für das medizinische, das gesellschaftliche und das ATL-<Cluster> gefunden. Die größten Bedürfnisse sowohl für die Patienten als auch für die Angehörige wurden zu beiden Untersuchungszeitpunkten im medizinischen <Cluster> gefunden. In der Reihenfolge der Bedeutung folgten die <Cluster> psychosozial/emotional, gesellschaftliche Integration, beruflich/finanziell und ATL/Selbstpflege. In allen Fällen waren die Lernbedürfnisse der Patienten und ihrer Angehörigen während des Klinikaufenthalts am höchsten. Angehörige hatten in beiden Untersuchungszeiträumen gleiche oder höhere Lernbedürfnisse als die Patienten. Die Reihenfolge der Bedürfnisse war in allen vier Untersuchungsgruppen gleich, außer in der Angehörigen-Nachuntersuchung, wo ATL/Selbstpflege höher bewertet wurde als berufliche/finanzielle Themen.

Abbildung 2: Mittelwerte der Bedürfnis-Cluster für die vier Datensätze

	Stationär		Nachuntersuchung		P
	Patient	Angehörige	Patient	Angehörige	
	n=103	n=54	n=75	n=31	
Medizinisch	3,11	3,43 [a]	2,72 [a]	2,95	0,0004
Psychosozial/ emotional	2,68	2,86	2,51	2,39	0,0793
Gesellschaft/ Integration	2,39	2,58 [a]	2,15 [a]	2,16	0,0103
Beruf/Finanzen	2,13	2,31	1,95	1,83	0,0531
ATL/ Selbstpflege	2,04 [a]	2,26 [b]	1,67 [ab]	1,95	0,0016

[a,b] bezeichnen signifikant unterschiedliche Paare in der post-hoc Analyse. Zum Beispiel gab es im Cluster ATL/Selbstpflege signifikante Unterschiede zwischen der stationären Phase und der Nachuntersuchung (a). Auch die Bewertungen der Angehörigen unterschieden sich in der stationären Phase signifikant von den Bewertungen der Patienten in der Nachuntersuchung.

Medizinisches <Cluster>

Im medizinischen <Cluster> (Abbildung 3) äußerten die Patienten hohen Lernbedarf (3,0 oder größer) zu drei Themen: Symptome erkennen, mit Veränderungen umgehen und Gesundheitsprodukte. Im selben Zeitraum äußerten Angehörige hohen Lernbedarf für die gleichen drei Themen und darüber hinaus für drei weitere Aspekte: medizinische Fachbegriffe, den Gesundheitszustand verstehen und die Behandlung/Medikation verstehen. Während der stationären Phase zeigten die Angehörigen einen signifikant höheren Informationsbedarf bezüglich des Verständnisses von Behandlung/Medikation und Schmerzbewältigung, als es die Patienten in der stationären und poststationären Phase taten. Während sich die Patienten in der Klinik befanden, äußerten die Angehörigen einen größeren Bedarf über den Umgang mit gesundheitlichen Veränderungen zu lernen, als sie selbst und die Patienten dies in der Nachuntersuchung empfanden. Ein signifikanter Unterschied im Bedürfnis, den medizinischen Zustand zu verstehen, konnte zwischen Angehörigen während des stationären Aufenthalts und Patienten in der Nachuntersuchung gefunden werden. Sowohl die Patienten als auch die Angehörigen schätzten ihren Lernbedarf im Zusammenhang mit medizinischer Terminologie und dem Wissen über Symptome während des stationären Aufenthalts höher ein, als dies die Patienten in der Nachuntersuchung taten.

Abbildung 3: Bewertung der medizinischen Themen

	Stationär		Nachuntersuchung		P
	Patient	Angehörige	Patient	Angehörige	
	n=103	n=54	n=75	n=31	
Symptome erkennen	3,17 [a]	3,24 [b]	2,51 [ab]	2,84	0,0001
Gesundheitliche Veränderungen	3,08	3,38 [ab]	2,68 [a]	2,69 [b]	0,0006
Gesundheitsprodukte	3,02	3,17	2,82	2,67	0,1133
Medizinische Fachbegriffe	2,96 [a]	3,22 [b]	2,45 [ab]	2,59	0,0003
Gesundheitszustand verstehen	2,92	3,29 [a]	2,44 [a]	2,69	0,0004
Rollen im therapeutischen Team verstehen	2,85	2,98	*	*	0,4653
Behandlung/ Medikation verstehen	2,49 [a]	3,07 [ab]	2,43 [b]	2,36	0,0051
Schmerzbewältigung	2,30 [a]	2,96 [ab]	2,03 [b]	2,71	0,0000
Gewicht zunehmen/ abnehmen	2,03	2,46	1,92	2,39	0,0410

[a,b] bezeichnen Paare, die in der post-hoc-Analyse signifikant unterschiedlich waren.

* Diese Frage erschien nicht in der Nachuntersuchung.

Psychosoziales/emotionales <Cluster>

Der Umgang mit Stress erhielt von stationären Patienten und ihren Angehörigen die höchsten Bedarfswertungen- im psychosozialen/emotionalen <Cluster> (Abbildung 4). Während stationäre Patienten in diesem <Cluster> keinen hohen Lernbedarf angaben, taten dies die Angehörigen jedoch für vier der fünf Themenbereiche <topics>. Das während der stationären Phase hohe Bedürfnis der Angehörigen, Verbesserungen erkennen zu können, sank in der Nachuntersuchung signifikant.

Abbildung 4: Bewertung des Bedarfs an psychosozialen/ emotionalen Themen

	Stationär		Nachuntersuchung		P
	Patient	Angehörige	Patient	Angehörige	
	n=103	n=54	n=75	n=31	
Mit Stress umgehen	2,95	3,09	2,84	2,69	0,3946
Besserung erkennen	2,82	3,00 [a]	2,57	2,27 [a]	0,0167
Weitermachen	2,76	3,02	2,67	2,68	0,3489
Verständnis von Angehörigen	2,74	3,02	2,45	2,52	0,0656
Sexualität	2,12	2,16	1,89	1,88	0,5145

[a,b] bezeichnen Paare, die in der post-hoc-Analyse signifikant unterschiedlich waren.

Gesellschafts-Integrations-<Cluster>

Der Lernbedarf der Angehörigen stationärer Patienten war in allen Fragen zur gesellschaftlichen Integration am höchsten, während der betreffende Lernbedarf der Patienten in der Nachuntersuchung meist am niedrigsten war. (Abbildung 5) Während der stationären Phase äußerten Angehörige einen signifikant höheren Informationsbedarf bezüglich Freizeitaktivitäten, Zugang zu Gebäuden und Transportmöglichkeiten, als dies Patienten in der Nachuntersuchung taten.

Abbildung 5: Bewertung des Bedarfs an Themen der gesellschaftlichen Integration

	Stationär		Nachuntersuchung		P
	Patient	Angehörige	Patient	Angehörige	
	n=103	n=54	n=75	n=31	
Dienstleistungen nach Entlassung	2,92	2,91	2,59	2,75	0,2730
verfügbare Dienstleistungen	2,82	3,04	2,55	2,39	0,0341
Zukunftsplanung	2,74	2,90	2,54	2,70	0,4520
Lobby für Leistungen	2,67	2,79	2,32	2,38	0,1254
Freizeitaktivitäten	2,54	2,74 [a]	2,16 [a]	2,44	0,0337
Hilfe organisieren	2,33	2,65	2,24	2,08	0,1306
Zugang zu Gebäuden	2,11	2,33 [ab]	1,64 [a]	1,44 [b]	0,0024
Autofahren	1,98	2,17	1,65	1,75	0,1031
In die Öffentlichkeit gehen	2,39 [a]	2,35	1,87 [a]	1,84	0,0104
Reiseplanung	1,9	2,36	1,92	1,88	0,1217
Einkaufen	1,72	1,93	1,50	1,55	0,1343

[a,b] bezeichnen Paare, die in der post-hoc-Analyse signifikant unterschiedlich waren.

Berufliches/finanzielles <Cluster>

Angehörige stationärer Patienten äußerten lediglich zu einem Thema (Versicherung/Finanzierung) innerhalb des Berufs-/Finanz-<Clusters> einen hohen Lernbedarf (Abbildung 6). Zwischen den Bewertungen von Patienten und Angehörigen konnten innerhalb dieses <Clusters> keine signifikanten Unterschiede festgestellt werden.

Abbildung 6: Bewertung des Bedarfs an beruflichen und finanziellen Themen

	Stationär		Nachuntersuchung		P
	Patient	Angehörige	Patient	Angehörige	
	n=103	n=54	n=75	n=31	
Vorbereitung für Berufstätigkeit	2,02	1,90	1,73	1,64	0,3455
Versicherung, Finanzierung	2,77	3,00	2,41	2,67	0,045
Bankgeschäfte	1,69	1,88	1,56	1,32	0,1018

ATL-/Selbstpflege-<Cluster>

Keines der Themen innerhalb des ATL-/Selbstpflege-<Clusters> erhielt von den Patienten oder den Angehörigen eine hohe Bedarfsbewertung (Abbildung 7). Von den vier Gruppen gaben Angehörige stationärer Patienten die höchsten durchschnittlichen Bewertungen in diesem <Cluster>. Ihre Ansichten über Nahrungsaufnahme und Ernährung unterschieden sich zu beiden Untersuchungszeitpunkten signifikant von denen der Patienten. Ebenso äußerten die Angehörigen während des stationären Aufenthalts höheren Informationsbedarf bezüglich Baden/Körperpflege und Transfer von einem Bett oder Stuhl als dies beide Gruppen in der Nachuntersuchung taten. Ein signifikant geringerer Bedarf konnte für die Patienten in der Nachuntersuchung gegenüber den stationären Patienten bezüglich des Gebrauchs von Gehhilfen, des Transfers in ein Auto und dem Gebrauch eines Rollstuhls festgestellt werden.

Abbildung 7: Bewertung des Bedarfs an ATL-/Selbstpflege-Themen

	Stationär		Nachuntersuchung		P
	Patient	Angehörige	Patient	Angehörige	
	n=103	n=54	n=75	n=31	
Gehen	2,55 a	2,66 b	1,66 ab	2,00	0,0000
Transfer (Auto)	2,22 a	2,42 b	1,56 ab	1,95	0,0002

	Stationär		Nachunter-suchung		P
	Patient	Angehörige	Patient	Angehörige	
	n=103	n=54	n=75	n=31	
Baden/Körperpflege	2,09	2,36 ab	1,68 a	1,55 b	0,0017
Toilettengang	2,00	2,24 a	1,52 a	1,64	0,0028
Essen/Ernährung	1,99 a	2,65 ab	1,97 b	2,09	0,0048
Kleiden	1,97	2,15	1,52	1,45	0,0031
Rollstuhl benutzen	1,93 a	2,14 b	1,43 ab	1,68	0,0031
Transfer (Bett/Stuhl)	1,92	2,41 ab	1,47 a	1,59 b	0,0000
Haushalt	1,92	2,04	1,66	1,63	0,2073
Pflege des Rollstuhls	1,87	1,96	1,41	1,67	0,0269
Kochen	1,78	1,98	1,62	1,63	0,3467

[a,b] bezeichnen Paare, die in der post-hoc-Analyse signifikant unterschiedlich waren

DISKUSSION

Während des stationären Aufenthalts äußerten sowohl die Patienten als auch die Angehörigen den höchsten Lernbedarf, insbesondere zu medizinischen, psychosozialen/emotionalen Themen und zu Fragen der gesellschaftlichen Integration. Überraschenderweise bewerteten die Angehörigen bis auf drei Fragen ihren Lernbedarf in allen Bereichen höher als die Patienten.

Sowohl für die Patienten als auch für die Angehörigen betraf die am dringendsten benötigte Information medizinische Fragestellungen. Das Verstehen des Krankheitszustands mit seinen dazugehörigen medizinischen Begriffen, Behandlungen, Medikamenten, der Umgang mit Symptomen und praktischen Gesundheitsprodukten bedeutet für sie Wissen und Fähigkeit, die für die eigene Organisation der Versorgung benötigt werden. Da viele Rehabilitationspatienten noch weiteren Bedarf an medizinischer und pflegerischer Versorgung haben, ist es nicht überraschend, dass Patienten und Angehörige in der Nachuntersuchung diese Fragestellungen immer noch als den Bereich ihres größten Lernbedarfs bezeichneten.

Die Patienten, die stationäre Rehabilitation benötigen, erfahren meist signifikante Veränderungen in ihrer Fähigkeit, tägliche Aktivitäten wie Nahrungsaufnahme, Fortbewegung, Kleiden, Körperpflege etc. zu meistern. Frührehabilitationsmaßnahmen tendieren dazu, sich auf das Wiedererlernen, die Anpassung und/oder den Gebrauch von Hilfsmitteln für diese Funktionen zu konzentrieren. Es war überraschend, dass diese Lernfelder von Patienten und Angehörigen geringer bewertet wurden als andere. Möglicherweise wurden diese Bereiche eher als Fertigkeiten, die durch Übung erworben werden, betrachtet und nicht als Lernfelder, oder es könnte sich um Bereiche handeln, die bereits ausreichend angesprochen worden sind. Dieses Ergebnis unterscheidet sich von Waters Untersuchung mit Rückenmarkverletzten, in der Patienten die persönliche Pflege als den bedeutendsten Lernbedarf bezeichneten (19). Dieser Unterschied mag auf die geringe Zahl an Teilnehmern mit Rückenmarkverletzungen in der vorliegenden Studie zurückzuführen sein (weniger als 10% der Teilnehmer).

Sowohl Patienten als auch Angehörige äußerten in der Nachuntersuchung geringeren Informationsbedarf als während der stationären Phase. Obwohl es einige signifikante Unterschiede gab, deuten die Mittelwerte der Bewertungen darauf hin, dass über den Entlassungstermin hinaus ein Lernbedarf besteht, insbesondere zu den medizinischen, psychosozialen/emotionalen und Integrations-Themen-<Clustern>.

Am überraschendsten war, dass keines der 39 Lernbedürfnisse in der Nachuntersuchung als signifikant höher eingeschätzt wurde und dass in den offenen Fragen keine neuen Bereiche benannt wurden. Es wurde erwartet, dass einige Bereiche, wie zum Beispiel Bankgeschäfte, Autofahren, Reiseplanung, Einkaufen, Haushaltsführung und Interessengruppen <lobbying> eine größere Bedeutung erhalten, wenn der Patient erst entlassen ist. Dies konnte nicht bestätigt werden. Möglicherweise wurden vor der Entlassung entsprechende Vorbereitungen getroffen, alternative Vorkehrungen für die Bewältigung dieser Aktivitäten entwickelt oder aber die Zeitspanne von sechs Wochen war nicht lang genug, um diese Bedürfnisse deutlich werden zu lassen. Dieses Ergebnis unterscheidet sich von zwei Untersuchungen im Bereich der Kardiologie, in denen sich der Lernbedarf von Patienten nach der Entlassung als höher erwies (10, 13).

Bei der Betrachtung dieser Ergebnisse sollte der Leser bedenken, dass die Daten dieser Studie in einer einzelnen Klinik während einer Zeitspanne erhoben wurden. Das Untersuchungsinstrument wurde speziell für diese Untersuchung entwickelt und da es sich um ein neues Instrument handelt, gibt es wenig Informationen über seine Validität oder Reliabilität. Da es allerdings gemeinsam mit Patienten, Angehörigen und Fachkräften entwickelt wurde, hatte es für unsere Einrichtung eine gute inhaltliche Validität. Wie in allen Studien, die Fragebögen benutzen, mögen die Ergebnisse aufgrund der eingesetzten Eigen-Erfassung <self report> begrenzt sein. Andere Einschränkungen mögen aus einem Mangel an Informationen über die Gruppe stammen, die nicht geantwortet hat (32%).

SCHLUSSFOLGERUNGEN FÜR PRAXIS UND FORSCHUNG

Patienten und Angehörige sind willens und in der Lage ihren Informationsbedarf auszudrücken. Sie als Partner in die Erfassung ihrer Lernbedürfnisse einzubeziehen kann helfen, Schulungen auf die Themen zu konzentrieren, die für sie am wichtigsten sind. Abbildung 8 gibt einen Überblick über die Folgerungen dieser Untersuchung für die Praxis.

Abbildung 8: Folgerungen für die Praxis

- Während des stationären Aufenthalts sowohl Angehörige als auch Patienten auf Schulungen ansprechen.
- Medizinische, psychosoziale/emotionale Themen und Fragen der gesellschaftlichen Integration in Schulungsprogramme der Rehabilitation einbeziehen.
- Patienten/Angehörige an Gemeindedienste und/oder Unterstützergruppen verweisen, um ihrem Lernbedarf auch nach der Entlassung entgegen zu kommen.

Die Ergebnisse dieser Studie zeigen, dass Angehörige stationärer Rehabilitationspatienten zu fast allen Themen denselben oder höheren Informationsbedarf haben wie die Patienten selbst. Traditionell konzentrieren sich Patientenschulungsprogramme auf die Vermittlung von Informationen an Patienten obwohl Angehörige manchmal einbezogen werden. Die Angehörigen haben jedoch wichtige Informationsbedürfnisse geäußert, und da sie häufig eine Schlüsselrolle für eine erfolgreiche und frühzeitige Entlassung spielen, erhalten Strategien, die ihre Bedürfnisse ansprechen, eine erhebliche Bedeutung. Es mag bereits helfen, sie einfach in bereits existierende

Programme aufzunehmen und ihnen schon vorliegende Materialien zur Verfügung zu stellen. Weitere Untersuchungen und ein besseres Verständnis ihrer Bedürfnisse und Vorlieben könnten jedoch zu innovativeren und effektiveren Antworten führen. Dieses Ergebnis wird durch Mueser mit psychiatrischen (7) und durch Newton mit kardiologischen Untersuchungspopulationen (10) unterstützt. Letzterer fand heraus, dass Ehepartner Lernbedürfnisse im allgemeinen zu einem früheren Zeitpunkt entwickeln als stationäre Patienten (10).

Obwohl in der Nachuntersuchung ein geringerer Lernbedarf festgestellt wurde als in der Untersuchung während des Krankenhausaufenthalts, geben sowohl die Patienten als auch die Angehörigen weiterhin einen Lernbedarf an. Tatsächlich findet in vielen Bereichen keine signifikante Verringerung des Bedarfs statt. Hieraus kann geschlossen werden, dass dem Lernbedarf in der Nachbehandlung oder in anderen gemeindenahen Dienstleistungen Aufmerksamkeit geschenkt werden soll. In den Worten einer Familie, „Ich habe das Gefühl, dass der Schulungsprozess kontinuierlich stattfinden sollte – auch nachdem der Patient entlassen wurde ... Ich glaube, eine kontinuierliche Information würde Familien in ihrem Genesungsprozess unterstützen." Diese Ergebnisse ähneln denen anderer Untersuchungen, die einen Bedarf an Schulungsprogrammen für ambulante Patienten nachweisen (10, 12).

Psychosoziale/emotionale Bedürfnisse erhielten die zweithöchste Bewertung sowohl von stationären Patienten und deren Angehörigen als auch in der Nachuntersuchung. Dies war ebenso ein Themenbereich, der in der Nachuntersuchung zu Kommentaren von Angehörigen führte, wie „Wie kann man einen Menschen dabei unterstützen, seinen Zustand zu akzeptieren, so dass er durch entsprechende Anpassung sein Leben weiter leben kann?" und „Warum musste sie durch ein Jahr körperlicher und seelischer Schmerzen gehen, bevor eine Diagnose gestellt wurde?" und „Ich finde es belastend, dass mein Leben davon betroffen ist – aber als Ehepartner habe ich niemanden, mit dem ich die gemeinsamen Frustrationen teilen kann." Die Tatsache, dass Lernen und emotionale Themen auch sechs Wochen nach Krankenhausentlassung noch ein Thema sind, lässt vermuten, dass mehr Unterstützung von ambulanten Diensten oder Unterstützungsgruppen benötigt wird.

Die Ergebnisse dieser Untersuchung werden Diskussionen mit Pflegeexperten in Planungskommissionen unterstützen. Jedes Programm sollte die Inhalte der existierenden Lernmedien insbesondere bezüglich medizinischer Informationen überprüfen und Strategien entwickeln, die die Bedürfnisse der Angehörigen besonders während der stationären Phase berücksichtigen sowie verbesserte Unterstützung durch Schulung in ambulanten und gemeindenahen Diensten fördern. Es wird eine Herausforderung sein flexible und kreative Wege zu finden, um den Informationsbedarf von Patienten und ihren Angehörigen zu decken.

Weitere Forschungen über Muster von Lernbedürfnissen bestimmter Patientengruppen (z.B. Rehabilitation) würden die Entwicklung von Schulungsmaterial mit breiterem Nutzen unterstützen. Zusätzlich könnten Studien, die den Informationsbedarf von Rehabilitationspatienten und deren Angehörigen vorhersagen, dazu beitragen, die begrenzten Ressourcen zu konzentrieren. Das Verständnis der veränderten Muster des Lernbedarfs von Patienten und Angehörigen über einen größeren Zeitraum könnte außerdem dabei helfen festzustellen, ob Interventionen zu bestimmten Zeitpunkten im Genesungsprozess geplant werden sollten.

ZUSAMMENFASSUNG

Schulung, als eine [Empowerment]-Strategie für Rehabilitationspatienten und ihre Angehörigen, ist ein wichtiges Mittel zur Gesundheitsförderung. Die Patienten sind zunehmend gefordert, sowohl im Krankenhaus als auch nach der Entlassung, Verantwortung für ihre eigene Versorgung zu übernehmen. Im heutigen Gesundheitswesen der begrenzten Budgets ist es wichtig, stationäre Patienten in einer Weise zu schulen, die ihre Eigenverantwortlichkeit fördert. Die Angehörigen haben während der stationären Aufnahme Lernbedürfnisse, die denen der Patienten gleichen. Einige Lernbedürfnisse beider Gruppen bestehen auch nach der Entlassung weiter.

Durch immer kürzere Verweildauer im Krankenhaus werden angemessene Vorkehrungen zur Befriedigung der Informationsbedürfnisse von Patienten und Angehörigen immer wichtiger. Kenntnisreiche und geschulte Patienten mit unterstützenden Angehörigen werden wahrscheinlich weniger Ressourcen des Gesundheitswesens in Anspruch nehmen müssen und können den Druck, unter dem das Gesundheitswesen heute steht, entlasten. Die Aufgabe wird sein effektive, kosteneffiziente Ansätze zu finden, um dem richtigen Patienten/Angehörigen die richtige Information zur rechten Zeit zu geben.

LITERATUR

Knowles M. (1973) The adult learner: A neglected species. Gulf Publishing Co., Houston.

Draves W. (1984) How to teach adults. The Learning Resources Network, Kansas.

Knox A.B. (1977) Adult development and learning. Jossey-Bass Publishers, San Francisco.

Bonner J. (1982) Systematic lesson design for adult learners. J Instr Dev 6(1), 34-42.

Rossett A. (1990) Overcoming obstacles to needs assessment. Training (March), 36-41.

Bowman B. (1988) Assessing your needs assessment. Designing and delivering cost effective training. Lakewood Publishing Inc., Minneapolis.

Mueser K.T., Bellack A.S., Wade J.H., Sayers S.L., Rosenthal C.K. (1992) An assessment of the educational needs of chronic psychiatric patients and their relatives. Br J Psychiatry 160, 674-680.

Volker D.L. (1991) Needs assessment and resource identification. Oncol Nurs Forum: 18(1), 119-123.

Bubela N., Galloway S., McCay E., McKibbon A., Nagle L., Pringle D., et al. (1990) Factors influencing patients' informational needs at time of hospital discharge. Patient Educ Couns 16, 21-28.

Newton K.M., Killien M.G. (1988) Patient and spouse learning needs during recovery from coronary artery bypass. Prog Cardiovasc Nurs: 3(2), 62-69.

Wingate S. (1990) Post-MI patients' perceptions of their learning needs. Dimens Crit Care Nurs 9(2), 112-118.

Nicklin W.M. (1986) Postdischarge concerns of the cardiac patients as presented by a telephone callback system. Heart Lung 15, 268-272.

Karlik B.A., Yarcheski A., Brown J., Wu M. (1990) Learning needs of patients with angina: an extension study. Cardiovasc Nurs: 4(2), 70-82.

Karlik B.A., Yarcheski A. (1987) Learning needs of cardiac patients: a partial replication study. Heart Lung 16:5, 544-551.

Moranville-Hunziker M., Sagehorn K., Conn V., Hagenhoff B. (1993) Patients' perceptions of learning needs during the first phase of cardiac rehabilitation following coronary artery bypass graft surgery. Rehabil Nurs Fall, 75-80.

Dilorio C., Fahertv B., Manteuffel B. (1993) Learning needs of persons with epilepsy: a comparison of perceptions of persons with epilepsy, nurses and physicians. J Neurosci Nurs 25(1), 22-29.

Bubela N., Galloway S., McCay E., Mckibbon A., Nagle L., Pringle D., et al. (1990) The patient learning needs scale: reliability and validity. J Adv Nurs 15, 1181-1187.

Hamer B.A. (1991) Health teaching needs of psychiatric inpatients. Can J Nurs Adm, June 6-10.

Waters J.D. (1987) Learning needs of spinal cord-injured patients. Rehabil Nurs 12(6), 309-312.

Schulungsbedürfnisse von Patienten: Meinungen von Pflegenden in der Onkologie und ihren Patienten*

Margaret Griffiths, Connie Leek

Pflegende in der Onkologie haben seit langem erkannt, dass eine Unterrichtung über den Verlauf der Erkrankung und ihrer Behandlung als wesentliche Interventionsstrategie in der Betreuung von Krebspatienten und deren Familien zu betrachten ist. Schulung <education> ist wichtig für Patienten, Familien, Gesundheitspersonal, Gesundheitseinrichtungen, Institutionen und die Gesellschaft. Sie ist eine pflegerische Verantwortung, die sich aus den professionellen Standards der Pflege ergibt (Fernsler und Cannon 1991). Allerdings stellt die Schulung <education> von Krebspatienten weiterhin eine große Herausforderung für professionelle Pflegende in der Onkologie dar. Es wurde vermutet, dass unterschiedliche Faktoren zu den Problemen der Pflegenden beitragen, diese professionelle Verantwortung zu erfüllen, u.a. ein Mangel an angemessenen Ressourcen und Probleme im Zugang zu relevantem Schulungsmaterial (Adams 1991).
Dieser Bericht stellt die Ergebnisse einer schriftlichen Umfrage dar, die an Mitglieder der Gesellschaft Pflegender in der Onkologie <Oncology Nursing Society> (ONS) und an deren Patienten versandt wurde. FGI Integrated Marketing in Chapel Hill, NC, eine unabhängige Firma, führte die Umfrage durch und stellte die Ergebnisse zusammen. Die Zielsetzung dieser Untersuchung war es, den Informationsbedarf von Patienten mit Krebserkrankungen zu erfassen und verfügbare Materialien <resources> zur Erfüllung dieses Bedarfs zu evaluieren. Insbesondere versuchte man in diesem Projekt, Wert, Inhalt, Form und Verfügbarkeit von derzeit gebräuchlichem Material zur Patientenschulung zu ermitteln, unbefriedigte Bedürfnisse der Pflegenden in der Onkologie und ihrer Patienten bezüglich Informationsmaterialien aufzudecken, Prioritäten zur Entwicklung von Informationsmaterial zu identifizieren, ein Portfolio an Materialien zusammenzustellen, die von den Pflegenden und den Patienten als hervorragend eingestuft wurden und exis-

* Aus: Oncology Nursing Forum 1995; übersetzt von Elke Streit und Elisabeth Drerup

tierendes Informationsmaterial herauszufiltern, das den Ansprüchen der Pflegenden in der Onkologie und ihrer Patienten nicht entspricht.

METHODE

Verfahren

Dieses Projekt kombinierte qualitative und quantitative Ansätze zur Datenerhebung, um die Zielsetzungen der Studie zu erfüllen. Zunächst wurden acht Pflegende in der Onkologie und acht Patienten mit Krebserkrankungen gebeten, Ideen für den Rahmen und die Fragen der schriftlichen Erhebung einzubringen. ONS stellte die Namen und Telefonnummern der Pflegenden, die für diese Phase des Projekts angesprochen wurden, zur Verfügung. Diese Pflegenden wurden wiederum gebeten, Namen von Patienten mit Krebserkrankungen zur Verfügung zu stellen, die einer Teilnahme bei den Patienteninterviews zustimmen würden. Das Schulungskomitee der ONS unterstützte die Entwicklung der qualitativen Gesprächsleitfäden für diese Telefoninterviews. Dieser Prozess der Informationssammlung sollte sicherstellen, dass die endgültigen Untersuchungsinstrumente die wichtigsten Themen aus der Perspektive der Pflegenden und der Patienten ansprechen würden.
ONS stellte aus seinen Mitgliederlisten 1.500 zufällig ausgewählte Namen und Adressen von Pflegenden in der Onkologie zur Verfügung, die direkte Patientenpflege als ihren Arbeitsschwerpunkt angegeben hatten (im Gegensatz zu Verwaltung, Lehre oder Forschung). Diese Pflegenden wurden gebeten, einen anonymen <confidential> Fragebogen für Pflegende auszufüllen und einen anonymen Fragebogen für Patienten an zwei ihrer Patienten auszuhändigen. Die Pflegenden erhielten ihren Fragebogen per Post, zusammen mit einem Anschreiben mit dem Briefkopf der ONS, in dem die Studie erklärt, um Zusammenarbeit gebeten und um die Verteilung weiterer Fragebogen an zwei Patienten gebeten wurde. Zusätzlich erhielten die Pflegenden die Patientenfragebögen und zwei Anschreiben für die betreffenden Patienten, in denen der Zweck der Studie erklärt und Vertraulichkeit zugesichert wurde. Ein frankierter Umschlag zum Einsenden der ausgefüllten Fragebögen lag ebenfalls bei.

Instrumente

Mitglieder des Schulungskomitees <Education Committee> arbeiteten mit Mitarbeitern des Marketingunternehmens an der Überprüfung und Überarbeitung der Entwürfe der Erhebungsinstrumente, bis diese den festgestellten Bedürfnissen und Spezifikationen entsprachen. In dieser Vorgehensweise wurden zwei Erhebungsinstrumente entwickelt – eines um den Schulungsbedarf von Patienten mit Krebserkrankungen zu erfassen und eines, mit dem die Zufriedenheit der Pflegenden in der Onkologie mit dem bereits existierenden Informationsmaterial erhoben werden sollte. Die endgültigen Entwürfe beider Instrumente wurden an einem großen akademischen Gesundheitszentrum in einem Stadtgebiet der östlichen USA von fünf Pflegenden in der Onkologie und fünf Patienten mit Krebserkrankungen im Hinblick auf ihre Genauigkeit, Bedeutsamkeit <relevance> und leichtes Ausfüllen getestet.

Der Fragebogen für Pflegende bestand aus 26 Items. Für jede Frage standen den Pflegenden mehrere Antwortoptionen zur Auswahl. Vier unterschiedliche Antwortformate wurden benutzt: Auswahl der am meisten zutreffenden Antwort, 5-Punkt-Skalen des Likert-Typs, Textergänzung und Herstellen von Rangordnungen unterschiedlicher Items nach deren Bedeutung und Angemessenheit. ‚Nicht zutreffend' wurde als Antwort akzeptiert, wo dies angemessen erschien. Die Inhalte der Untersuchung betrafen den primären Gebrauch von Informationsmaterialien für Patienten <patient education materials>, den zeitlichen Rahmen ihrer Nutzung, Orte, an denen sie generell benutzt werden und die Frage, welche Materialien als besonders hilfreich empfunden werden. Die Pflegenden wurden außerdem aufgefordert, die Bedeutung und Angemessenheit von Informationsmaterial über häufige Krebserkrankungen wie Brust-, Lungen-, Darm-, Prostatakrebs und Lymphom zu beurteilen. In einer letzten, offenen Frage wurden die Teilnehmerinnen gebeten, Möglichkeiten aufzuzeigen, wie ONS bei der Patientenschulung helfen könnte.

Der Fragebogen für Patienten zielte auf Informationen über die Effektivität unterschiedlicher Formen von Patienteninformationsmaterial, auf die Art von Informationen, die Patienten hinsichtlich deren Bedeutung und Angemessenheit am dringendsten benötigen, auf den zeitlichen und örtlichen Rahmen des Einsatzes dieser Materialien, auf wesentliche Fragen, die Patienten über Krebserkrankungen haben, auf Informationsquellen, die Patienten am häufigsten benutzen und auf die Zufriedenheit mit dem vorhandenen Informationsmaterial. Dieses Instrument bestand aus 23 Items, von denen elf demographische Daten betrafen.

Analyse

Die Daten wurden mit SAS-Software (SAS Institute, Inc. Cary, NC) analysiert. Die Darstellung der Ergebnisse erfolgte durch deskriptive Statistik und als detaillierte Rangreihen, wie sie von Pflegenden und Patienten hinsichtlich der Bedeutung und Angemessenheit verfügbarer Materialien erstellt wurden. In dieser Studie wurden die Rangreihen bezüglich Bedeutung und Angemessenheit verfügbarer Materialien aus der Sicht der teilnehmenden Pflegekräfte und der Patienten miteinander verglichen, um eventuell vorhandene numerische Unterschiede <gaps> zwischen der Bedeutung der Information und den zur Verfügung stehenden Informationsquellen zu erfassen. Dieser Ansatz, die <gap>-Analyse, ist eine Messtechnik, die häufig in der Marktforschung eingesetzt wird. Die Anwendung dieser Methode erlaubt einem Marktforscher, Verbraucherbedürfnisse (Erwartungen) zu identifizieren und diese mit einer Feststellung dessen zu vergleichen, was der Verbraucher seiner Ansicht nach erhält (Realität).
Das angestrebte Ergebnis dieser Methode ist die Erfassung von Prioritäten zur Vermeidung von zu hohen oder zu niedrigen Investitionen <overinvestment or underinvestment> bei der Bereitstellung von Ressourcen. Ein positiver <gap-score> deutet darauf hin, dass, gemessen an der Bedeutung eines bestimmten Informationsbedarfs, möglicherweise ein Überangebot an entsprechenden Quellen besteht. Ein negativer <gap-score> deutet auf einen Mangel an Quellen hin, um diesen Informationsbedarf zu erfüllen. In der Darstellung der Datenauswertung dieser Studie wurde ein negativer <gap-score> von -0,5 als moderat bezeichnet, und ein negativer <gap-score> von -1,0 oder höher als signifikant.

ERGEBNISSE

Stichprobe

Die Fragebögen wurden von 141 Pflegenden und von 76 Patienten mit Krebserkrankungen ausgefüllt und eingereicht. Obwohl dies eine sehr geringe Rücklaufquote war, können die deskriptiven Auswertungen nützliche Informationen für Pflegende in der Onkologie liefern.

Die Teilnehmerinnen unter den Pflegenden arbeiteten vorwiegend in Krankenhäusern in städtischen Gebieten, entweder in Universitätskliniken/Lehrkrankenhäusern, öffentlichen/kommunalen oder privaten Einrichtungen (Abb. 1). Diese Teilnehmerinnen waren im Durchschnitt seit 10 Jahren in der onkologischen Pflege tätig und ihr Durchschnittsalter betrug 41 Jahre. Pflegende aus 38 Bundesstaaten nahmen an der Untersuchung teil.

Abbildung 1: Tätigkeitsbereiche und -orte der Pflegenden (n = 141)

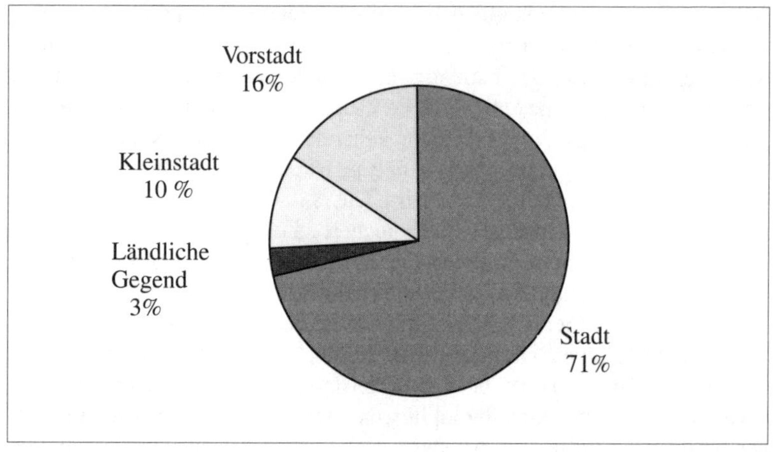

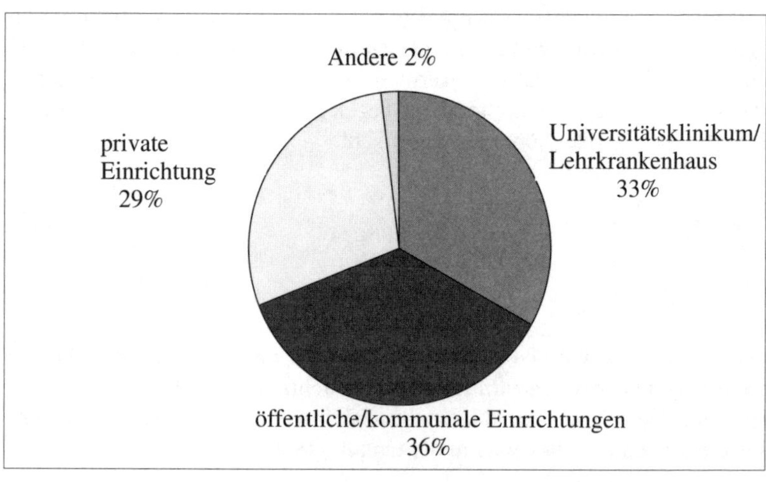

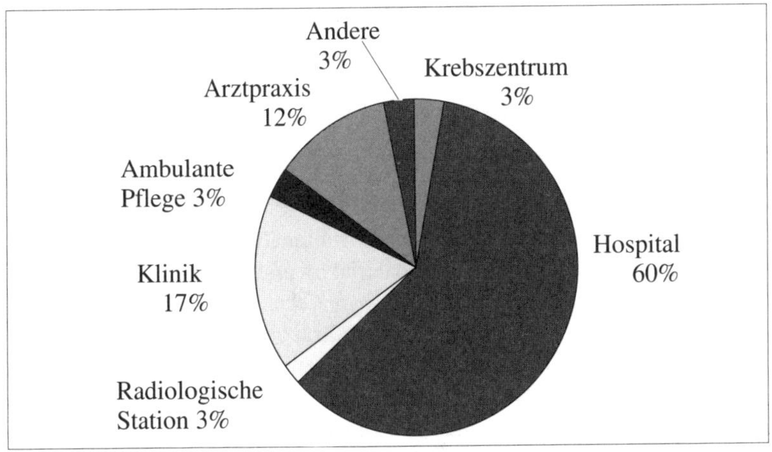

57 (75%) der teilnehmenden Patienten waren weiblich. Die meisten teilnehmenden Patienten lebten in städtischen Gebieten und hatten mindestens einen höheren Schulabschluss <high school education>. Ihr Durchschnittsalter betrug 53 Jahre. Brustkrebs war unter den teilnehmenden Patientinnen der am häufigsten angegebene Krebstyp (37%). Bei 49 Teilnehmern (65%) war die Krebserkrankung in den vergangenen zwei Jahren diagnostiziert worden. Die meisten Teilnehmer waren in laufender Behandlung; 87% erhielten Chemotherapie und 37% Strahlentherapie. An der Studie nahmen Patienten aus 31 Bundesstaaten teil.

Evaluation der Informationsarten und -quellen

Alle Teilnehmer äußerten einen hohen Bedarf an Informationsmaterial. Die Pflegenden gaben an, dass sie bei den meisten ihrer Patienten normalerweise Informationsmaterial benutzen sobald die pflegerische Beziehung aufgenommen wird. Sowohl die Pflegenden als auch die Patienten gaben an, dass schriftliches Material effektiver sei als andere Arten von Information. Als sehr effektives Informationsmaterial wurde Literatur des Nationalen Krebsinstitutes <National Cancer Institute> und der Amerikanischen Krebsgesellschaft <American Cancer Society> bezeichnet. Einige Pflegende schätzten die Literatur des Nationalen Instituts für Gesundheit <National Institute of Health>, allerdings gab etwa ein Drittel der Pflegenden (31%) an, dieses Material nicht zu benutzen. Die Patienten bewerteten kein Material einer spezifischen, individuellen Quelle. Annähernd zwei Drittel (63%) gaben an, Informationen von Familienmitgliedern/Freunden, aus den Medien und von anderen Krebspatienten erhalten zu haben. Weniger häufig gaben die Patienten an, Seminare, Vorträge, Bibliotheken, Buchhandlungen und Krebs-Selbsthilfegruppen als Informationsquellen zu benutzen.

Die Orte, an denen die Pflegenden angaben, Informationsmaterial zu benutzen, spiegeln ihre jeweiligen Einsatzorte. Die Pflegenden in Krankenhäusern benutzten Informationsmaterial im stationären Bereich, während die Pflegenden in Praxen Informationsmaterial im ambulanten Bereich einsetzten. Die Patienten gaben an, dass sie es vorziehen, Informationsmaterial in der ambulanten Umgebung zu benutzen, meist während einer Behandlung. Nur wenige Pflegende gaben an, Informationsmaterial in der häuslichen Umgebung des Patienten zu verwenden, aber 29% der Patienten sagten, dass sie es vorzögen, Informationsmaterial zu Hause zu benutzen. Dieses Ergebnis könnte auf die geringe Anzahl der teilnehmenden Pflegenden aus der häuslichen Pflege zurückzuführen sein. Patienten über 60 Jahre gaben häufiger als jüngere Patienten an, Informationsmaterial zu Hause zu benutzen.

Sowohl die Pflegenden als auch die Patienten erklärten, dass Einzelgespräche die effektivste Art der Informationsvermittlung über Krebserkrankungen seien. 65% der Pflegenden gaben an, diese Methode einzusetzen, statt den Patienten Informationsmaterial mit nach Hause zu geben oder Informationen auf irgendeine andere Art zu vermitteln. Die Patienten erwähnten, dass es sehr hilfreich sei, jemanden zu haben, der mit ihnen die Informationen durchgeht und ihre Fragen beantwortet. Sie äußerten außerdem den Wunsch, mehr Gelegenheit zu Einzelgesprächen zu haben und mehr Material zu erhalten, auf das sie wiederholt zurückgreifen können.

Obwohl die Pflegenden die Bedeutung von Informationsmaterial für Patienten, die Analphabeten sind oder über nur geringe Lesefertigkeiten verfügen, bestätigten, existierte nur wenig Material, um den Informationsbedarf dieser Patientengruppe zu erfüllen. Die Pflegenden maßen Informationsmaterial in anderen Sprachen als Englisch keine hohe Bedeutung zu. Allerdings äußerten 90% der Pflegenden einen Bedarf an spanischsprachigem schriftlichen Material, und 64% gaben an, Patienten zu versorgen, deren Probleme, sich auf Englisch zu verständigen, eine Barriere in der Patientenschulung darstellten.

Materialien wie Hörkassetten, Bücher aus Bibliotheken oder Buchhandlungen, medizinische/pflegerische Artikel oder Zeitschriften, interaktive Computerprogramme und Informationsmaterial der Pharmaindustrie wurden als am wenigsten effektiv beurteilt und in der pflegerischen Beziehung kaum eingesetzt.

Bedeutung und Angemessenheit angebotener Information: Pflegende

Die Pflegenden schreiben der Information ihrer Patienten über deren Behandlungen höchste Priorität zu. Darüber hinaus erhielten Informationen über Wirkungen und Nebenwirkungen von Behandlungen, Behandlungsoptionen und die häufigsten Behandlungsformen hohe Punktwerte bezüglich ihrer Bedeutung. In der Bewertung der Bedeutung von Informationen bei spezifischen Krebserkrankungen durch die Pflegenden konnten keine bemerkenswerten Unterschiede festgestellt werden und es gab keinen Hinweis darauf, dass bestimmte Informationen bei einigen Krebserkrankungen angemessen seien, bei anderen jedoch nicht (Abb.2). Die Pflegenden beurteilten Informationen über verfügbare Behandlungsmethoden, inklusive Wirkungen und Nebenwirkungen unterschiedlicher Behandlungen, Behandlungsoptionen, Erfolgsaussichten und Informationen über Chemotherapie, Chirurgie und Bestrahlung als die wichtigsten.
Sie äußerten einen Informationsbedarf hinsichtlich des Einflusses von Krebserkrankungen auf das tägliche Leben und das Erscheinungsbild des Patienten. Die Pflegenden fanden Informationen über die Physiologie spezifischer Krebserkrankungen und über neue Behandlungsformen weniger wichtig als Informationen über aktuelle Behandlungsformen.

Abbildung 2: Vergleich der Bedeutung und Angemessenheit ausgewählter Informationen durch Pflegende bei unterschiedlichen Krebserkrankungen

Thema	Einschätzung nach größter Bedeutung[a]				
	Brust-krebs	Prostata-krebs	Darm-krebs	Lungen-krebs	Lym-phom
Wirkungen/ Nebenwirkungen	4,7	4,6	4,7	4,7	4,8
Behandlungsoptionen	4,7	4,6	4,6	4,6	4,6
Chemotherapie	4,7	4,4	4,7	4,4	4,8
Operation	4,6	4,6	4,7	4,5	4,2
Bestrahlung	4,5	4,5	4,5	4,5	4,4

Thema	Einschätzung nach größter Angemessenheit[b]				
	Brustkrebs	Prostata-krebs	Darm-krebs	Lungen-krebs	Lym-phom
Wirkungen/ Nebenwirkungen	4,1	3,9	4,2	4,1	4,2
Behandlungsoptionen	3,6	3,6	3,6	3,5	3,5
Chemotherapie	4,5	4,2	4,4	4,4	4,4
Operation	3,8	3,7	3,8	3,5	3,6
Bestrahlung	4,1	4,0	4,0	4,2	3,9

[a] Einschätzung: 1 = unnötig bis 5 = höchste Priorität.
[b] Einschätzung: 1 = schlecht bis 5 = sehr gut.

Für die meisten Krebserkrankungen lagen nach Ansicht der Pflegenden zu mehreren der wichtigsten Informationsarten angemessene Materialien vor. Die Pflegenden stellten die größten Differenzen <gaps> zwischen dem Informationsbedarf und dem angebotenem Informationsmaterial in den Bereichen Auswirkungen von Krebserkrankungen auf das tägliche Leben, Erfolgsquoten von Behandlungen, Behandlungsoptionen und Lebenserwartung fest (Abb. 3).

Abbildung 3: Wichtigste Informationslücken <gaps> aus der Sicht der Pflegenden

Thema	Durchschnittliche Einschätzung der Bedeutung	Durchschnittliche Einschätzung der Angemessenheit	Differenzwert[a]
Einfluss auf das tägliche Leben	4,4	3,3	-1,1
Erfolgsraten	4,3	3,2	-1,1
Behandlungsoptionen	4,2	3,5	-0,7
Lebenserwartung	4,1	3,0	-1,1

[a] 0,0 = keine Differenz; -0,5 = moderate Differenz; -1,0 = signifikante Differenz.

Informationen über Chemotherapie, Strahlentherapie und die Wirkungen/Nebenwirkungen unterschiedlicher Behandlungsformen erhielten hohe Beurteilungsgrade für Angemessenheit und zeigten nur minimale Diskrepanzen <gaps> zwischen Bedeutung und Angemessenheit. Die Pflegenden gaben an, dass sie in Bereichen, in denen Diskrepanzen <gaps> zwischen Informationsbedarf und Angemessenheit des verfügbaren Materials herrschten, selbst oder in der jeweiligen Einrichtung entwickeltes Material verwenden (Abb. 4). Der Schwerpunkt dieses selbstgefertigten Materials lag auf Informationen über Medikamente und Chemotherapie oder auf Fragen, die Nebenwirkungen betrafen. 22% der Pflegenden betonen die Notwendigkeit, eigenes Informationsmaterial zu entwickeln, das sich auf die häusliche Pflege und die Krankenhausentlassungsplanung bezieht; dies spiegelt möglicherweise die fortlaufende Veränderung der Gesundheitsversorgung wider. Zusätzlich zu den Angaben zu Problemen, die aus einem Mangel an Informationsmaterial resultieren, merkten 19% der Pflegenden an, dass einige der verfügbaren Informationsmaterialien zu fachlich <technical> seien, und 14% waren der Ansicht, sie seien zu allgemein. 14% der Pflegenden sprachen darüber hinaus die Schwierigkeit an, ausreichend Zeit zu finden, um verfügbares Informationsmaterial einzusetzen.

Abbildung 4: Pflegerischer Einsatz von selbstgefertigtem Material zur Überbrückung der Diskrepanzen <gaps> zwischen Bedarf und Material (n = 141)

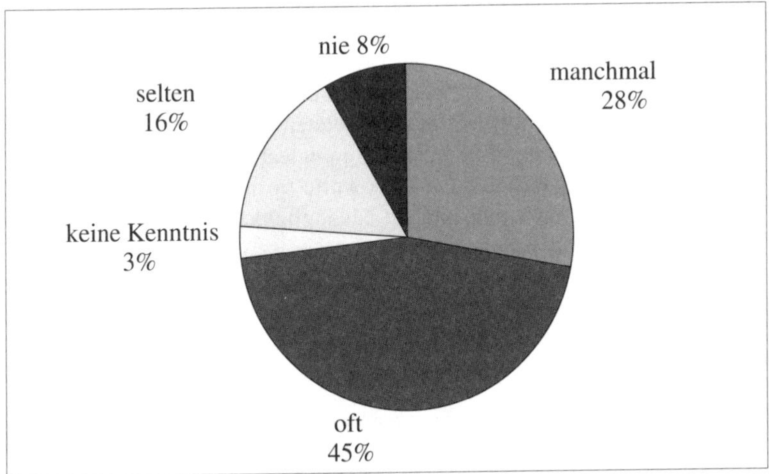

Bedeutung und Angemessenheit angebotener Information: Patienten

Die Patienten gaben an, dass praktisch alle Informationen, die sie erhielten, sowohl für sie selbst als auch für ihre Familien/unterstützenden Netzwerke wichtig waren, womit die Bedeutung von Patienteninformation bestätigt wird. Besonders hoch beurteilten die Patienten Informationen über den Erfolg von Behandlungen (durchschnittliche Bewertung = 4,8) und Behandlungsoptionen (durchschnittliche Bewertung = 4,8), gefolgt von Informationen über spezifische Krebserkrankungen (durchschnittliche Bewertung = 4,7) und die Wirkungen/Nebenwirkungen von Behandlungen (durchschnittliche Bewertung = 4,8).

Besonders auffallend war, dass die Patienten explizit ihren Informationsbedarf über Chemotherapie äußerten. Die Patienten bewerteten Informationen über Chemotherapie, Strahlentherapie und Wirkungen/Nebenwirkungen unterschiedlicher Behandlungen als angemessen. Allerdings gab es zwischen der Einschätzung der Bedeutung aller Arten von Information durch die Patienten und der Angemessenheit dieser Informationen Differenzen <gaps>. Nach dem Urteil der Patienten bestehen die größten Differenzen <gaps> in den Bereichen, die in Abbildung 5 dargestellt sind.

Die Patienten bewerteten Materialien, die von Einzelpersonen oder Institutionen erstellt wurden als sehr effektiv. Informationen, die von den Patienten und den Pflegenden die niedrigsten Beurteilungen hinsichtlich ihrer Angemessenheit erhielten, bezogen sich auf Themen, die nach dieser Studie eine geringere Bedeutung für die Untersuchungsteilnehmer hatten. Zu diesen Themen gehörten Naturheilverfahren <biotherapy>, Bewältigungstechniken <coping>, Anpassung der Ernährung und des Lebensstils sowie der Austausch mit anderen über Krebserkrankungen.

Sowohl die Patienten als auch die Pflegenden äußerten einen Bedarf für eine zentrale Einrichtung über Information <clearinghouse>. Diese zentrale Informationsstelle erhielt hohe Punktwerte für Bedeutsamkeit durch die Pflegenden und die Patienten, und die Zugänglichkeit war die von den Pflegenden am häufigsten genannte Differenz <gap> zwischen Bedarf und Ressourcen.

Abbildung 5: Urteile der Patienten über Bedeutung und Angemessenheit spezifischer Informationen

Informationsbedürfnis	Durchschnittliche Einschätzung der Bedeutung[a]	Durchschnittliche Einschätzung der Angemessenheit[b]	Differenzwert[c]
Erfolgsrate der Behandlung	4,8	3,5	-1,3
Lebenserwartung	4,4	3,2	-1,2
Krebsstadien	4,5	3,4	-1,1
Medizinische Information	4,4	3,3	-1,1
Behandlungsoptionen	4,8	3,8	-1,0
Krebsarten	4,7	3,7	-1,0
Forschung zu neuen Methoden der Krebsbehandlung	4,4	3,4	-1,0

[a] Einschätzung: 1 = unnötig bis 5 = höchste Priorität.
[b] Einschätzung: 1 0 schlecht bis 5 = sehr gut.
[c] 0,0 = keine Differenz; -0,5 = moderate Differenz; -1,0 = signifikante Differenz.

Fragen, die von den Pflegenden und den Patienten am häufigsten gestellt wurden

Die Pflegenden und die Patienten wurden gefragt, welches nach ihrer Meinung ihre wichtigsten krebsbezogenen Fragen seien. Die Antworten der Pflegenden bezogen sich auf Effektivität und Nebenwirkungen von Therapien. Die am häufigsten genannte Frage von Patienten (25%) bezogen sich auf die Erfolgsraten von Therapien. Die am zweit- und dritt häufigsten genannten Fragen der Patienten bezogen sich auf den Wunsch nach Informationen darüber, was die Zukunft bringen könnte (16%) und wie lange sie zu leben hätten (11%).

Wahrnehmungen der Pflegenden bezüglich ihrer Rolle in der Patientenschulung

In ihrer Rolle als Lehrende, sagen 56% der Pflegenden, verbringen sie den größten Teil der Zeit damit, die Patienten über Krebserkrankungen und deren Therapien zu informieren, und 38% berichten, dass ein Teil dieser Rolle darin bestehe, Patienten und ihre Familien Strategien zur Bewältigung der Erkrankung im Alltag <day-to-day coping> zu lehren. Nur 17% der Pflegenden gaben an, Zeit für Informationen über andere Themenbereiche, wie Ernährung und Schmerztherapie einzuplanen. Diese Daten unterscheiden sich von Ergebnissen, nach denen 71% der Patienten denken, dass die hauptsächliche Rolle der Pflegenden als Lehrende darin bestehe, Patienten über Krebserkrankungen und deren Behandlung zu unterrichten und nicht so sehr über deren Bewältigung im Alltag. Diejenigen, die die Bedeutung der Vermittlung alltäglicher Bewältigungsstrategien betonten, waren hauptsächlich weibliche Patienten zwischen 40 und 60 Jahren.

DISKUSSION UND SCHLUSSFOLGERUNGEN FÜR DIE PFLEGEPRAXIS

Die Rücklaufrate der Untersuchung war niedrig, was die Ergebnisse beeinflusst haben könnte. Die Tatsache, dass 71% der Teilnehmer Pflegende und Patienten waren, die in großen städtischen Gebieten leben und arbeiten, könnte dazu geführt haben, dass die Ergebnisse den Informationsbedarf einer vielfältigen städtischen Bevölkerungsgruppe aufzeigen und nicht den Bedarf jener, die in kleineren, homogeneren Gemeinden leben und arbeiten. Allerdings unterstützen die Ergebnisse dieser Untersuchung andere Forschungsergebnisse, die einen dringenden Informationsbedarf nahe legen (Adams 1991). Zusätzlich zeigen sie mögliche Trends in der Schulung von Patienten mit Krebserkrankungen und den Bedürfnissen von Pflegenden und Patienten auf. Die Ergebnisse liefern den Pflegenden in der Onkologie darüber hinaus auch eine Sammlung von Daten über Informationsbedürfnisse von Patienten, die sie dazu heranziehen können, ihre Ideen und Vorstellungen darüber, welche Informationsmaterialien am besten die Informationsbedürfnisse von Patienten mit Krebserkrankungen erfüllen, zu überprüfen.

Die pflegerische Beziehung ist eine wichtige und starke Ressource, auf die in der Entwicklung von Informationsmaterial gebaut werden kann. Materialien zur Unterstützung dieser Beziehung würden die Pflegenden befähigen, Materialien bei unterschiedlichen Patienten in verschiedenartiger Weise einzusetzen, jeweils in Abhängigkeit vom Bildungsstand des Patienten, von seiner Aufnahmefähigkeit für Informationen und seinem psychosozialen Profil.

Materialien, die unterschiedliche Einrichtungen nach Bedarf anpassen könnten, wären ebenfalls sinnvoll. Die Pflegenden entwickeln zur Zeit ihre eigenen Materialien oder passen verfügbares Material ihrem Bedarf an. Materialien, die so entwickelt wurden, dass sie anpassbar sind, könnten den Beitrag der Pflegenden im Schulungsprozess erhöhen und eine Anpassung an ein breites Spektrum unterschiedlicher Patienten ermöglichen. Die Ergebnisse dieser Studie unterstützen nicht die Entwicklung von Informationsmaterialien wie Videobänder, Hörkassetten, interaktive Computerprogramme oder andere Formen. Allerdings weisen die Ergebnisse darauf hin, dass der Entwicklung von schriftlichem Material zu kurz- und langfristigen Folgen unterschiedlicher Behandlungsmethoden eine hohe Priorität zukommen sollte.

Und schließlich, wie schon Morra (1991) anmerkte, werden Reformen des Gesundheitswesens, die von unterschiedlichen Gesundheitsreforminitiativen vorgeschlagen wurden, neue Herausforderungen und Möglichkeiten zur Planung und Implementierung von Schulungsprogrammen für Patienten mit Krebserkrankungen schaffen. Eine alternde Population, steigende Überlebensraten bei Krebserkrankungen, sozioökonomischer und demographischer Wandel sowie zunehmender Analphabetismus sind Trends, die Art und Inhalte der Informationsvermittlung beeinflussen.

Die teilnehmenden Pflegenden empfanden die Schwierigkeiten, Informationsmaterial zu beschaffen als größtes Problem und als die Frage, aus der sich die größte Differenz <gap> zwischen Bedeutung und Zufriedenheit ergab. Verfügbarkeit von Informationsmaterial war das am häufigsten genannte Problem in der Erfüllung von Patientenbedürfnissen. Stephens (1992) weist darauf hin, dass Patienten ein Recht haben, Informationen in einer Sprache zu erhalten, die sie verstehen können. Die Pflegenden äußerten außerdem Bedenken angesichts des Mangels an Materialien für den speziellen Einsatz bei leseunkundigen Patienten und solchen mit nur geringen Lesefertigkeiten <reading skills below an eighth-grade level>. Diese Ergebnisse unterstützen die Ergebnisse von Becker und McPhee (1993) und Maede, Diekman und Thornhill (1992).

Die Studie weist auf ein starkes Bedürfnis nach Zugang zu einer zentralisierten Datenbank für die vielfältigen vorhandenen Informationsquellen

hin. Die Einrichtung von Datenbankzugängen könnte auch das Problem der Nicht-Verfügbarkeit von Informationen lösen. Ob Informationen tatsächlich nicht verfügbar sind oder ob die Pflegenden nicht in der Lage sind, sie zu beschaffen, bleibt unklar. Die Entwicklung einer zentralisierten Datenbörse <clearinghouse> für Informationsmaterial für Patienten mit Krebserkrankungen war ein wiederkehrendes Thema sowohl in den Antworten der Pflegenden als auch in denen der Patienten und verdient eine weitere Betrachtung. Über eine solche Einrichtung könnten Pflegende in der Onkologie leicht Material finden, das bestimmte Lern- und Lehrbedürfnisse anspricht, sehen, wo diese Materialien entwickelt wurden und wie auf sie zugegriffen werden kann. Einzelpersonen oder Krankenhäuser wären dann in der Lage, die Brauchbarkeit dieser Materialien für ihre eigene Patientenpopulation zu erkennen. Angesichts der heutigen Budgetbeschränkungen wäre die Anschaffung von Materialien, die sich als brauchbar erwiesen haben, kosteneffizienter als eine eher zufällige Beschaffung von Material, selbst wenn ein kleiner Betrag in Rechnung gestellt würde. Wenn vorliegendes Material als effektiv für die Befriedigung der Lernbedürfnisse von Patienten mit Krebserkrankungen bewertet wird, kann diese Information an die Informationsbörse <clearinghouse> weiter gegeben werden, so dass sie für alle Pflegenden in der Onkologie zugänglich würden.
In dem Bemühen, dieses Anliegen der Untersuchungsteilnehmer, der Patienten und der Pflegenden, zu beantworten, ist ONS im Frühjahr 1994 landesweit mit Schulungsabteilungen von Krebszentren in Kontakt getreten, um diese um Unterstützung in der Auswahl von Informationsmaterialien, die von einzelnen Gesundheitsorganisationen entwickelt wurden, zu bitten. Es war die Absicht von ONS, eine Liste dieser Materialien zusammenzustellen, um so den Mitgliedern den Zugang zu diesen Ressourcen zu erleichtern. Bislang waren die Reaktionen auf diesen Aufruf zur Unterstützung jedoch minimal.

SCHLUSSFOLGERUNG

Das ONS-Schulungskomitee wird weiterhin mit den ONS-Mitgliedern zusammenarbeiten, vor allem durch ihre Arbeitsgruppen <Special Interest Groups>, SIG, zum Beispiel die SIG Patientenschulung, um Wege zu finden, dem Ziel einer verbesserten Patientenschulung näher zu kommen. Trotz der geringen Rücklaufrate dieser Studie und dem mangelnden Interesse an der Einrichtung einer Datenbank für Patienten-Lehrmaterial wird die Arbeit auf diesem sehr wichtigen Gebiet fortgeführt werden.

LITERATUR

Adams M. (1991) Information and education across the phases of cancer care. Seminars in Oncology Nursing 7, 105-111.

Becker S. und McPhee. S. (1993) Health-care professionals' use of cancer-related patient education materials: A pilot study. Journal of Cancer Education 8, 43-46.

Fernsler J. und Cannon C. (1991) The whys of patient education. Seminars in Oncology Nursing 7, 79-86.

Meade C., Diekmann J. und Thornhill D. (1992). Readability of American Cancer Society patient education literature. Oncology Nursing Forum 19, 51-55.

Morra M. (1991) Future trends in patient education. Seminars in Oncology Nursing 7, 143-145.

Stephens S. (1992) Patient education materials: Are they readable? Oncology Nursing Forum, 19, 83-85.

Eine Informationsstrategie für Bestrahlungspatienten*

Steven Edwards und Jaqui Campbell

Einleitung

Beschäftigte in der Strahlentherapie eines regionalen Onkologie Zentrums suchten nach einer Möglichkeit, die Kommunikation mit den Patienten zu verbessern, indem sie Patientenbroschüren erstellten, die neben allgemeinen Informationen über Krebserkrankungen auch spezielle Details zu deren Behandlung enthielten.

Es besteht ein steigender Bedarf bei Krebspatienten besser über ihre Erkrankung und die Behandlung informiert zu werden. Der Calman-Hine Bericht (Dott 1995) sagt dazu „Patienten, Angehörige und Pflegende sollen klare, für sie verständliche, Unterstützung und Informationen über Behandlungsformen und Erfolgsaussichten in allen Phasen der Therapie mit Beginn der Diagnosestellung bekommen". Die Deklaration der Rechte von Krebspatienten (Cancerlink 1992) macht Ähnliches geltend, nämlich dass Krebspatienten das Recht haben sollen „komplett über die Behandlungsmöglichkeiten mit ihren Erfolgen, Nebenwirkungen und Risiken aufgeklärt zu werden."

Das Cookridge Hospital in West Yorkshire beheimatet das Yorkshire Zentrum für Klinische Onkologie mit einem Einzugsbereich von rund 2,7 Millionen Menschen und behandelt jedes Jahr ca. 5000 neue Patienten. Zur Zeit praktizieren dort 14 Onkologen, zu denen jeweils Patienten von ein oder zwei Allgemeinkrankenhäusern der Region überwiesen werden. Zwischen den einzelnen Krankenhäusern gibt es große Unterschiede in der Ausstattung und den Möglichkeiten der Versorgung sowie dem Wissen, den Fähigkeiten und der Ausbildung des Personals. All diese Faktoren können eine Standardisierung im Prozess der Informationsweitergabe an die Patienten und ihre Angehörigen im Cookridge Hospital verhindern.

Dieser Artikel beschreibt die Entwicklung einer Informationsstrategie für Bestrahlungspatienten mit dem Ziel, die Unterschiede bei der Patientenin-

* Aus: Professionel Nurse 1998; übersetzt von Heike Meyburg und Michaela Gehring.

formation bezüglich ihres Vorhandenseins, ihrer Genauigkeit, Lesbarkeit und ihrer Einheitlichkeit anzugleichen. Im Vorfeld wurde eine ausgedehnte Literaturrecherche unternommen und das bisher gängige Vorgehen beleuchtet. Dabei wurde versucht, den gegenwärtigen Richtlinien des Royal College of Radiologists (1995) und den Empfehlungen, die im Calman-Hine Report (Dott 1995) enthalten sind, zu entsprechen.

ZIELE DER STRATEGIE

Einige nationale Organisationen, wie CancerBACUP und Cancerlink geben Informationsbroschüren und Handzettel zum Thema Krebs und seiner Behandlung heraus. Obwohl einige dieser Broschüren auf spezifische Zentren der Behandlung und Behandlungsmethoden abgestimmt sind, wurden sie für die gesamte Bevölkerung Großbritanniens verfasst und tendieren dazu, einen weiten Geltungsbereich zu haben. Auch wenn diese Art von Informationen normalerweise einen hohen Standard erfüllen, können sie durch die geringen Detailinformationen nicht ausreichend verfahrensmäßige Informationen für die Patienten und ihre Angehörigen, die die regionalen Hospitäler zur Behandlung aufsuchen, liefern. Daher wurden für die Informationsstrategie einige Ziele formuliert:

- Es sollen relevante und bedeutungsvolle Informationen in einer einheitlichen und akkuraten Art und Weise weitergegeben werden, so dass sie von den Patienten und ihren Angehörigen verstanden werden
- Das Personal soll von dem Patienten, der die Bestrahlung erhält, eine informierte Einwilligung erhalten. Die Einwilligung ist nur hinreichend, wenn der Patient die Therapieangebote und was sie beinhalten, verstanden hat und sich darüber im Klaren ist, worin die Vor- und Nachteile den verschiedenen Behandlungsmethoden bestehen (Royal College of Radiologists 1995)
- Die Beschäftigten des Gesundheitswesens in den einzelnen Regionen sollen soweit unterrichtet und befähigt werden, dass sie diese Patienten aufklären und zuversichtlich und konsequent pflegen können.

DAS KONZEPT DER STRATEGIE

Die Schlüsselelemente der Strategie sind folgende:

- Gründen einer multidisziplinären klinischen Gruppe zur Patienteninformation, um die Erstellung der klinischen Information zu koordinieren.
- Feststellen der Informations- und Bildungsbedürfnissee der Patienten mit unterschiedlichen Krebserkrankungen und Übersicht über die zur Zeit zugänglichen Informationsmaterialien.
- Entwicklung von Informationsprotokollen und -paketen für jedes Krebszentrum, aus denen hervorgeht, wann, wie und welche Informationen die Patienten erhalten.
- Miteinbeziehung von Informationsbereitstellung in die bestehenden und zukünftigen Behandlungsprozesse in einem abgestimmten und geplanten Vorgehen.

Die Informationsstrategie wurde konzipiert, um schrittweise mittels einzelner Module Wissen zu vermitteln. Dabei werden allgemeine sowie spezifische Informationsbroschüren benutzt, zum Beispiel wird die Broschüre „Hautpflege und Strahlentherapie“ ergänzt um lokalisations- und/oder therapiespezifische Module und Beilagen wie „Bestrahlung der Lunge“. Die lokalisationsspezifischen Module liefern Informationen zu Problemen, Nebenwirkungen und Gebieten, die direkt auf die Zielgruppe zugeschnitten sind.
Dieses Vorgehen ermöglicht es, den Inhalt und den Zeitpunkt der Informationsvermittlung auf die Bedürfnisse der jeweiligen Patientengruppe zurechtzuschneiden. Zudem wird sichergestellt, dass die Informationsbereitstellung auf eine relativ kosteneffektive Art und Weise gestaffelt vorgenommen werden kann. Durch den Einsatz von Modulen können die einzelnen Abschnitte eingebunden werden in die Informationspakete der onkologischen Abteilungen innerhalb der Allgemeinkrankenhäuser der Region.

ZUR VERSTÄNDLICHKEIT DER INFORMATION

Es war beabsichtigt, dass alle schriftlichen Informationen, die im Rahmen der Informationsstrategie herausgegeben werden, so gestaltet sein sollten, dass die Patienten, die Familien und die Pflegenden sie verstehen können.

Ley (1988) schlägt vor, dass es nicht nur darum geht, ob Patienten informiert werden, sondern vielmehr, ob sie so informiert werden, dass sie die Inhalte verstehen und sich daran erinnern können. Sowohl die gegenwärtigen Richtlinien des Gesundheitsministeriums (NHS Management Executive 1990) und der Calman-Hine Report (DoH 1995) betonen, dass die Patienten das Recht haben, leicht verständliche Informationen zu erhalten.
Forschungen zur Fragestellung welche Patienteninformationen leicht verständlich sind, zeigen, dass eine beachtliche Menge des untersuchten Materials in Bezug auf ihre Lesbarkeit unbrauchbar ist (Zion & Arman 1989, Zannecchia 1992, Meade et al. 1992).
Der Autor einer Studie hat die durchschnittlichen Lesbarkeitswerte für The Sun, den Daily Mirror und die Daily Mail mit den Lesbarkeitswerten von 50 Patienteninformationen und Einwilligungsformularen für einwilligungspflichtige klinische Studien verglichen (Priestley et al. 1992). Unter Zuhilfenahme des Flesch-Kincaid Indexes (Kincaid et al. 1975) wurde deutlich, das 48 der Info-Broschüren und Einwilligungsformulare schwieriger zu lesen waren als die genannten Zeitungen.
Der Flesch-Kincaid Index sagt aus, dass je niedriger der Wert ist, desto leichter lesbar ist das Material. In der Studie von Meade et al. (1992) war der durchschnittliche Lesbarkeitswert für die Zeitungen 9,27, während er für die Info-Broschüren 11,6 betrug. Der durchschnittliche Grad der Lesbarkeit für die Krebspatienten liegt bei 10,5 (Jubelier et al. 1994). Ausgehend von diesen Ergebnissen muss es das Ziel der Strategie sein, einen Lesbarkeitswert von unter 10 zu haben. Sämtliches Material mit höheren Werten muss neu geschrieben werden.

Informationen zum richtigen Zeitpunkt

Die Planung der Radiatio und der Behandlungsablauf sind Prozesse, die den Weg aufzeigen, den der Patient von der Planung der Radiatio bis zur Therapie nimmt. Am Cookridge Hospital wird durch den Einsatz von Leitlinien zur Therpie oder Pflege <pathways> die Herangehensweise in Modulen ermöglicht, in denen festgelegt ist, wann der Patient jeweils welche Information bekommen soll und wer sie ihm am Besten geben sollte. Diese <pathways> liefern weiterhin einen systematischen Ansatz, um den Prozess der Informationsweitergabe zu modifizieren und zu aktualisieren. Die Qualität der Information an sich ist jedoch fragwürdig, solange sie nicht effektiv in die Planung und Durchführung des Behandlungsprozesses des individuellen Patienten integriert wird. Der Einsatz von Strahlentherapieplanung und Behandlungs-Pathways macht eine solche Integration möglich.

PATIENTENGESTÜTZTE DOKUMENTATION

Die erfolgreiche Behandlung verschiedener Krebserkrankungen beinhaltet eine multidisziplinäre Herangehensweise. So kann Brustkrebs beispielsweise durch eine Operation, mit Chemotherapie und/oder Bestrahlung behandelt werden. Die Beschäftigten im Gesundheitswesen <health care professionals> sehen in diesen verschiedenen Maßnahmen ein komplettes Konzept, wogegen für Patienten jede einzelne Therapie eine neue Herausforderung mit eigenen Sorgen und Ängsten darstellt. So kann sich der Patient vielleicht gerade mit der Diagnose seiner Krebserkrankung abgefunden und sich mit den Nebenwirkungen und der Umgebung, in der diese Therapie stattfinden wird, auseinandergesetzt haben, wenn er oder sie mit einer weiteren Therapieform, einem neuen Therapieort und neuem Personal konfrontiert wird. Um eine qualitativ gute Krebstherapie durchzuführen, ist es entscheidend, dass die verschiedenen Dienstleistungen, Pflegenden und Bereiche zusammenarbeiten, wobei dieser Prozess aber häufig durch die ungenügende Kommunikation zwischen den Pflegenden behindert wird.
Oftmals darf die Patientendokumentation nicht zwischen einzelnen Krankenhäusern oder Abteilungen ausgetauscht werden. Der daraus resultierende Informationsmangel führt dann zu Lücken in der pflegerischen Versorgung und zu doppelten Untersuchungen sowie der Notwendigkeit, dem Patienten bei jeder Wiederaufnahme die gleichen Fragen über seine demographischen Daten und seiner medizinische Anamnese zu stellen. Daraus ergibt sich nicht nur eine Unannehmlichkeit für den Patienten, sondern es ist auch ein ineffizienter Verbrauch der Ressourcen der Pflegenden.
Ein Bestandteil der langfristigen Strategie in der Versorgung der Krebspatienten am Cookridge Hospital beinhaltet die aktive Entwicklung und Verbesserung der Kommunikationssysteme zwischen den Abteilungen und Zentren, die an der Versorgung der Patienten beteiligt sind. Die geplante Einführung einer patientengestützten Dokumentation an diesem Krankenhaus soll sicherstellen, dass die Informationen über vorherige Untersuchungen, Konsile anderer Berufsgruppen und Details der Behandlung mit dem Patienten zusammen übergeben werden. Dieses System soll die Kommunikation verbessern und eine reibungslose Pflege fördern.

Regionale Information

Radiatio ist ein spezielles Feld und die Mehrzahl der Patienten wird zu Beginn der Behandlung von Pflegenden versorgt, die nur wenig über den Prozess der Planung und Behandlung, die Nebenwirkungen und das langfristige Vorgehen wissen. Da das Cookridge Hospital das regionale Onkologiezentrum ist, hat es eine Schlüsselrolle bei der Vermittlung von qualitativ hochwertigen, <evidence-based> Informationen für die beteiligten Gesundheitsberufe in den umliegenden Allgemeinkrankenhäusern. Um dieses Ziel zu erreichen, wurde ein strukturiertes Fortbildungsprogramm erarbeitet, dass den beteiligten Gesundheitsberufen einen Überblick über die Schlüsselelemente des Planungs- und Behandlungsprozesses geben sollte.

Hospitationen: Für verschiedene Berufsgruppen aus den umliegenden Krankenhäusern sind Hospitationen möglich. Diese sind auf die Bedürfnisse der Hospitanten ausgerichtet und werden in der Klinik, die den Behandlungsplan erstellt, mit einem Arzt, der für diesen Bereich als Fachmann ausgewiesen ist, abgestimmt. Während eines solchen Besuches können die Hospitanten den klinischen Onkologen begleiten und so einen Einblick in die Versorgung der Patienten gewinnen. Sie können den komplexen Prozess beobachten, wenn eine Strahlentherapie für einen Patienten geplant wird und welche Auswirkungen dieser Prozess auf den Patienten hat. Anschließend wird ihnen in der Radiologie gezeigt, wie die Radiatio durchgeführt wird.
Dieses Vorgehen versetzt die Hospitanten in die Lage, Informationen über den Planungs- und Behandlungsprozess mit in ihre Abteilungen zu nehmen. Dieses Wissen ist hilfreich, wenn Patienten anhand konkreter Beschreibungen aufgeklärt und auf mögliche weitere Maßnahmen vorbereitet werden, was sie erwartet und was sie selbst zu ihrer Genesung beitragen können (Jubelier et al. 1994). Patienten können also schon vor ihrer Aufnahme im Cookridge Hospital Informationen bekommen. Ein weiterer Vorteil für diese Art des Programmes besteht in der Möglichkeit den Prozess und die Praxis im Cookridge Hospital zu evaluieren, indem die Hospitanten das System aus einem anderen Blickwinkel beurteilen.

Foto-Geschichten: Zur Ergänzung der Informationen für das Personal und die Patienten wurden Foto-Geschichten entwickelt. Diese geben einen kurzen bildhaften Eindruck vom Planungs- und Behandlungsprozess und werden, wenn sie fertiggestellt sind, auf den umliegenden Krebsstationen verteilt. Sie sollen jeweils aktualisiert werden, wenn sich Verfahren oder etwas an der Ausstattung ändert und sollen besonders für Patienten mit Leseschwierigkeiten hilfreich sein.

EVALUATION

Viele Evaluationsstudien zur Auswirkung der Informationsweitergabe haben eine Verringerung der Angst und der Depression gezeigt (Audit Commission 1993, Ford et al. 1995). Derzeit überprüfen wir den gegenwärtigen Stand der Informationsweitergabe mittels quantitativer und qualitativer Methoden. Somit soll ein Ausgangswert zum Vergleich für zukünftige Studien über den Effekt der Informationsstrategie erstellt werden.

Mögliche Grenzen: Die Grenzen für eine Informationsstrategie, wie sie in diesem Artikel beschrieben wurde, liegen im Bereich der Ressourcen. Die größten Schwierigkeiten für die Angehörigen der Gesundheitsberufe, die diese Strategien entwerfen, bestehen darin, ausreichend Zeit für das Erforschen, Auditieren, Schreiben, Aktualisieren und Produzieren von Informationen nach dem gesetzten Standard zu haben.
Ein weiteres Problem stellt die Finanzierung dieses Projektes dar, denn die begrenzten Ressourcen beeinflussen die Form der angebotenen Medien. So besteht die Information, die die Patienten derzeit erhalten aus einer Broschüre. Hörkassetten oder Videos konnten in diesem Stadium noch nicht entwickelt werden.
Unter Anerkennung der Erfordernisse eine Informationsstrategie zu entwerfen, wurde am Krankenhaus jetzt eine Stiftung zur Erforschung der Patienteninformation eingerichtet.

SCHLUSSFOLGERUNG

Wenn Angehörige der Gesundheitsberufe ernsthaft daran interessiert sind, eine patientenorientierte Dienstleistung zu bieten, welche die selben Qualitätsansprüche erfüllt wie die klinischen und technische Aspekte ihrer Versorgung, dann ist qualitativ hochwertige schriftliche Information unabdingbar und sollte nicht als Luxus angesehen werden. Diese Strategie zeigt auf, wie die Beschäftigten des Cookridge Hospitals sich bemühen, Informationen in einer abgestimmten und standardisierten Weise zu geben. Dabei wird nicht davon ausgegangen, dass diese Strategien umfassend sind, sondern sie sollen einen Rahmen geben, der in der Praxis eine Hilfestellung bietet und weiterentwickelt werden soll. Es soll dadurch sichergestellt werden, dass unsere Arbeit weiterhin patientenzentriert ist und eine deutliche Richtung und Zielbestimmung hat.

Literatur

Audit Commission (1993) What Seems to be the Matter? Communication between hospital and Rodents (NHS Report No. 12). HMSO, London.

Cancerlink (1992) Declaration of Rights of People with Cancer. Cancerlink, London.

Department of Health (1995) A Policy Framework for Commissioning Cancer Services. A Report by the Expert Advisory Group on Cancer to the Chief Medical Officers of England and Wales (Calman-Hine report). HMSO, London.

Ford S., Lewis F., Fallowfield L.J. (1995) Psychological morbidity in newly referred outpatients with cancer. Journal of Psychosomatic Research 39:2, 193-202.

Jubelirer S.J., Linton J.C., Magnetti S.M. (1994) Reading versus comprehension: implications for patient education and consent in an outpatient oncology clinic, Journal of Cancer Education 9: 1, 26-29.

Kincaid J.P., Fishburne R.P., Rogers R.L., Chissom B.S. (1975) Derivation of a Readability Formula for Navy Enlisted Personnel, Millington, Tenn: Millington Navy Research Branch.

Ley P. (1988) Communicating with Patients. Chapman and Hall, London.

Meade C., Diekmann J., Thornhill D. (1992) Readability of American Cancer Society patient education literature. Oncology Nurse Forum 19: 1, 51-62.

NHS Management Executive (1990) A Guide to Consent for Examination or Treatment (HC(90)22). NHSME, London.

Priestley K.A., Campbell C., Valentine C.B. et al. (1992) Are patient consent forms for research protocols easy to read? British Medical journal 305, 1263-1264.

Royal College of Radiologists (1995) Adult Patient Consent an Information.: Royal College of Radiologists, London.

Zannecchia D. (1992) Writing readable informed consent forms. Applied Clinical Trials 1:1, 52-61.

Zion A., Arman K. (1989) Level of reading difficulty in the American College of Obstetricians and Gynaecologists' patient education pamphlets. Obstetrics and Gynaecology 74, 955-960.

Einführung zu Teil III: Die Rolle der Pflegenden

Die Artikel im nachfolgenden Teil dieses Buches setzen sich mit der Rolle der Pflegenden auseinander. Diese Diskussion ist für den bundesdeutschem Raum vor dem Hintergrund zu erwartender gesundheitspolitischer, demographischer und gesellschaftlicher Bedingungen von hoher Relevanz. Beispielsweise wird die zu erwartende Kürzung der stationären Verweildauer die Eigenverantwortung der Patienten und ihrer Angehörigen für die eigene Gesundheit und das Wohlergehen erhöhen. Es ist zu erwarten, dass Gesundheitsförderung, Patientenschulung sowie Anleitung und Beratung von Patienten im stationären und ambulanten Sektor in Zukunft für die Berufsgruppe der Pflegenden an Bedeutung gewinnen wird. Es gilt, die Rolle der Pflege in diesem Prozess der Veränderungen zu thematisieren und zu definieren.

Newbold untersucht, wie speziell ausgebildete Pflegende das Bewältigungsverhalten von Patienten mit Polyarthritis beeinflussen können. Er legt die These zugrunde, dass Pflegende, die Patienten mit Polyarthritis betreuen, das Wissen und die Fähigkeiten haben sollten, wie sie auf die Bewältigungsprozesse der Erkrankten im Verlauf des Krankheitsprozesses einwirken können. Als Ergebnis dieser Literaturstudie formuliert der Autor, dass speziell ausbildete Pflegende eine aktive Rolle übernehmen können, indem sie als Koordinatoren in Aktivitäten, Unterweisungen und Verordnungen anderer Gesundheitsberufe fungieren und den Patienten verschiedene aktive Handlungsoptionen und Bewältigungsstrategien im Umgang mit der Erkrankung vermitteln.

McDonald fragt, ob die Einführung des Projekts 2000 in Großbritannien tatsächlich die Pflegenden auf ihre Rolle in der Gesundheitsförderung vorbereitet. Für die Beantwortung dieser Frage interviewt sie neun Pflegende, die in Schottland nach dem Projekt 2000 ausgebildet worden sind.

Trocino u.a. als widmen sich der Einstellung von Pflegenden zur Patientenschulung und den pflegerischen Zielen, Grenzen und Bedenken. Sie haben für diese Studie einen dreiteiligen Fragebogen an 1511 Pflegende einer großen Krankenhauskette in Florida geschickt. Für die Auswertung standen ihnen 534 zurückgeschickte Fragebögen zur Verfügung. Sie haben zahlreiche Unterschiede in der Einstellung von Pflegenden ausmachen können. So beschreiben die Autoren alters-, geschlechts-, ausbildungs- und aufgabenspezifische Diskrepanzen.

Tilley u.a. stellen die Rolle von Pflege in der Patientenschulung aus der Sicht von Pflegenden und Patienten gegenüber. Die grundlegende These dieser Studie ist, dass eine unterschiedliche Wahrnehmung von Pflegenden und Patienten über die Rolle der Pflege in der Patientenschulung das effektive Lernen der Patienten beeinflusst. Um sich der Beantwortung dieser Frage zu nähern, wurde an zwei Universitätskliniken in Kanada eine Befragung von Patienten und Pflegenden durchgeführt. Die Ergebnisse dieser Studie zeigen eine Reihe von Nichtübereinstimmungen in Fragen der Bedeutung von Pflegenden in der Patientenschulung und des Zeitpunktes der Patientenschulung von Patienten und Pflegenden.
Das Ziel der Literaturstudie von Close besteht darin, zum einen den Begriff der Patientenschulung zu definieren, zum anderen ihre Notwendigkeit zu begründen und zum dritten Argumentationen zu liefern, warum die Patientenschulung eine pflegerische Aufgabe sein soll.

Bewältigungsstrategien bei Polyarthritis. Wie können speziell ausgebildet Pflegende das Bewältigungsverhalten beeinflussen und für bessere Ergebnisse sorgen?*

David Newbold

Einleitung

Nach Khan et al. (1994) ist Bewältigung das zentrale Thema in den meisten oder sogar in allen täglichen Pflegesituationen. Die Pflegenden sollten in der Lage sein, das Bewältigungsverhalten ihrer Patienten einzuschätzen und dies mit Patienten und anderen beteiligten Berufsgruppen zu besprechen. Die Pflegenden sollten notwendige Änderungen im Bewältigungsverhalten der Patienten einleiten und deren Einsatz und Wirksamkeit evaluieren können. Die Ergebnisbewertung kann mit Erhebungen des Gesundheitsstatus, der Lebensqualität oder anderer brauchbarer Instrumente geschehen. In der Praxis kommt es jedoch vor, dass die Pflegenden diese Ziele nicht erreichen.

Nach Gonzalez et al. (1990) ist es eine wichtige Aufgabe der Gesundheitsberatung, dem Patienten mit Polyarthritis zu helfen, mit seiner Krankheit zu leben, aber in einer britischen Studie über die Rolle der Fachpflegende für Rheumatologie (Phelan et al. 1992) wurde festgestellt, dass Bewältigung nicht erwähnt wurde, obwohl die befragten Pflegenden die Schulung für diese Patienten als Teil ihrer Rolle ansahen. Für Patienten ist die Art ihres Umgangs mit den spezifischen Stressoren, die sowohl mit der chronischen Krankheit selbst als auch mit der medizinischen und chirurgischen Behandlung verbunden sind, ein wichtiger Faktor in ihrem Leben mit der Krankheit und ihrem Wohlbefinden (Auerbach 1989). Aus diesem Grund ist es in der Pflege von Patienten mit Polyarthritis besonders wichtig, dass die Pflegenden das Wissen und die Fähigkeiten haben, Bewältigungsprozesse zu beeinflussen. Das Ziel dieser Studie ist es, die Entwicklung dieser Fähigkeiten und des Wissens durch die Darstellung der Literatur zu Bewälti-

* Aus: Journal of Clinical Nursing 1996; übersetzt von Judith Frey und Elisabeth Drerup.

gungsverhalten bei Patienten mit Polyarthritis zu fördern. Das biopsychosoziale Krankheitsmodell nach Engel wird beschrieben und am Beispiel des Bewältigungsmodells von Lazarus-Folkmann (1984) vorgestellt, obwohl es auch andere Modelle für die Bewältigung gibt. Nach Gonzalez et al. (1990) ist das Bewältigungsmodell von Lazarus-Folkman gut mit anderen Theorien wie beispielsweise der Theorie über die Eigenverantwortung der Patienten von Bandura (1982) einsetzbar. Die Stressoren, die sowohl bei der Manifestation als auch im weiteren Verlauf von Polyarthritis auftreten, werden in der neueren Literatur beschrieben und hier vorgestellt. Die Literatursichtung wird auch Bewältigungsverhalten in den frühen und in den späten Phasen der Krankheit umfassen und die Beziehung zwischen diesem Verhalten und seinen Auswirkungen untersuchen. Die Studie schließt mit einer Diskussion über die Bedeutung dieser Ergebnisse für die Pflege.

DAS BIOPSYCHOSOZIALE MODELL VON ENGEL UND POLYARTHRITIS

Das biopsychosoziale Krankheitsmodell wurde von Engel (1977) als Reaktion auf das traditionelle biomedizinische Krankheitsmodell entwickelt. Das biomedizinische Krankheitsmodell versucht pathologische Prozesse zu erkennen, zu beschreiben und zu beeinflussen und basiert auf der Annahme, dass Krankheit aus pathologisch veränderten physiologischen und biochemischen Zuständen entsteht. Parker et al. (1993) behaupten, dass dieser Ansatz in der Behandlung von bestimmten Krankheiten durchaus erfolgreich gewesen ist. Laut Engel (1977) gilt dies jedoch nicht für chronische Erkrankungen wie Polyarthritis. Jede Änderung im Gesundheitsstatus und dem Grad der Behinderung ist nicht allein den biomedizinischen Prozessen chronischer Erkrankungen zuzuschreiben. Nach Engel werden die Wirkungen chronischer Krankheiten auch von psychosozialen Faktoren beeinflusst, die ein multifaktoriell bedingtes Krankheitsgeschehen wahrscheinlich machen. Gerade weil psychische Stressoren chronische Krankheitsprozesse beeinflussen, müssen Patienten, die an chronischen Erkrankungen wie Polyarthritis leiden, in der Lage sein, mit multiplen Stressoren umzugehen, die im Verlauf der Erkrankung selbst und bei der klinischen Behandlung auftreten.

Polyarthritis beginnt typischerweise mit Schmerzen und Entzündung in einem oder mehreren Gelenken ohne anhaltende Behinderung. Wird die Erkrankung nicht behandelt, kommt es zunehmend zu Deformierung und Instabilität der Gelenke (Akil & Amos 1995a). Krankheitsverläufe mit Perioden des Krankheitsstillstandes und Perioden hoher Aktivität mit schmerzhaften Intervallen sind bekannt. Dieser schubweise Verlauf wird als „Aufflammen" bezeichnet und kann mit funktionellen Einschränkungen einhergehen. Häufiges Ergebnis der zunehmenden Deformierungen und Zerstörungen der Gelenke sind Schäden, die mit Schmerzen, geschwollenen und weichen Gelenken, eingeschränkter Bewegung der betroffenen Gelenke und Kraftverlust einhergeht. Diese Beeinträchtigungen führen in unterschiedlichem Ausmaß zu funktionellen Einschränkungen in verschiedenen Bereichen, einschließlich Erschöpfung, reduziertem Gehvermögen, gesteigerter Ängstlichkeit, depressiven Verstimmungen und steigendem Selbstpflegedefizit. Im Ergebnis führen diese funktionellen Einschränkungen zu mehr oder weniger ausgeprägten Behinderungen, die die Patienten mit Polyarthritis in ihrem sozialen Leben, in ihren Freizeitaktivitäten, im Familien- und Berufsleben einschränkt. Woolf (1988) beschreibt drei typische Muster oder Krankheitsverläufe von Polyarthritis: (A) fulminanter Verlauf, (B) schubweiser Verlauf und (C) kontinuierlicher Verlauf mit zunehmenden Schäden. Diese Verlaufsformen sind in Abbildung 1 dargestellt.

Abbildung 1: Drei mögliche Verlaufsformen von Polyarthritis: (A) fulminanter Verlauf; (B) schubweiser Verlauf; (C) kontinuierlicher Verlauf mit zunehmenden Schäden.

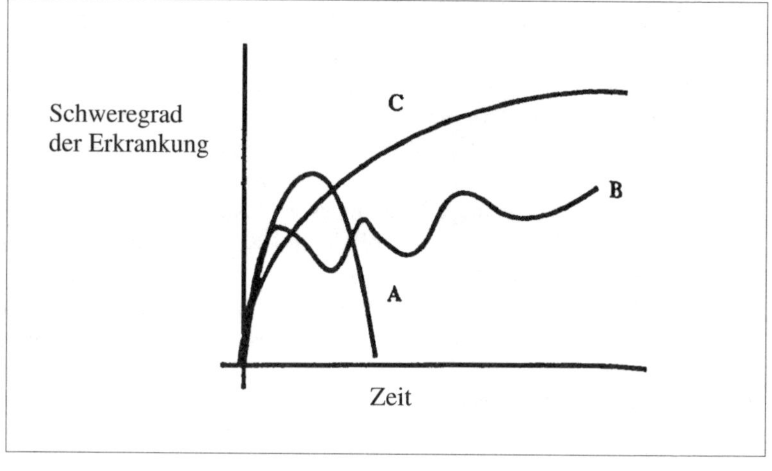

Bei jedem einzelnen Patienten kann diese chronische Erkrankung einen individuellen Krankheitsverlauf nehmen, der sich durch die Interaktion von Krankheitsprozessen, medizinischer Behandlung, individuellen Stressoren und Bewältigungsstrategien ergibt. Das biopsychosoziale Modell von Engels (1977) stellt sowohl eine Beschreibung der zahlreichen möglichen Einflüsse auf den Verlauf von Polyarthritis als auch eine Grundlage für multidisziplinäre Interventionen zur Verfügung.

DAS BEWÄLTIGUNGSMODELL VON LAZARUS-FOLKMAN

Das bekannte Bewältigungsmodell von Lazarus-Folkman betrachtet Bewältigung als eine spezifische Anzahl von kognitiven und verhaltenspsychologischen Antworten auf Ereignisse, die als stressgeladen erlebt werden (Lazarus & Folkman 1984). Die Autoren behaupten:

> „Personen ändern kontinuierlich ihre Verhaltensgrundlagen und Verhaltensanstrengungen entsprechend der äußeren und inneren Anforderungen, die an sie gestellt und als belastend oder als nicht zu bewältigen erlebt werden."

Der Bewältigungsprozess in diesem sogenannten kognitiven Bewertungsmodell beinhaltet zwei Bereiche: die problemzentrierte oder instrumentale Bewältigung und die gefühlszentrierte Bewältigung.

Nach Auerbach (1989) ist die problemzentrierte Bewältigung eine Aktivität, die darauf zielt, die Wirkungen von Stressoren zu modifizieren, zu vermeiden oder zu minimieren und ein kognitiver Prozess, der Vertrauen in die Beherrschbarkeit von Stressoren herstellt. Die gefühlszentrierte Bewältigung ist nach Auerbach (1989) die Aufhebung von unerwünschten Gefühlen, die aus der Erfahrung mit Stressoren resultieren.

Der Prozess der Bewältigung im Modell nach Lazarus-Folkman verläuft in verschiedenen Stufen. Am Beginn steht nach Cohen und Lazarus (1979) das erste Bewerten der aktuellen Bedrohung für den Einzelnen und/oder das erste Bewerten des potentiellen Schadens bei Auftreten der Krankheit. Für Newman und Revenson (1993) beinhaltet das erste Bewerten eine Einschätzung bestehender und/oder kommender Grenzen. Manne und Zautra (1992) stimmen dieser Ansicht in ihrer Arbeit zu. Aber sie behaupten, dass obwohl das erste Bewerten bei Polyarthritis sehr wichtig ist, es noch nicht die Krankheitsschübe vorhersehen lässt. Die Autoren scheinen damit zu meinen, dass Patienten mit Polyarthritis krankheitsbegünstigende Stressoren aus ihrer Lebenswelt nur bewerten können, wenn sie Krankheitsschübe

vorhersehen können. Es gibt Hinweise, dass Patienten mit Polyarthritis das Auftreten von Krankheitsschüben auf psychische und andere Stressoren zurückführen. Beispielsweise benannten die meisten Informanten in einer Untersuchung von Affleck et al. (1987) psychischen Stress als Ursache für einen aktuellen Krankheitsschub.
Diesem ersten Bewerten folgt das sogenannte zweite Bewerten. Damit ist die Art, wie ein Patient mit den Stressoren umgeht, gemeint. Ein Patient mit Polyarthritis wägt in diesem Stadium ab, ob er in der Lage ist, die bedrohenden Stressoren zu bewältigen. Manne und Zautra (1992) behaupten, dass das Bewältigungsverhalten die psychologischen und biologischen Wirkungen eines bedrohlichen Ereignisses beeinflusst und die Bewältigung eine wichtige Rolle bei den zahlreichen Stressoren und dem Fortschreiten der Krankheit bei einzelnen Patienten spielt.
Eine dritte Stufe des kognitiven Bewertens ist die Einschätzung der Bewältigungsstrategien durch den Patienten selbst (Lazarus und Folkman 1984). Dieses Einschätzen kann nach Manne und Zautra (1992) zu einer grundlegenden Änderung der eingesetzten Bewältigungsstrategien führen. Obwohl McHaffie (1992) behauptet, dass die Pflegenden diese Stufe des kognitiven Bewertens beeinflussen können, ist leider in ihrer Arbeit die Beschreibung des Bewältigungsverhaltens bei Patienten zu ungenau und vermittelt keinen Einblick in die Art der Stressoren, der Bewältigungsstrategien oder der spezifischen Interventionsstrategien bei Polyarthritis.

DIE EINZELNEN STRESSOREN BEI POLYARTHRITIS

Chronische Erkrankungen zeigen verschiedene Stressoren mit jeweils eigenen Mustern. Diese Muster werden anhand zweier chronischer Erkrankungen aufgezeigt. Bei Tumorerkrankungen werden besonders Todesangst, zwischenmenschliche Probleme, berufliche Diskriminierung und der Behandlungsweg selbst als Stressoren wahrgenommen. Menschen mit Diabetes mellitus hingegen leiden unter der täglichen Anpassung ihres Lebensstils an diätetische Anforderungen und/oder Blutzuckerkontrollen, verbunden mit der Verabreichung von Insulin (Auerbach 1989).
Revenson und Felton (1985) verglichen in ihrer Studie die Stressoren von vier chronischen Erkrankungen, einschließlich Polyarthritis. Sie stellten fest, dass ein eingeschränkter Lebensstil, reduzierte Mobilität und Schmerzen spezifische Stressoren sind, welche die Polyarthritis von Tumorerkran-

kungen, Diabetes und Bluthochdruck unterscheiden. Cohen et al. (1986) erkannten Schmerzen, Immobilität, Probleme der Selbstfürsorge und Bedrohungen des Selbstvertrauens als typische Stressoren bei Polyarthritis. Foxhall et al. (1989) ermittelten das Erschöpfungssyndrom, Sorgen über die Zukunft, Sorgen über pflegerische Versorgungslücken und partnerschaftliche Probleme als wichtige Stressoren bei Polyarthritis. Als weitere Stressoren werden Anforderungen des sozialen Lebens, Freizeitaktivitäten und sexuelle Beziehungen genannt. Newman und Revenson (1993) untersuchten spezifische Stressoren wie Gelenksteifheit; Entscheidungen über die Behandlung; Information der Familie über die Erkrankung; krankheitsbedingte Änderungen im täglichen Leben; die Behandlung selbst, die unangenehm sein kann; Schmerzen und Unsicherheit über akute Krankheitsschübe und Langzeitfolgen.

Stressoren im Zeitverlauf

Bei Patienten, die an Polyarthritis leiden, kann die individuelle Wahrnehmung eines möglichen Stressors davon abhängig sein, ob sich die Erkrankung in einem frühen Stadium befindet oder bereits fortgeschritten ist. In den frühen Stadien bilden die Patienten meist homogene Gruppen in Abhängigkeit von klinischen Formen der Krankheit und sie müssen mit aktuellen Stressoren fertigwerden, wie der Familie die Diagnose mitzuteilen, mit Medikamenten und Behandlungen umzugehen, berufliche Möglichkeiten zu überprüfen, soziale Optionen wahrzunehmen und prognostische Ungewissheit bewältigen können (Newman & Revenson 1993). Im fortgeschrittenen Stadium der Krankheit nehmen die Unterschiede in den Krankheitsverläufen zu, wie sich in individuellen Verlaufskurven in Abbildung 1 zeigt (Woolf 1988); ebenso wie die individuelle Wahrnehmung von Stressoren und ihre Ausprägung, das Bewältigungsverhalten und die Auswirkungen der Krankheit (Newman und Revenson 1993). Notwendigerweise verschwinden bestimmte Stressoren beim Fortschreiten der Krankheit nicht. Einige von ihnen – beispielsweise Schmerzen und Bewegungseinschränkungen – können zunehmen und werden von den Patienten entsprechend schwerer bewältigt (Newman & Revenson 1993).

ERGEBNIS DER BEWÄLTIGUNGSSTRATEGIEN

Nach der Untersuchung der verschiedene Arten von Stressoren, die von Patienten, die unter Polyarthritis leiden, benannt wurden, werden nun die verschiedenen Bewältigungsstrategien beschrieben und ihre Auswirkungen auf die Polyarthritis diskutiert. Revenson et al. (1991) untersuchten Bewältigungsstrategien für Stressoren wie Schmerzen und Bewegungseinschränkungen in frühen Stadien der Erkrankung und ermittelten 11 unterschiedliche Verhaltensweisen. Übereinstimmend mit dem Bewältigungsmodell von Lazarus-Folkman haben Newman und Revenson (1993) diese Bewältigungsstrategien später in problemzentrierte und gefühlszentrierte Verhaltensweisen unterteilt (Abbildung 2).

Abbildung 2: Problemzentrierte und gefühlszentrierte Bewältigungsstrategien bei Polyarthritis

Problemzentrierte Bewältigungsstrategien:	Gefühlszentrierte Bewältigungsstrategien:
Nachdenken über Lösungsmöglichkeiten	Ablenken, Vermeiden
Informationen einholen	Emotionales Beschreiben der Krankheit
Direktes, gezieltes Handeln	Positive Aussagen zum Befinden machen
Entspannen	Akzeptieren
	Unterstützung suchen
	Professionelle Hilfe suchen
	Spirituelles Wohlbefinden suchen

In der Untersuchung von Revenson et al. (1991) wurde über alle Verhaltensweisen in mehr als 50% der Fälle mit Ausnahme von „Aufsuchen von professioneller Hilfe“ (46%) und „Suche nach Informationen“ (42%) berichtet. Die am häufigsten eingesetzten Verhaltensweisen in Bezug auf Schmerzen waren „direktes, gezieltes Handeln“ (87%), „Ablenken“ (84%), „Entspannen“ (81%), „Nachdenken über Lösungsmöglichkeiten“ (79%) und „emotionales Beschreiben der Schmerzen“ (69%). Die am häufigsten benutzten

Verhaltensweisen in Bezug auf Bewegungseinschränkungen waren „Nachdenken über Lösungsmöglichkeiten“ (87%), „Behandlungen“ (70%), „Akzeptieren“ (72%) und „Entspannen“ (68) (Revenson et al. 1991).
Ungewissheit über den Krankheitsverlauf ist ebenfalls ein wichtiger Punkt und Patienten können verschiedene Bewältigungsstrategien wie „Nichtwahrnehmung der Langzeitfolgen von Behinderung“ (möglicherweise eine Form der Verdrängung), „Glauben, dass die Krankheit zum Stillstand gekommen ist“ und „Planung der Zukunft mit starker Behinderung“ (Newman & Revenson 1993) einsetzen.
Felton und Revenson (1984) untersuchten die Auswirkungen von verschiedenen spezifischen Verhaltensweisen bei Polyarthritis und setzten dafür eine Messskala für Bewältigungsstrategien ein <Ways of coping inventory> ein. Sie fanden heraus, dass „Wunschdenken“ immer mit geringen psychischen Anpassungsleistungen verbunden war. Im Gegensatz dazu war das „Suchen nach Information“ mit einem höheren Grad von positiven Ergebnissen verknüpft und kognitive Anpassung (wie die Änderung des Blickwinkels auf die Krankheit) führte zu besseren psychologischen Ergebnissen. Parker et al. (1988a) untersuchten die Bewältigung und die Anpassung in einer Gruppe von männlichen Erkrankten und fanden, in Übereinstimmung mit den Ergebnissen von Felton und Revenson (1984), dass „Selbstbeschuldigung“ und „Wunschdenken“ mit höheren Depressionswerten und kognitive Anpassung mit geringeren Depressionswerten verbunden waren. In dieser Studie wurde ebenfalls nachgewiesen, das der Einsatz von gefühlszentrierten Bewältigungsstrategien wie „Selbstbeschuldigung“ und „Wunschdenken“ mit höheren Stressgefühlen verbunden war. Patienten, die „Suchen nach Information“ als typische Verhaltensweise zeigten, wiesen größere positive Ergebnisse auf. In ihrer Studie über individuelle Unterschiede bei Patienten mit Polyarthritis setzen Hagglund et al. (1989) Schmerzskalen und Instrumente zur Messung der funktionellen Bewegungseinschränkungen ein. Die Komponentenanalyse der Bewältigungsstrategien wies drei Faktoren auf:

- Optimistische Grundhaltung – Beten, Hoffen, Ablenken von Schmerzen, Umdeuten von Schmerz auslösenden Stimuli.
- Selbstkontrolle – Ignorieren von Schmerz auslösenden Stimuli, positive Aussagen zum Befinden, steigendes Aktivitätsniveau, Vermeiden von fatalistischem Denken.
- Änderung des Verhaltens – Einsetzen von Heizkissen, Einnehmen von Medikamenten, Ausruhen.

Korrelationen zwischen diesen drei Faktoren und den Messergebnissen von Schmerzen und funktionellen Bewegungseinschränkungen zeigten, dass Selbstkontrolle und verhaltensbedingte Bewältigungsstrategien mit weniger Schmerzen und weniger Bewegungseinschränkungen verbunden waren. Allerdings erreichten die Korrelationen bei der geringen Anzahl der Teilnehmer in dieser Studie (58) keine statistische Signifikanz.
Young wies in seiner Studie (1992) nach, dass passive, vermeidende und gefühlsbetonte Verhaltensweisen mit geringerer Anpassung, negativen Auswirkungen, geringerem Selbstbewusstsein und höheren Depressionswerten einherging. In verschiedenen Studien wurde nachgewiesen, dass bestimmte Verhaltensweisen mit Behinderungen verbunden sind. Dazu gehören „Wunschdenken", „Selbstbeschuldigung" und „Ignorieren der Bedrohung" (Parker et al. 1988b), „passive Bewältigungsstrategien" (Brown und Nicassio 1987), „Verzweiflung" (Flor & Turk 1988; Keefe et al. 1989), krankheitsbedingte kognitive Verzerrungen (Smith et al. 1988), geringe Selbstbeherrschung (Loring et al. 1989) und Hilflosigkeit aufgrund arthritischer Schäden (Nicassio et al. 1985). Im Gegensatz dazu sind aktive, problemzentrierte Bewältigungsstrategien mit positiven Gefühlen verbunden, höherer psychischer Anpassung und geringeren Depressionswerten (Young 1992).
Soziale Faktoren können ebenfalls die Anpassung des Patienten an die Krankheit beeinflussen. Manne und Zautra (1989) fanden, im Einklang mit anderen hier vorgestellten Studien, dass das „Suchen nach Informationen" und kognitives Einstellen auf die Krankheit mit weniger psychologischem Stress, „Wunschdenken" hingegen (beispielsweise der Wunsch, dass die Krankheit verschwinden soll) mit einem erhöhten psychologischen Stress in Verbindung steht. In derselben Studie hatten 103 Frauen mit Polyarthritis, die ihren Ehemann als helfend erlebten, einen größeren Einsatz von günstigen Verhaltensweisen angegeben als Patientinnen, die ihren Ehemann als kritisch erlebten und vorwiegend weniger günstige Verhaltensweisen wie „Wunschdenken" angegeben haben.

Bewältigungsverhalten im Zeitverlauf

Im Verlauf der Krankheit, beispielsweise nach mehr als 2 Jahren, kann sich die Art, wie einzelne Patienten mit der Erkrankung umgehen, ändern. Dies könnte darauf zurückzuführen sein, dass die Patienten weniger dazu neigen, die Krankheit zu negieren und die Tatsache, dass sie an einer chronischen Krankheit leiden, akzeptiert haben (Newman & Revenson 1993).

Diese Patienten haben wahrscheinlich ausreichend Zeit gehabt, Bewältigungsstrategien für die zahlreichen Stressoren der Krankheit zu entwickeln und können einen bemerkenswerten Anpassungserfolg erreichen, ungeachtet der Tatsache, ob sie Erfahrungen mit verschiedenen Bewältigungsstrategien hatten oder nicht. Newman et al. (1990) vermuten, dass die Bewältigung als verbindende Variable zwischen den Auswirkungen der Krankheit und der zukünftigen Behinderung fungieren könnte. Ein mögliches Modell für diese Vermittlerrolle der Bewältigung ist von Newman et al. (1990) beschrieben worden und in Abbildung 3 dargestellt. Ein alternatives Modell, dass der Grad der Behinderung das Bewältigungsverhalten und die psychische Befindlichkeit beeinflusst, wird ebenfalls vermutet. Diese Punkte deuten daraufhin, dass die Pflegenden den zukünftigen Grad der Behinderung durch Hilfe für die Patienten, ihr Verhalten zu ändern, beeinflussen können, oder umgekehrt, dass sie den Patienten in einem späteren Stadium der Krankheit helfen können, Bewältigungsstrategien auszuwählen, die dem gegenwärtigen Grad der Behinderung angepasst sind.

Abbildung 3: Bewältigung als verbindende Variable zwischen der Krankheit und der Behinderung

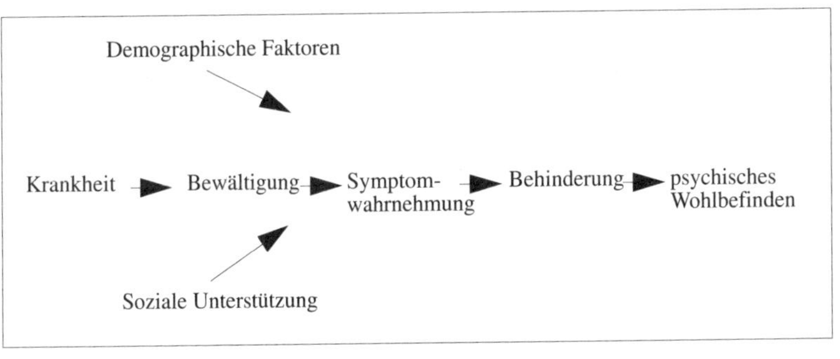

Wenn man die Stabilität der Bewältigungsstrategien im Zeitverlauf betrachtet, ist es möglich, dass einige Strategien durchgehender eingesetzt werden als andere. Eine mögliche Erklärung dafür ist, dass die Patienten ihre Verhaltensweisen ändern, wenn diese sich nicht als wirksam erweisen. Wenn man Patienten, die über steigende Wirksamkeit berichteten, vergleicht mit Patienten, die über sinkende Wirksamkeit ihrer Bewältigungsstrategien berichteten, lassen sich keine Unterschiede in der Verhaltensänderung zwischen den verschiedenen Gruppen finden (Revenson et al. 1991). Die Autoren schlossen daraus, dass die Patienten scheinbar nicht dazu neigen, eine Verhaltensweise aufzugeben, selbst wenn sie glauben, dass sie nicht hilft. Wenn dies tatsächlich zutreffen sollte und die beibehaltenen Verhaltensweisen die sind, die mit dem zukünftigen Grad der Behinderung verbunden sind, ergibt sich eine klare Interventionsbasis für die Pflegenden oder andere Berufsgruppen, diese Verhaltensweisen zu vermeiden.

Nach Newman und Revenson (1993) hat die Dauer der Erkrankung zwei Wirkungen, die sich gegenseitig ausschließen. Je länger die Krankheit dauert, desto wahrscheinlicher werden zunehmende Behinderung und sinkendes psychisches Wohlbefinden. Aber Dauer meint auch einen höheren Grad an Adaption durch individuelles Anpassen an den Krankheitsverlauf und Änderungen im sozialen Umfeld. Newman et al. (1989) stellten fest, dass höhere Behinderungsgrade mit geringerem Wohlbefinden einhergingen. Nach Berücksichtigung des Behinderungsgrades wurde der Grad des berichteten psychischen Wohlbefindens mit dem Zeitverlauf seit Diagnosestellung in Verbindung gebracht und bei den Patienten, die am längsten an Polyarthritis litten, ließ sich ein höherer Anpassungsgrad feststellen. Die Forscherinnen vermuten, dass sich einzelne Patienten in den frühen Stadien von Polyarthritis oft mit anderen gesunden Menschen vergleichen. Dieses erste Vergleichen kann die Befindlichkeit und das Selbstvertrauen angreifen, doch dieses Ergebnis ist im weiteren Verlauf der Krankheit reversibel. Änderungen werden durch den Umgang mit anderen Erkrankten unterstützt, der sich mit hoher Wahrscheinlichkeit während eines Aufenthaltes in einer rheumatologischen Fachklinik ergibt (Newman & Revenson 1993).

FOLGERUNGEN FÜR DIE PFLEGEPRAXIS

Nach Pigg (1990) können Pflegende mit der Spezialisierung Rheumatologie als Koordinatorinnen in Aktivitäten, Unterweisungen und Verordnungen anderer Gesundheitsberufe eingesetzt werden und Akil und Amos (1995b) stellen fest, dass spezialisierte Pflegende bereits in vielen rheumatologischen Einheiten eingesetzt werden. Diese Koordination kann Medikation, Übungsprogramme, gelenkschützende Maßnahmen und den Einsatz von Hilfsmitteln beinhalten und am wichtigsten, das Bewältigungsverhalten unterstützen. Gonzalez et al. (1990) schlagen vor, die Patienten zu ermutigen, solche Verhaltensweisen zu suchen, die ihnen helfen und andere Verhaltensweisen zu unterlassen, die ihnen nicht helfen. Die Pflegenden in der Rheumatologie können durch Diskussion der verschiedenen Methoden mit den Patienten diesen Prozess steuern und die Patienten ermutigen, verschiedene Methoden einzusetzen und auszuprobieren. Der bisherige Teil der Arbeit hat gezeigt, dass bestimmte Verhaltensweisen wie „Suchen von Informationen“, „optimale Schmerzkontrolle“, „realistische Gedanken über die Krankheit“, „direktes Handeln“, „Suchen von professioneller Hilfe“ und kognitive Anpassung mit besseren Ergebnissen verbunden sind. Verschiedene Verhaltensweisen, die mit schlechten Ergebnissen verbunden sind, wurden ebenfalls diskutiert, wie „Wunschdenken“, „Verzweiflung“, „Hilflosigkeit aufgrund arthritischer Schäden“, „emotionale Überlagerung“, „passives Akzeptieren“, „Vermeiden“, „krankheitsbedingtes kognitives Verzerren“, „Nicht anerkennen der Auswirkungen“ und „Selbstbeschuldigung“.

Einsatz der kognitiven Neubewertung

Kognitive Adaption ist eine wichtige Intervention um die sogenannte Hilflosigkeit aufgrund arthritischer Schäden zu vermeiden und das kognitive Verzerren der Krankheit zu ändern. Gonzalez et al. (1990) empfehlen eine Anzahl von spezifischen Handlungsschritten, die von spezialisierten Pflegenden oder Pflegeexperten eingesetzt werden können. Die einzelnen Schritte sind:

- Kranken helfen zu akzeptieren, dass eigene Überzeugungen die emotionale Befindlichkeit auch negativ beeinflussen können. Das Ziel dieses Schrittes ist die Entwicklung von Annahmen oder Überzeugungen, die die Hilflosigkeit vermindern und eine positive Anpassung fördern können.
- Die Pflegende kann dem Kranken durch Fragen helfen, irrationale Überzeugungen und ihre Grundlagen zu erkennen. Gleichzeitig kann erkannt werden, welche Annahmen wahr und welche falsch sind. Während dieses Prozesses kann die Pflegende erfahren, ob Ereignisse in Verbindung mit Polyarthritis im Bewusstsein des Kranken verzerrt vorliegen und ob die gesetzten Ziele realistisch sind.
- Die Pflegende wird dann dem Kranken helfen zu verstehen, dass die Unfähigkeit, wünschenswerte Überzeugungen oder Verhaltensweisen zu entwickeln oder weiterzuführen, oft auf diesen irrationalen Überzeugun-

gen beruht und sie kann gleichzeitig betonen, dass irrationales Denken negative Gefühle hervorruft.

- Nachdem diese ersten drei Schritte durchlaufen sind, kann die Pflegende dem Kranken helfen, irrationale Gedanken zu modifizieren und negative Annahmen über Polyarthritis in positive und realistische Gedanken über das, was passiert und was erreichbar ist, umzuwandeln.

In Verbindung mit diesen Bemühungen kann die rheumatologische Fachpflegende positives Verhalten mit besseren Ergebnissen unterstützen und Verhaltensweisen mit schlechteren Ergebnissen unterdrücken. Bestimmte Beratungsleistungen wie Information über Medikation und Krankheitsverlauf können in diesem Kontext hilfreich sein, um das problemzentrierte Bewältigungsverhalten zu fördern.

Fördern von optimalen Bewältigungsstrategien

Newman et al. (1990) wiesen nach, dass unterschiedliche Muster von Bewältigungsstrategien, die vom Patienten ausgewählt werden, in der rheumatologischen Pflege wichtig sind. Es ist beispielsweise möglich, dass eine Anzahl von positiven und negativen Verhaltensweisen vorliegt und dass die Vorteile einiger Verhaltensweisen durch die Nachteile anderer aufgehoben werden. Newman et al. (1990) untersuchten das Bewältigungsverhalten von 158 Patienten und bildeten vier unterschiedliche Gruppen (Abbildung 4). Gruppe drei neigte am wenigsten zu „Krankheitsverleugnung“, „Wunschdenken“, „Vermeidung“, „Gebet oder Religion einzusetzen“ und wiesen den niedrigsten Grad an Behinderung von allen vier Gruppen mit signifikant weniger Schmerzen und Bewegungsunfähigkeit und signifikant höheren Graden an psychischem Wohlbefinden auf. Zwei alternative Erklärungen für dieses Ergebnis wurden vermutet: entweder waren die demographischen oder sozialen Charakteristika der Gruppe oder die Änderungen im Bewältigungsverhalten verantwortlich für diese Ergebnisse.

Abbildung 4: Die Muster von Verhaltensweisen bei Patienten mit Polyarthritis nach Newman et al. (1990).

Gruppe 1 (n = 20)

- Mäßiges Suchen von Informationen,
- mäßige Übungen durchführen,

- Versuch, physisch aktiv zu sein,
- leugnen, um Schmerzen zu kontrollieren,
- nach Freunden für Unterstützung suchen,
- gegen die Krankheit kämpfen,
- Alltagsleben organisieren, um mit der Krankheit leben zu können,
- keine Gebete oder religiöse Bedürfnisse,
- keine Vorteile aus der Krankheit ziehen,
- keine Spezialkost kaufen,
- Versuche, Schmerzen alleine auszuhalten.

Gruppe 2 (n = 105)

- Nicht besonders aktiv sein,
- keine ausgewählten Bewältigungsstrategien einsetzen oder ernsthaft zurückweisen.

Gruppe 3 (n = 14)

- Versuche, aktiv zu sein,
- keine Informationen suchen,
- keine Zugeständnisse an die Krankheit im Alltagsleben,
- keine Unterstützung oder Sympathien von anderen suchen,
- keine Gebete, Wunschdenken oder Ablenken,
- Zeigen von Gefühlen und Schmerzen.

Gruppe 4 (n = 19)

- Aktiv sein, um von Polyarthritis abzulenken,
- Gebete,
- Suchen nach Unterstützung bei Freunden,
- so viel wie möglich ruhen,
- Versuche, die Gelenke zu bewegen,
- Versuche, gegen die Krankheit zu kämpfen,

- ausgesuchte besondere Diät,
- Versuche, das Gewicht zu halten oder zu verringern.

Die Pflegenden mit der Spezialisierung Rheumatologie könnten versuchen, die Entwicklung eines übergeordneten Verhaltensmusters, das mehr nützliche als schädliche Verhaltensweisen im Umgang mit der Krankheit enthält, zu fördern. Die Ergebnisse dieser Studie könnten eine Herausforderung für die pflegerische Rolle, beispielsweise im Umgang mit spirituellen Bedürfnissen eines Patienten, sein.

Natürlich sollten aber Wünsche des Patienten nach Gebet oder Ausübung seines Glaubens in der Bewältigung seiner Krankheit von den Pflegenden wie jede andere Entscheidung des Patienten respektiert werden.

Newman und Revenson (1993) beschreiben verschiedene Möglichkeiten, die pflegerisch umgesetzt werden können. Beispielsweise können die Pflegenden (oder andere Berufsgruppen) Gruppentreffen veranstalten mit dem Ziel, Bewältigungsstrategien für Polyarthritis zu entwickeln. Diese Gruppentreffen umfassen 6 bis 10 Sitzungen und stellen unterschiedliche Bewältigungsstrategien mit praktischen Übungen und Wiederholungen vor – mit der Möglichkeit, zuhause zu üben. Eine Alternative könnte der Einsatz von Selbsthilfegruppen sein, in denen Kranke über das gemeinsame Problem Polyarthritis sprechen und das gemeinsame Ziel, sich gegenseitig Hilfe zu gewähren, erreichen können. Selbsthilfegruppen, die vom therapeutischen Team geleitet werden, können Änderungen im Prozess des sozialen Vergleichens hin zu einer therapeutischen Option herbeiführen, im Gegensatz zu zufälligen Begegnungen von Patienten im Warteraum und möglichen falschen Hinweisen, die dort gegeben werden.

Bewältigungsoptionen können mit dem rheumatologischen Facharzt diskutiert werden, obwohl Ärzte möglicherweise andere Behandlungsziele haben (Newman & Revenson 1993). Die Einschätzung des Bewältigungsprozesses kann von den Pflegenden oder anderen Berufsgruppen mit dem Arzt, der hilfreiche Verhaltensweisen unterstützt und schädliche Verhaltensweisen mindert, gemacht werden. Zusätzlich können eine Fachpflegende oder ein Psychologe, die mit Bewältigungsstrategien und ihren Auswirkungen vertraut sind, individuelle Behandlungspläne erstellen, indem sie die Probleme der Patienten und ihre Verhaltensweisen überprüfen und auch verschiedene bekannte Bewältigungsstrategien aus der Literatur mit dem Patienten aushandeln.

Für Verhaltensweisen auf individueller Basis kann es nach den Ergebnissen von Manne und Zautra (1989) hilfreich sein, den Lebenspartner jedes Patienten in den Bewältigungsprozess einzubeziehen, weil unterstützende Partner anpassendes Bewältigungsverhalten unterstützen und kritische Ehepartner den Bewältigungsprozess stören können. Wie diese Interventionsprogramme gestaltet werden sollen, gehört nicht zu den Zielen dieser Studie und der interessierte Leser kann sich bei Hill (1995) informieren. Die beste Methode ist möglicherweise Gruppentreffen unter pflegerischer Leitung oder auch Einzeltreffen mit Patienten zu vereinbaren, möglich sind auch Gruppentreffen mit anschließender individueller Einzelbegleitung. Pflegeforschungsarbeiten können diese Vorgehensweisen überprüfen und die wirksamsten Methoden der Patientenberatung den Pflegenden zur Verfügung stellen.

SCHLUSS

Es gibt bereits eine umfassende Forschungsliteratur zur Bewältigung bei Polyarthritis und nach Young (1992) stimmt sie „bemerkenswert mit der Behauptung überein", dass passive, vermeidende und gefühlszentrierte Bewältigungsstrategien mit schlechten Ergebnissen verbunden sind, deutlich mehr als aktive, problemzentrierte. Die Rolle der Fachpflegenden für Rheumatologie ist relativ neu und entwickelt sich erst; in diesem Prozess sollten die Pflegenden Handlungsoptionen entwickeln, die zwischen den verschiedenen Bewältigungsstrategien der Patienten mit Polyarthritis und zukünftigen Folgen der Krankheit mit Behinderung und Stress vermitteln.

LITERATUR

Affieck G, Tennen H., Pfeiffer C. & Fifield (1987) Appraisals of control and predictability in adapting to a chronic disease. Journal of Personality an Social Psychology 53, 273-279.

Akil M. & Amos R.S. (1995a) Rheumatoid arthritis I: clinical features and diagnosis. British Medical Journal 310, 587-590.

Akil M. & Amos R.S. (1995b) Rheumatoid arthritis II: treatment: British Medical Journal 310, 652-655.

Auerbach S.M. (1989) Stress management and coping research in the health care setting: an overview and methodological commentary: Journal of Clnsultin and Clinical Psychology 57(3), 388-395.

Bandura A (1982) Self efficacy mechanism in human agency American Psychologist 31, 122-147.

Brown G.K. & Nicassio P.M. (1987) Development of a questionnaire for the assessment of active and passive coping strategies in chronic pain patients. Pain 31, 53-64.

Cohen F. & Lazaraus R. (1979) Coping with the stress of illness. In: Health Psychology -a Handbook (Stone L.C., Cohen F. & Alders N.E., eds). Jossey-Bass, San Francisco, pp 217-254.

Cohen F., Reese L.B., Kaplan GA & Riggio R.E. (1986) Coping with the stresses of arthritis. In "Arthritis and the Elderly (Haug M.R & Moskowitz R.W., eds). Springer, New York, pp 47-56.

Engel G.L. (1977) The need for a new medical model a challenge for biomedicine. Science 196, 129-136.

Felton B.J. & Revenson T.A (1984) (Coping with chronic illness a study of illness controllability and the influence of coping strategies on psychological adjustment Journal of Consulting and Clincal Psychology 52(3), 343-353.

Flor H & Turk DC. (1988) Chronic back pain and rheumatoid arthritis predicting disability from cognitive variables Journal of Behavioural Medcine 11(3),251-265.

Foxhall M.J., Kallash C. & McDermoot S. (1989) Family stress and coping in rheumatoid arthritis .Arthritis Care and Researchh 2, 114-121.

Gonzalez V.M., Goeppinger J & Lorig K. (1990) Four psychosocial theories and their applicalion to patient education and practice Arthritis Care and Research 3(3),132-143.

Hagglund K., Haley W.E., Reveille J.D. & Alarcon G.S. (1989) Predicting individual differences in pain and functional impairment among patients with rheumatoid arthritis. Arthritis and Rheumatism 32, 851-858.

Hill J. (1995) Patient education in Rheumatic disease Nursing Standard 9(25), 25-28.

Keefe F.J., Brown G.K., Wallston K.A. & Caldwell D.S (1989) Coping with rheumatoid arthritis pain catastrophising as a maladaptive strategy Pain 37,51-56.

Khan D.L., Steeves R.H. & Benoliel J.Q. (1994) Nurses' view of the coping of patiens. Social Science and Medicine 38(10), 1423-1430.

Lazarus R.S. & Folkman S. (1984) Stress Appraisal and Coping. Springer, New York.

Lorig K., Chastain R.L., Ung E., Shoor S. & Holman H.R. (1989) Development and evaluation of a scale to measure perceived self efficacy in people with arthritis. Arthritis and Rheumatism 32, 37-44.

Manne S.L. & Zautra A.J. (1989) Spouse criticism and support: their association with coping and psychological adjustment among women with rheumatoid arthritis. Journal of Personality and Social Psychology 56(4), 608-617.

Manne S.L. & Zautra A.J. (1992) Coping with arthritis: current status and critique. Arthritis and Rheumatism 35(11), 1273-1280.

McHaffie H.E. (1992) Coping: an essential element of nursing. Journal of Advanced Nursing 17, 933-940.

Newman S, Fitzpatrick R., Lamb R. & Shipley M. (1989) The origins of depressed mood in rheumatoid arthritis. Journal of Rheumatology 16(6), 740-744.

Newman S, Fitzpatrick R., Lamb R. & Shipley M. (1990) Patterns of coping in rheumatoid arthritis. Psychology and Health 4, 187-200.

Newman S.P. & Revenson T.A (1993) Coping with rheumatoid arthritis. In Psychological Aspects of Rheumatic Diseases (Shipley M. & Newman S.P., eds). Balliere's Clinical Rheumatology, Vol. 7, Nor.2. Bailliere Tindall, Edinburgh, S. 259-280.

Nicassio P.M., Wallston K.A., Callahan L.F., Herbert M. & Pincus T. (1985) The measurement of helplessness in rheumatoid arthritis: the development of the arthritis helplessness index. Journal of Rheumatology 12, 462-467.

Parker J.C., Bradley L.A. et al. (1993) Biopsychosocial contributions to the management of arthritits disability. Blueprints from an NIDRR-sponsored conference. Arthritis and Rheumatism 36(7<9 ,885-889.

Parker J.C., Frank R.G., et al. (1988a) Pain management in rheumatoid arthritis patients. A cognitive-behavioural approach. Arthritis and Rheumatism 31(5), 593-601.

Parker J.C. Mc Rae C., Smair K.L., et al (1988b) Coping strategiers in rheumatoid arthritis. Journal of Rheumatology 15,1376-1383.

Phelan M.J. I., Byrne J., Campbell A. & Lynch M.P. (1992) A profile of the rheumatology nurse specialist in the United Kingdom. British Journal of Rhematology 21(12). 858-859.

Piggs J.S. (1990) Rheumatology Nursing: Evolution of the role and functions of subspeciality (editorial). Arthritis Care and Research 3(3), 109-115.

Revenson T.A. & Felton B.J. (1985) Perceived stress in chronic illness: a comparative analysis of four diseases. Paper presented at the Annual Meeting of the Gerontological Society, New Orleans, LA, November.

Revenson T.A., Schiaffino K.M., Majerowitz S.D. & Gibofsky A. (1991) Social support as a double-edged sword: the relation of positive and problematic support to depression among rheumatoid arthritis patients. Social Science and Medicine 33(7), 807-813.

Smith T.W., Peck J.R., Milano R.A. & Ward J.R. (1988) Cognitive distortion in rheumatoid arthritis: relation to depression and disability. Journal of Consulting and Clinical Psychology 56,412-416.

Woolf A.D. (1988) Setting the scene and posing the questions. British Journal of Rheumatology 27 (Suppl 1), 1-4.

Young L.D. (1992) Psychological factors in rheumatoid arthritis. Journal of Consulting and Clinical Psychology 60(4), 619-627.

Die Rolle der im Projekt 2000 ausgebildeten Pflegenden in der Gesundheitsförderung im Krankenhaus*

Elizabeth McDonald

Einleitung

In den letzten Jahren richtet sich das Hauptaugenmerk im Gesundheitswesen weniger auf das Krankheitsgeschehen als auf die Förderung von Gesundheit und Wohlbefinden. Viele Initiativen haben diesen Perspektivenwechsel gefordert, beginnend mit der Erklärung der Weltgesundheitsorganisation von Alma-Ata 1978 und der Ottawa Charta 1986 mit der Entwicklung gesundheitsfördernder Handlungskonzepte für Personen, Gemeinden und Regierungen. Im Zusammenhang mit diesen Forderungen geht der Trend zu einem neuen öffentlichen Gesundheitsbegriff, der die Zusammenarbeit aller staatlichen und privaten Institutionen verlangt, um Bedingungen für Gesundheit in allen öffentlichen Verordnungen zu schaffen (Naido & Wills 1994).

Verschiedene Länder in der ganzen Welt haben ihre Unterstützung für die Bemühungen „Gesundheit für alle" und für die Erklärung von Ottawa zugesagt. „Der neue Artikel 129 in der Vereinbarung von Rom, niedergelegt im Vertrag von Maastricht, stellt auf dem Gebiet des europäischen Gesundheitswesens die Handlungsbereiche Gesundheitsschutz und Gesundheitsförderung in den Vordergrund" (Standing Nursing and Midwifery Advisory Committee 1995, S.11). Die britische Regierung hat in ihren Erklärungen zur „Gesundheit der Nation" (Secretary of State for Health 1992) und der entsprechenden Erklärung des schottischen Ministeriums „Scotlands Health: a challenge to us all" (1992) Richtlinien für Gesundheit erarbeitet mit dem Ziel, heutige Gesundheitsprobleme an verschiedenen Fronten zu bearbeiten, einschließlich der Gesundheitsförderung und der Krankheitsverhütung und betonte die besondere Rolle, welche die verschiedenen Berufsgruppen im Gesundheitswesen in der Gesundheitsförderung einnehmen werden.

* Aus: Nurse Education Today 1998; übersetzt von Judith Frey und Elisabeth Drerup.

Besonders die Pflegenden als größte Berufsgruppe im Gesundheitswesen haben eine einzigartige Möglichkeit mit Personen, Familien und Gemeinden eng zusammenzuarbeiten und werden eine Hauptrolle in der Gesundheitsförderung spielen. Das <Royal College of Nursing> (1989) schlägt vor, dass die Pflege sich professionalisiert, indem sie "Aktivitäten für die Gesundheitsförderung und die Krankheitsverhütung entwickelt und die Selbstverantwortung der Einzelnen für ihre Gesundheit stärkt" (S.6). Neuere Pflegetheorien haben übereinstimmend mit dieser Forderung das Ziel von Pflege als „Gesundheit erreichen" definiert und explizit nicht als Management von Krankheit und ihren Folgen. „Gesundheit wird in den heutigen Pflegetheorien als dynamischer Zustand beschrieben, der sich im Zeitverlauf ändert und sich den Lebensumständen entsprechend wandelt" (Chinn & Jacobs 1987, S.43).Die Rolle der Pflegenden ist dann, dem Patienten zu helfen, sich diesen Lebensumständen „anzupassen".

LITERATURSICHTUNG

Die Pflegenden wollen eine Rolle in der Gesundheitsförderung übernehmen (Gott & O'Brian 1990a, McBride 1994), aber sie sind, besonders im Krankenhaus, schlecht auf diese Aufgabe vorbereitet (Faulkner 1980, Syred 1981, MacLeod-Clark et al. 1987, Tilley et al.1987, Milde & Heim1991, Tu 1991). In dieser Hinsicht werden ihr Wissen und ihre Fähigkeiten heute allgemein als nicht ausreichend betrachtet (Faulkner & Ward 1983, Close 1988, Boswell et al. 1990, Tu 1991, Delaney1994). Im Besonderen werden die Bereiche Kommunikation (Ismail 1983, Visser 1984, Faulkner 1984, MacLeod-Clark & Web 1985, MacLeod-Clark et al.1987, Swaffield 1990, Stockhausen 1994), interpersonelle Fähigkeiten (Long & Irving 1993, Stockhausen 1994), Lehren und Lernen (Beaver 1986, Boswell et al. 1990, Venkatamana 1990, Long & Irving 1993), Förderung (Swaffield 1990), Entwicklung einer helfenden Beziehung, welche die Patienten in die Lage versetzt, selbst zu entscheiden (MacIntosh 1995), anwaltschaftliches Handeln (Spellbring 1991), kritisches Denken (Hills und Lindsey 1994), Managementfähigkeiten (Spellbring 1991, King 1994) und politisches Denken (Delaney 1994) genannt.

Dieser offensichtliche Mangel bei den Pflegenden wurde auf die unzureichende Ausbildung zurückgeführt, die im Lehrplan die Entwicklung dieser Fähigkeiten nicht berücksichtigt (Randell 1982, Faulkner 1984, Visser

1984, Close 1988, Gott & O'Brie 1990b, Higgins 1991, Hills et al 1994, McBride 1994, Milde & Heim 1991). Erfahrungen aus anderen Ländern lassen vermuten, dass Änderungen in der Pflegeausbildung, die sich hinweg vom „medizinischen Modell“ zu einem Modell der „Gesundheit“ bewegt, sehr erfolgreich für die Übernehme der Gesundheitsförderung ist (Syred 1981, Bestard & Courtenay 1990, Leino-Kilpi & Tuomaala 1991, Stockhausen 1994). In Großbritannien hat sich mit dem „Projekt 2000: eine neue Vorbereitung auf die Praxis“ (UKCC 1986) die Pflegeausbildung vom medizinischen Modell zu einem Gesundheitsmodell gewandelt und beinhaltet nun im Einklang mit dem neuen öffentlichen Gesundheitsbegriff die Entwicklung notwendiger pflegerischer Fähigkeiten für die Gesundheitsförderung. Das Projekt 2000 scheint damit den Bedürfnissen der Pflege im Hinblick auf ihre Rolle in der Gesundheitsförderung besser zu entsprechen (McLeod-Clark et al. 1987, Gott & O'Brien 1990b, Delaney 1994).

Es gab auch viele Diskussionen über den Wert der klinischen Ausbildung für die Entwicklung der Fähigkeiten zur Gesundheitsförderung (Tu 1991) und die spezifische Vorbereitung der Praxisanleiterinnen (Randell 1984, Clarke 1991, Delaney 1994). Viele Lehrpläne des Projekts 2000, einschließlich des Curriculums, das in dieser Studie genauer untersucht wird, enthalten spezielle Kurse für die Praxisanleiterinnen, um das Lernen der Schülerinnen in der klinischen Ausbildung zu erleichtern.

Es hat bisher wenig Untersuchungen gegeben, um zu belegen, dass das Projekt 2000 in der Vorbereitung von Pflegenden für ihre Rolle in der Gesundheitsförderung erfolgreich ist, obwohl einige vorläufige Ergebnisse vorliegen. In der Studie von Mitchinson (1995) werden Verbesserungen nachgewiesen, während in der Studie von Smith et al. (1995) bezweifelt wird, dass sich viel geändert hat.

METHODEN

Ziel dieser Studie war es, nach dem Projekt 2000 ausgebildete Pflegende im Hinblick auf ihre Rolle in der Gesundheitsförderung zu untersuchen und einzuschätzen, ob sich die Pflegenden auf diese Aufgabe besser vorbereitet fühlen. Diesem Ziel entsprechend wurden qualitative Verfahren eingesetzt. Qualitative Forschung hat ihren Ursprung in den Sozialwissenschaften und benutzt den phänomenologischen Ansatz, der die Sichtweisen der Informanten genauer untersucht und ihren individuellen Standpunkt genauer zu verstehen sucht (Couchman & Dawson 1990). Der spezielle Vorteil der qualitativen Methoden ist es, dass sie Fragen der Informanten zulassen und so ein klareres Bild der persönlichen und kollektiven Motivationen und offensichtlicher Unstimmigkeiten in der Praxis liefern können (Reinharz 1979, zitiert nach Gott & O'Brien 1990a). Diese Offenheit in den qualitativen Verfahren wird meist als „Reichtum" der Information bezeichnet und ist mit quantitativen Methoden nicht zu erreichen. Qualitative Ansätze lassen jedoch naturgemäß eine Verallgemeinerung der Ergebnisse auf andere Kontexte nicht zu (Cormack 1991).

An dieser Untersuchung nahmen neun Pflegende teil, die ihre Ausbildung nach dem Projekt 2000 in einer Krankenpflegeschule in Schottland erhalten hatten und zum Untersuchungszeitpunkt in allgemeinen Krankenhäusern arbeiteten. Mit jeder dieser Informantinnen wurde ein Interview geführt. Ihre Anzahl wurde als ausreichend für das Ziel der Studie angesehen und diese selbst konnte im gesetzten Zeitrahmen durchgeführt werden. Die Auswahl der Teilnehmerinnen war „zufällig", das heißt, die am leichtesten erreichbaren Pflegenden wurden in die Studie aufgenommen (Polit & Hungler 1995). Alle Teilnehmerinnen hatten denselben Ausbildungsgang absolviert und hatten zum Untersuchungszeitpunkt einen Arbeitsplatz im örtlichen allgemeinen Krankenhaus. Diese Art der Teilnehmerauswahl ist sehr einfach aber möglicherweise problematisch, was dic Verallgemeinerbarkeit der Ergebnisse betrifft. Dieser Nachteil kann im Verhältnis zum „Reichtum" der Daten vernachlässigt werden. Die Teilnehmerinnen wurden mittels halbstrukturierter Interviews befragt, alle Interviews wurden auf Band aufgenommen und kurze Zeit später transkribiert, um eine detaillierte Untersuchung und Analyse zu ermöglichen.

Halbstrukturierte Interviews erlauben die unterschiedliche Formulierung von Fragen an die Studienteilnehmer und auch eine Änderung in der Abfolge der Fragen, weil die Beantwortung einer Frage den Inhalt einer anderen beeinflussen kann (Oppenheim 1976). Das halbstrukturierte Interview bildet einen „Leitfaden" der flexibel einsetzbar ist und dem Interviewer erlaubt, bestimmte Teilbereiche tiefer zu untersuchen (Couchman & Dawson 1990). Das Verhalten des Interviewers ist non-direktiv und er vermeidet zustimmende oder ablehnende Äußerungen, die die Aussagen der Interviewten beeinflussen können (Haralambos & Heald 1987).

Um die Glaubwürdigkeit der Ergebnisse zu sichern, wurde der Interviewleitfaden von Pflegekolleginnen der Forscherin, die einen Expertenausschuss bildeten, (Morse 1991) kritisch durchgesehen und vor Beginn der

Untersuchung einem Pretest mit zwei Pflegenden in einem örtlichen Lehrkrankenhaus unterzogen. Diese Maßnahme sicherte die "Verlässlichkeit" der gesammelten Daten. Verlässlichkeit bedeutet, dass die Studie methodisch korrekt durchgeführt wurde und die Ergebnisse die Erfahrungen der Informantinnen korrekt wiedergeben (Baillie 1995). Leininger, zitiert nach Baillie (1995), behauptet, dass Verlässlichkeit ein besserer Indikator der Vertrauenswürdigkeit in der qualitativen Forschung ist als Validität und Reliabilität, die der quantitativen Forschung angemessener sind.

ERGEBNISSE

Die Inhaltsanalyse der transkribierten Interviews führte zu verschiedenen Kodierungen, die in fünf Kategorien zusammengefasst werden konnten. Diese Kategorien waren:

- Konzepte der Gesundheitsförderung,
- Fähigkeiten für die Gesundheitsförderung,
- Einbeziehen von anderen Diensten oder Berufsgruppen,
- Notwendiges zusätzliches Wissen für die Gesundheitsförderung,
- Vorbereitung auf eine Rolle in der Gesundheitsförderung.

Konzepte der Gesundheitsförderung

Alle interviewten Pflegenden meinten, dass die Gesundheitsförderung Teil ihrer täglichen Arbeit sei, obwohl bis zu einem gewissen Grad Unterschiede festzustellen waren. Der Begriff Gesundheitsförderung wurde im Zusammenhang mit Schulungen für einen gesünderen Lebensstil oder im Zusammenhang mit Patientenschulungen bezüglich einer bestimmten Krankheit, für die der Patient behandelt wurde, definiert. Abgesehen von diesem „traditionellen“ Begriff von Gesundheitsförderung gab es jedoch Hinweise auf ein breiteres Konzept von Gesundheitsförderung. Es wurde im Kontext der Tertiärprävention diskutiert. Eine Pflegende sagte:

> „Gesundheitsförderung kann alles sein ... einfach jemandem Auskunft über sein Befinden bei der Aufnahme zu geben bis zur konkreten Hilfe für den Patienten, sein Befinden zu verbessern, seinen Lebensstil zu fördern oder auch weitere Verschlechterungen in seinem Zustand zu verhindern, Gesundheitsförderung beinhaltet alles dies.“

Gesundheit wurde nicht nur als physisches Wohlbefinden und die Abwesenheit von Krankheit definiert, sondern schloss auch psychosoziale Faktoren wie die Lebensumstände zu Hause, Gefühle der Unabhängigkeit, Selbstwertgefühl und den psychischen Zustand des Patienten mit ein.

Fähigkeiten für die Gesundheitsförderung

Alle Studienteilnehmerinnen wiesen auf die besondere Bedeutung von kommunikativen, beratenden und persönlichen Fähigkeiten für ihre Rolle in der Gesundheitsförderung hin wie Ansprechbarkeit, Aufrichtigkeit, Offenheit, aktives Zuhören, Empathie, Herstellen von Beziehungen zu Patienten und nichtverurteilende Haltung. Didaktische Fähigkeiten wurden ebenfalls für wichtig erachtet, aber zu einem deutlich geringeren Ausmaß, obwohl besondere Aufmerksamkeit auf die Lernbedürfnisse des einzelnen Patienten im Hinblick auf den Einsatz von Umgangssprache, schrittweises Vorgehen und Überprüfen des Wissens gelegt wurde. Konzepte wie das "Aushandeln" tauchten in einigen der Interviews auf und zeigten die Bereitschaft der Pflegenden, ihre Aktivitäten nach den Bedürfnissen der Patienten auszurichten und sie in den Prozess einzubeziehen. Dieses Einbeziehen des Patienten in die Gesundheitsförderung erscheint im Einklang mit dem Konzept der Stärkung [empowerment] des Patienten und wurde in einzelnen Interviews näher erläutert. Eine Pflegende sagte:

> „(Gesundheitsförderung ist) sie zu schulen wie sie sich am besten selbst helfen können ... und ihnen zu helfen, sich selbst zu helfen.“

Einbeziehen von anderen Diensten oder Berufsgruppen

Im Kontext der Gesundheitsförderung sprachen die Pflegenden ausführlich über das Einbeziehen von anderen Diensten oder Berufsgruppen mit Betonung auf Zusammenarbeit in einem multidisziplinären Team. Aber dieses Einbeziehen scheint auf Berufsgruppen im Gesundheitswesen beschränkt zu sein und andere öffentliche Dienste auszuschließen.

Notwendiges zusätzliches Wissen für die Gesundheitsförderung

Die Frage nach zusätzlichem notwendigen Wissen wurde meist entweder in Beziehung zum Befinden oder zur Krankheit des Patienten gesetzt oder auf andere verfügbare Dienst und Angebote zur Gesundheitsförderung bezogen.

Vorbereitung auf eine Rolle in der Gesundheitsförderung

Alle Informantinnen fühlten sich auf eine Rolle in der Gesundheitsförderung vorbereitet, obwohl sich der Grad der Vorbereitung im Einzelnen unterschied. Wenn sich die Pflegenden jedoch deutlich weniger positiv über ihre Erfahrungen in der Gesundheitsförderung äußerten, bezog sich dies auf spezifischeres oder spezielleres Wissen für bestimmte Patientengruppen an ihrem Arbeitsplatz, das sie nicht in ihrer Grundausbildung erwerben konnten, und weniger auf Mängel in ihrer Ausbildung. Einige Pflegende beurteilten explizit ihre klinischen Praxiserfahrungen in ihrer Ausbildung als sehr günstig für die Entwicklung von Fähigkeiten, um ihre Rolle in der Gesundheitsförderung ausüben zu können. Ein Beispiel war:

> „Die Art, wie wir beurteilt und ermutigt wurden, sie wirklich zu entwickeln (die Fähigkeiten zur Gesundheitsförderung), weil es wirklich ein grundlegender Teil unseres Beurteilungsbogens in der praktischen Ausbildung und so ist."

DISKUSSION

Alle Informantinnen übernahmen an ihrem Arbeitsplatz eine aktive Rolle in der Gesundheitsförderung und sahen dies auch als ihre Aufgabe an. Neben der Tatsache, dass Gesundheitsförderung in dieser Studie meist enger im Sinne von Gesundheitsberatung verstanden wurde, gab es aber auch Hinweise auf einen sehr viel weiteren Begriff. Die Pflegenden bezogen die Patienten und ihre Angehörigen individuell in die Pflege ein. Auch die Bereitschaft, sich auf die individuellen Bedürfnisse des Patienten einzustellen und nicht normativ vorzugeben, was die Pflegende für wichtig hielt, ließ sich nachweisen.

Alle sahen auch Aufgaben in der Gesundheitsförderung bei Personen, die schon erkrankt sind und bezogen die Tertiärprävention als Teilbereich der Gesundheitsförderung mit ein. Nachgewiesen wurde ebenfalls ein breiteres, multidimensionales Konzept von Gesundheit, das über die reine physische Befindlichkeit und die Abwesenheit von Krankheit hinausgeht. Einige Pflegende erwähnten psychische Faktoren wie Selbstverständnis und Unabhängigkeit und die sozialen Bedingungen, die möglicherweise die Fähigkeit einer Person beeinträchtigen, ihre Gesundheit zu erhalten. Diese Ergebnisse lassen sich vorteilhaft mit denen von Smith et al. (1995) vergleichen, die in ihrer Untersuchungsgruppe mit Pflegeschülerinnen nach dem Projekt 2000 und ausgebildeten Pflegenden über deren Unfähigkeit berichtete, ihre Rolle in der Gesundheitsförderung von kranken Menschen auf physische Faktoren und Krankheitsverhütung zu begrenzen, ohne psychosoziale Faktoren mit einzubeziehen. Smith et al. (1995) berichten auch, dass sich innerhalb ihrer Untersuchungsgruppe kein Konzept von Selbstverantwortung, Anwaltschaft, Aushandeln und Zusammenarbeit innerhalb der Gesundheitsförderung nachweisen ließ. Gott und O'Brien (1990a) berichten ähnliche Ergebnisse wie Smith et al. (1995) und behaupten, dass das Verständnis von Gesundheit als einer Kombination von sozialen ökonomischen, politischen, biologischen und psychosozialem Kräften die Pflegepraxis nicht signifikant beeinflusst hat. Gott und O'Brien (1990a) vermuten, dass die Pflegenden „in ihrem Bemühen, die ganze Person zu erkennen, in die Gefahr geraten, die Person aus ihrem Kontext zu lösen" (S.67). In dieser Studie konnte auch eine Bewegung weg vom medizinischen Modell der Patientenschulung hin zum Modell der Selbstverantwortung von Mackintosh (1995) nachgewiesen werden, wobei die Pflegenden als Anwälte für die Patienten handeln, indem sie diese beraten und in ihrer Entscheidungsfindung unterstützen (Spellbring 1991) und so die Patienten in den Entscheidungsprozess einbeziehen. Dieses Einbeziehen in Entscheidungsprozesse stärkt die individuelle Selbstverantwortung der Patienten (Caracher 1994). Dies zeigte sich, wenn die Pflegenden davon sprachen, die Aufmerksamkeit der Patienten für ihre Gesundheit zu erhöhen, wenn sie Wahlmöglichkeiten anboten, sie schulten, sich selbst helfen zu können und andere Dienste einzubeziehen. Das Einbeziehen von anderen Diensten oder Berufsgruppen schien jedoch auf das Gesundheitswesen beschränkt zu sein und weniger den öffentlichen Dienstleistungssektor einzuschließen. Diese sogenannte multisektorale Zusammenarbeit wurde jedoch in dieser Studie nicht untersucht und sollte in späteren Forschungsarbeiten besonders berücksichtigt werden. Es kann vermutet werden, dass wachsende Kenntnis von anderen Diensten und wie sie eingeschätzt werden können die Selbstverantwortung als wichtigen Teil der Gesundheitsförderung stärken wird (Tannahill, zitiert nach Downie et al. 1992, Kong 1994, Mackintosh 1995). Es gab keine klaren Anzeichen in dieser Untersuchung, ob die Pflegenden es für angemessen hielten, sich mehr mit politischen Fragen, die die Gesundheit und Gesundheitsförderung betreffen, zu beschäftigen, wie von

Smith et al. (1985, zitiert nach Delaney1991), Williams (1989, zitiert nach King 1994) und Mackintosh (1995) vermutet wird.
Vermutlich ist politische Betätigung der Pflegenden im Krankenhaus nicht angemessen. Gesundheitsförderung ist eine vielschichtige Aufgabe, die von den Pflegenden im Krankenhaus nur teilweise übernommen werden kann. Diese Ansicht wird von Gott und O'Brien (1990b) geteilt, die vertreten, dass die Aktivitäten von Pflegenden in der Gesundheitsförderung sich in unterschiedlichen Kontexten oder auf verschiedenen Versorgungsstufen unterscheiden.
Allgemeiner Konsens ist, dass die Pflegenden in ihrer Grundausbildung Fähigkeiten für die Gesundheitsförderung entwickeln konnten, insbesondere kommunikative und persönliche Fähigkeiten, Beratung, Einsatz verschiedener Medien und im letzten Studienjahr die Möglichkeit zur Erarbeitung von Materialien für die Gesundheitsförderung werden ausdrücklich erwähnt. Interessanterweise hat die Mehrheit der Informantinnen trotz vieler Verweise auf ihre akzeptierte Rolle in Gesundheitsförderung, Patientenschulung und der Diskussion von Pflegeinterventionen einschließlich Unterrichten und Lernen nicht den fördernden Einfluss der Lerneinheit hinsichtlich Unterrichten und Lernen in den letzten Wochen ihrer Ausbildung erkannt. Dies kann dadurch erklärt werden, dass diese Lerneinheit im Kontext ihrer eigenen Rolle als Praxisanleiterinnen mit Schülerinnen und weniger im spezifischen Kontext der Gesundheitsberatung von Klienten unterrichtet worden ist. Es könnte notwendig sein, die Anwendbarkeit der Lerntheorie und der Unterrichtsfähigkeiten für die Aufgabe der Gesundheitsberatung in der Pflegende-Patient-Dyde zu betonen, weil die Informantinnen alle Fähigkeiten in der Gesundheitsberatung auf gute Kommunikation und persönliche Fähigkeiten zurückführen. Robinson und Hill (1995) und Smith et al. (1995) nehmen an, dass den Schülerinnen die Bedeutung der Themen im Curriculum erläutert werden muss, um dieses Verständnis zu erleichtern.
Besondere Bedeutung für die Entwicklung der Fähigkeiten zur Gesundheitsförderung wurde den praktischen Einsätzen während der Ausbildung zugeschrieben. Dies war ein wichtiges Ergebnis, weil nach Tu (1991), unterstützt von Randall (1982), Clarke (1991) und Delaney (1994) die Pflegenden trotz ihrer theoretischen Ausbildung noch nicht als kompetente Gesundheitsberater eingeschätzt werden, da sie als Schülerinnen nur begrenzt praktische Erfahrungen machen und die notwendigen Fertigkeiten nicht erwerben können. Die Autoren befürworten eine spezifische Vorbereitung für Praxisanleiter in klinischen Bereichen, die dort für studentisches Lernen

verantwortlich sind. Die Vorbereitung, welche die Praxisanleiterinnen den Teilnehmerinnen in dieser Studie während ihrer Ausbildung gaben, könnte zur Qualität der klinischen Erfahrung beigetragen haben, diese Annahme müsste jedoch noch genauer untersucht werden. Mitchinson (1995) betont in ihrer vergleichenden Studie mit Schülerinnen im Projekt 2000 und traditionellen Ausbildungsgängen die unterschiedliche Ausbildung von Praxisanleitern, als „Mentoren" bezeichnet, die möglicherweise das Vertrauen der Schülerinnen im Projekt 2000 in ihre Rolle in der Gesundheitsförderung beeinflusst hat.

Die Ergebnisse dieser Untersuchung scheinen vergleichbar zu sein mit denen von Mitchinson (1995), die allerdings dem Ergebnissen von Smith et al.(1995) in mancher Hinsicht widersprechen. Mitchinson hat in ihrer vergleichenden Studie mit Schülerinnen im Projekt 2000 und traditionellen Studentinnen festgestellt, dass in der Projekt 2000 Gruppe deutlich mehr positive Verhaltensweisen bezüglich der Rolle in der Gesundheitsförderung nachgewiesen werden konnten und diese Studentinnen weniger häufig annahmen, dass Hindernisse im klinischen Kontext existieren könnten. Diese Gruppe hielt psychologische Aspekte von Gesundheit deutlich häufiger für wichtig und erkannte die Bedeutung der Gesundheitsförderung für die Pflege von Patienten, die bereits erkrankt sind.

Interessanterweise konnte Mitchinson aufzeigen, dass sich die Studentinnen im Projekt 2000 besser als ihre traditionell ausgebildeten Kolleginnen auf ihre Rolle in der Gesundheitsförderung vorbereitet fühlten, aber das Fehlen von Unterrichtsfähigkeiten als Basis der Gesundheitsberatung bemängelten. Mitschinsons Studienteilnehmerinnen aus dem Projekt 2000 hatten erst neun Monate ihrer dreijährigen Ausbildung hinter sich gebracht und ihre Ergebnisse können deshalb nicht mit denjenigen dieser Studie verglichen werden, in der alle Teilnehmerinnen ihre Ausbildung bereits abgeschlossen hatten. Es kann jedoch vermutet werden, dass die Entwicklung von Unterrichtsfähigkeiten für die Gesundheitsförderung einen wichtigen Platz in der Ausbildung einnehmen sollte.

Schlussfolgerungen und Empfehlungen

Trotz der Einschränkungen dieser Studie konnte nachgewiesen werden, dass die Ausbildung nach dem Projekt 2000 die pflegerische Rolle in der Gesundheitsförderung definiert und die Studentinnen mit den notwendigen Fähigkeiten für die Übernahme dieser Rolle ausstattet. Diese Ergebnisse sind wichtig für die Erarbeitung eines neuen Curriculums, wenn die Pflegeausbildung im akademischen Bereich stattfinden wird.

Zusammenfassend zeigen diese Ergebnisse, dass die Informantinnen, ausgebildet nach dem Projekt 2000, psychosoziale Faktoren in der Gesundheitsförderung berücksichtigen und diese weniger als Krankheitsmanagement verstehen. Sie beziehen Konzepte wie Aushandeln, Zusammenarbeit und Selbstverantwortung in ihre Arbeit ein. Diese Pflegenden erkannten die Aufgabe der Gesundheitsförderung auch für Patienten, die bereits erkrankt sind und bezogen diese Patienten aktiv in den Behandlungsprozess mit ein. Sie vertrauten auch auf ihre Unterrichtsfähigkeiten in der Gesundheitsberatung innerhalb eines Krankenhauses und besonders die wahrgenommene Bedeutung der Praxiseinsätze für die Entwicklung der notwendigen Fähigkeiten war ein wichtiges Ergebnis dieser Studie. Weitere Forschung ist notwendig, um diese Ergebnisse zu bestätigen.

Nach den Ergebnissen dieser Studie können folgende Empfehlungen ausgesprochen werden:

- Gesundheitsberatung und die Gesundheitsförderung von Patienten sollten die Ausbildung übernommen werden.
- Der Zusammenhang der Curriculuminhalte und ihre Bedeutung für die Gesundheitsförderung sollte für alle Studentinnen erkennbar sein.
- Pluralistische Forschungsansätze sollten die Aussagen dieser Pilotstudie zur Rolle der Pflegenden in der Gesundheitsförderung innerhalb eines Krankenhauses und Fragen, die in dieser Studie nicht untersucht wurden, überprüfen und weiterführen.

LITERATUR

Baillie L 1995 Ethnography and nursing research: a critical appraisal. Nurse Researcher 3(2) 5-21.

Beaver B M 1986 Health education and the patient with peripheral vascular disease. Nursing Clinics of North America 21 (2): 265-272.

Bestard S, Courtenay M 1990 Focusing on wellness. Canadian Nurse 86(11): 24-25.

Boswell E J, Pichert J W, Lorenz R A, Schlundt D J 1990 Training health care professionals to enhance their patient teaching skills. Journal of Nursing Staff Development 6(5): 233-239.

Caracher M 1994 A sociological approach to health promotion for nurses in an institutional setting Journal of Advanced Nursing 20: 544-551.

Chinn P L, Jacobs M K 1987 Theory and nursing: a systematic approach, 2nd edn. Mosby, St Louis.

Clarke A C 1991 Nurses as role models and health educators. Journal of Advanced Nursing 16; 1178-1184 .

Close A 1988 Patient education: a literature review Journal of Advanced Nursing 13: 203-213.

Cormack D F S 1991 The research process in nursing, 2nd edn. Blackwell Scientific, Edinburgh.

Couchman W, DawsonJ 1990 Nursing and health-care research, a practical guide. Scutari, London.

Delaney F G 1991 Getting across the message. Nursing 4(43): 24-25.

Delaney F G 1994 Nursing and healthpromotion: conceptual concerns. Journal of Advanced Nursing 20" 828-835.

Downie R S, Fyfe C, Tannahill A 1992 „Health promotion; models and values“ Oxford University Press.

Faulkner A 1980 Communication and the nurse. Nursing Times 76(21): 93-95.

Faulkner A, Ward L 1983 Nurses as health educators in relation ta smoking. Nursing Times 79(8): 47-48 Faulkner A 1984 Hea]th education and nursing. Nursing Times Feb 29: 45-46.

Gott M, O'Brien M 1990a The role of the nurse in hea]th promotion; policies, perspectives and practice Department of Health, London.

Gott M, O'Brien M 1990b The role of the nurse in health promotion. Health Promotion Internationall5(2). 137-143.

Haralambos M, Heald R M 1987 Sociology, themes and perspectives, 2nd edn Bell and Hyman, London.

Higgins L 1991 How adequately are nurses being prepared for their health teaching role? Australian Journal of Advanced Nursing 8(3): 11-14.

Hills M D, Lindsey E 1994 Health promotion: a viable curriculum framework for nursing education. Nursing Outlook 42(4)- 158-169.

Hills M D, Lindsey E, Chisamore M, Bassett-Smith J, Abbott K, Fournier-Chalmers J 1994 University-college collaboration: rethinking curriculum development in nursing education. Journal of Nursing Education 33(5): 220-225.

Ismail H 1983 The role of the nurse in health education Nursing Journal of Singapore 23: 22-23.

King P M 1994 Health promotion: the emerging frontier in nursing. Journal of Advanced Nursing 20: 209-218.

Leino-Kilpi H, Tuomaala 1990 Nursing education strides in Finland. International Nursing Review 37(2): 244-246.

Long A, Irving P 1993 The nurse's counselling role in health promotion. Senior Nurse 13(6)- 15-18.

McBride A 1994 Health promotion in hospitals: the attitudes, beliefs and practices of hospital nurses. Journal of Advanced Nursing 20; 92-100.

MacLeod-Clark J, Webb P 1985 Health education – a basis for professional nursing practice. Nurse Education Today 5; 210-214.

MacLeod-Clark J, Kendall S, Haverty S 1987 Helping nurses develop their health education role. a framework for training. Nurse Education Today 7:63-68.

Mackintosh N 1995 Self empowerment in health promotion: a realistic target? British Journal of Nursing 4(2): 1273-1278.

Milde F K, Heim C L 1991 Competence to provide health education. perception of nursing students and faculty Journal of Nursing Education 30(9): 397-404.

Mitchinson S 1995 A review of the health promotion and health beliefs of traditional and Project 2000 student nurses. Journal of Advanced Nursing 21.356-363.

Morse J M 1991 Qualitative nursing research, a contemporary dialogue. Sage Publications, London.

Naidoo J, Wills J 1994 Health promotion: foundations for practice. Bailiiere Tindall, London.

Oppenheim A N 1976 Questionnaire design and attitude measurement. Heinemann, London.

Polit D F, Hungler B P 1995 Nursing rescarch. Principles and methods, 5th edn. Lippincott, Philadelphia.

Randell J 1982 Nursing curricula; health education Nursing June 2 46-47.

Robinson S, Hill Y 1995 Miracles take a little longer: Project 2000 and the health promoting nurse International Journal of Nursing Studies 32(6) 568.

Royal College of Nursing 1989 Into the nineties; promoting professional excellence RCN, London.

Scottish Office 1992 Scotland's health. a challenge to us all HMSO, London.

Secretary of State for Health 1992 The health of the nation HMSO,London.

Smith P, Masterson A, Lask S 1995 Health and the curriculum. an illuminative evaluation – part 2: findings and recommendations. Nurse Education Today 15. 317-322.

Spellbring A *w11991* Nursing's role in health promotion an overview Nursing Clinics of North America 26(4) 805-814.

Standing Nursing and Midwifery Advisory Committee 1995 Making it happen. Public health – the contribution, role and development of nurses, midwives and health visitors. Department of Health, Wetherby.

Stockhausen LJ 1994 Clinical strategies for health promotion. Journal of Nursing Education 33(5); 232-235.

Swaffield L 1990 Patient power. Nursing Times 86(48): 26-33.

Syred M E J 1981 The abdication of the role of health education by hospital nurses. Journal of Advanced Nursing 6: 27-33.

Tilley J D, Gregor F M, Thiessen V 1987 The nurse's role in patient education: incongruent perceptions among nurses and patients. Journal of Advanced Nursing 12 291-301.

Tu K S 1991 Undergraduate clinical experience in health education. Journal of Nursing Education 30(5): 235-237.

United Kingdom Central Council for Nursing, Midwifery & Health Visiting 1986 Project 2000, a new praparation for practice. UKCC, London.

Venkataramana V 1990 Health education and the role of nurses. Nursing Journal of India LXXXI (1): 14, 35.
Visser A Ph 1984 Patient education in Dutch hospitals Patient Education and Counselling 6(4): 178-189.
World Health Organization 1978 Alma Ata 1977 primary health care. WHO, UNICEF, Geneva.
World Health Organization 1986 Ottawa charter for health promotion, the move towards a new public health,WHO, Ottawa.

Die Einstellung von Pflegenden zur Patienten- und Angehörigenschulung: Aufgaben für Pflegeexperten im Krankenhaus*

Linda Trocino, Jacqueline Fowler Byers, Anne Gallagher Peach

Effektive Patienten- und Angehörigenschulung ist eine wichtige pflegerische Aufgabe und zielt auf die Kompetenzerweiterung des Patienten und seiner Familie im Hinblick auf den Krankheitsverlauf und die Möglichkeit mit Krankheit umzugehen. Mit der aktuellen Entwicklung im Gesundheitswesen und seiner Betonung der Selbstfürsorge des Patienten wird diese pflegerische Aufgabe sogar noch wichtiger.
Bisher wurden Aufgaben im Bereich der Patienten- und Angehörigenschulung von der Pflege nicht ausreichend wahrgenommen. Diese Studie will das Problem durch die Betrachtung (1) der Einstellung von Pflegenden zur Schulung von Patienten und ihrer Familien und (2) der pflegerischen Ziele, Grenzen und Bedenken genauer untersuchen. Im weiteren werden Strategien für die Implementierung effektiver pflegerischer Schulung von Patienten und ihren Familien im Verlauf eines Krankheitsprozesses entwickelt.

LITERATURSICHTUNG

Es gibt wenige Forschungsberichte in der Pflegeliteratur zur Patienten- und Angehörigenschulung. Vier Bereiche aus dem Bereich der Patientenschulung wurden berücksichtigt: die pflegerische Ausbildung für die Patientenschulung, die Wahrnehmung der Schulung durch Pflegende, die Wahrnehmung der Schulung durch Patienten und erkennbare Grenzen in der Patientenschulung.
Einige Studien lassen vermuten, dass die Pflegenden in ihrer Ausbildung nur ungenügend auf die Patienten- und Angehörigenschulung vorbereitet werden und die nötigen Fähigkeiten dazu nicht erwerben können (Elkind 1982, Luker et al. 1989, Parker et al 1993, Syred 1981). Syred (1981)

---

* Aus: Clinical Nurse Specialist 1997; übersetzt von Judith Frey und Elisabeth Drerup.

glaubt, dass die Pflegenden ihre Rolle als Unterrichtende von Patienten nicht ausfüllen können, weil sie die komplexen analytischen und kommunikativen Fähigkeiten, die zur effektiven Patientenschulung notwendig sind, nicht besitzen. Sie behauptet, dass die notwendigen Fähigkeiten nicht in der Pflegeausbildung vermittelt werden. Boswell et al. (1990) hingegen zeigten in ihrer Studie, dass durch Trainingsprogramme die Lehrfähigkeiten von Pflegenden verbessert werden können.

Nur wenige Studien haben die pflegerische Wahrnehmung der Patientenschulung untersucht. Honan et al. (1988) fanden heraus, dass die Pflegenden, obwohl sie angaben, dass die Patientenschulung sehr wichtig ist, diese Aufgabe im Vergleich zu anderen pflegerischen Tätigkeiten nicht hoch bewerten. Kruger (1991) leitete eine Studie über die pflegerische Wahrnehmung ihrer eigenen Rolle als Patientenlehrer. Sie ermittelte, dass obwohl die Pflegenden ihre primäre Verantwortung in der Patientenschulung erkannten, sie das Ergebnis der Patientenschulung jedoch signifikant niedriger einschätzten. Close (1988) behauptet, dass obwohl die Pflegenden ihre wichtige Aufgabe in der Patientenschulung erkennen, die Unterrichtung in der Realität nicht geplant, sondern eher zufällig stattfindet. Institutionen wie die <Joint Commission on Accreditation of Healthcare Organizations (JCAHO)> haben die Bedeutung der Patienten- und Angehörigenschulung betont.

In den Standards, die 1993 von der JCAHO veröffentlicht wurden, erhielt die Schulung von Patienten und ihrer Familien ein eigenes Kapitel. Die Standards definieren die Patientenschulung folgendermaßen:

> „Der Patient selbst und wenn möglich, auch seine Familie erhalten Schulungen, um das Wissen über die Erkrankung und ihre Behandlung zu erhöhen und Fähigkeiten und Verhaltensweisen zu lernen, die die Heilung und die Erhaltung der Funktionsfähigkeit unterstützen. Der Patient und/oder seine Familie erhalten spezifische Unterweisungen während des Aufenthaltes im Krankenhaus entsprechend der erhobenen Bedürfnisse, Fähigkeiten und Lernbereitschaft. Die Pflegende muss sicherstellen, dass Kenntnisse über Gesundheit, Werte, Fähigkeiten, Sprachvermögen und Grenzen des Lernens eingeschätzt werden. Spezifische Einweisungen in die medikamentöse Therapie, Geräte, Diät/Ernährung müssen in die Patientenschulung aufgenommen werden. Alle Patientenschulungen müssen dokumentiert werden, insofern dass der Patient und seine Familie verstanden haben, was unterrichtet wurde“.

Einige Studien haben die Wahrnehmungen von Patienten zur Patientenschulung untersucht. Chan (1990) untersuchte die Wahrnehmungen von kardiologischen Patienten hinsichtlich der Wichtigkeit der Patientenschu-

lung nach einem Herzinfarkt. Im einzelnen wurden sieben Bereiche untersucht. Es ließen sich wenig Unterschiede in der Wahrnehmung der Patienten über die Bedeutung der Unterrichtung feststellen. Informationen zur medikamentösen Therapie wurden als sehr wichtig angesehen: hier gab es allerdings einen Unterschied zwischen der Wichtigkeit des Lernens und einer realistischen Überprüfung des Lernerfolges vor Entlassung des Patienten. Die Patienten meinten, dass das Lernen in der Frührekonvaleszenz realistischer sei. Die Studie von Tilley et al. (1987) kam zu ähnlichen Ergebnissen. Die Patienten wollten kurz nach Aufnahme in das Krankenhaus Informationen erhalten, im Gegensatz dazu die Pflegenden, die die Zeit unmittelbar vor der Entlassung bevorzugten.
Eine Anzahl anderer Studien haben die Grenzen und Hindernisse für die Patientenschulung untersucht. Murdaugh (1982) fand drei Faktoren, die die Patientenschulung beeinflussen: Zeitmangel, ablehnende Haltung der Ärzte und unzureichende Ausbildung der Pflegenden für die Lehre. Honan et al. (1988) und Woody et al. (1984) unterstützen die Ansicht, dass Zeitmangel eine adäquate Patientenschulung verhindern kann. Honan et al. wiesen nach, dass Faktoren wie Integration von entsprechenden Leistungen in den Aufgabenkatalog von Pflegenden, Anerkennung, Kompetenzerweiterung und ein Qualitätsprogramm die Dokumentation der Pflegenden förderte. Casey (1995) meint, dass die Unterrichtenden zeitsparende Methoden und Dokumentationsinstrumente bedenken sollten, wenn sie das Problem der unzureichenden Dokumentation vermeiden wollen. Rankin und Stallings (1990) diskutieren die Bedeutung der Dokumentation, um doppelte Lehrangebote des Pflegeteams zu vermeiden. Griffiths und Leek (1995) fanden, dass die Pflegenden die Schwierigkeit, geeignetes Unterrichtsmaterial zu erhalten, als entscheidendes Problem für eine effektive Patientenschulung bei onkologischen Patienten sehen.
Redman (1993) behauptet, dass es in den letzten 25 Jahren einige Fortschritte in der Patientenschulung gegeben hat, obwohl diese von Krankenhausleitungen immer noch sehr wenig unterstützt wird. Sie weist außerdem darauf hin, dass die Einschätzung der Lernbedürfnisse von Patienten und ihren Familien verbesserungswürdig ist. Eine erfolgreiche Patientenschulung muss entlang eines Lernkontinuums erfolgen, beginnend mit dem Aufbau von Wissen bis zur Verhaltensänderung. Technische Hilfsmittel sollen in Zukunft häufiger in der Patienten- und Angehörigenschulung eingesetzt werden.
Obwohl in der Literatur die Ansicht vertreten wird, dass die Patientenschulung eine wichtige pflegerische Aufgabe bei allen Patienten ist, ist sie bis-

her erst für Patienten mit Diabetes, Tumorerkrankungen und kardiologischen Erkrankungen besser organisiert.

METHODE

Population

An der Studie nahmen Pflegende einer großen Krankenhauskette in Florida teil. Von insgesamt 1511 ausgeteilten Fragebögen wurden 534 zurückgeschickt, was einer Rate von 34% entspricht. Das Ausfüllen des Fragebogens wurde als Zustimmung zur Teilnahme an der Untersuchung gewertet.

Instrument

Es wurde ein dreiteiliger Fragebogen zur Untersuchung der pflegerischen Einstellung zur Patientenschulung entwickelt. Der erste Teil bestand aus einem Fragebogen mit 51 Fragen, der von Stanton (1986) entwickelt wurde. Es wurde um die Erlaubnis zur Benutzung des Fragebogens gebeten. Das Instrument erfragt die Zustimmung oder Ablehnung von Pflegenden zu verschiedenen Aspekten der Patienten- und Angehörigenschulung mit einer vierstufigen Likertskala. Die Reliabilität des Instrumentes wurde vor dem Einsatz in dieser Studie nicht überprüft; in dieser Studie lag die inhaltliche Konsistenz bei 0,85. Die inhaltliche Validität wurde durch Stanton selbst und drei Pflegeexperten für diese Studie überprüft. Im zweiten Teil der Untersuchung wurden die Teilnehmerinnen gefragt, wie oft sie an den letzten drei Arbeitstagen unterschiedliche Aspekte der Patientenschulung ausgeführt hatten. Der letzte Teil untersuchte, wie wohl sich die Pflegenden mit verschiedenen Inhalten der Patientenschulung gefühlt haben. Demografische Daten wurden ebenfalls erhoben.

Alle Antworten wurden mit deskriptiver Statistik analysiert. Um Unterschiede in den Antworten bei den Teilnehmergruppen mit unterschiedlichen demografischen Charakteristika festzustellen, wurden Verfahren zur Analyse der Abweichungen eingesetzt. Das Signifikanzniveau wurde bei $p<0{,}05$ festgelegt.

Die demografischen Daten der Studienteilnehmerinnen sind in Abbildung 1 dargestellt. Die durchschnittliche Teilnehmerin war eine 40 Jahre alte, weibliche <Registered Nurse> [associate degree] und hatte 10 bis 20 Jahren Erfahrung in der Krankenpflege. 79% der Teilnehmer arbeiteten im Team.

Die Studienteilnehmerinnen arbeiteten in allen akuten und ambulanten Fachgebieten im Krankenhaus. Eine Zusammenstellung der Ergebnisse der Einstellung der Pflegenden zur Patientenschulung ist in Abbildung 2 dargestellt. Abbildung 3 listet die Häufigkeit der Patienten- und Angehörigenschulungen während der letzten drei Arbeitstage der Pflegenden auf. Das Wohlbefinden der Pflegenden in Bezug auf verschiedene Inhalte der Patientenschulung wurde in Abbildung 4 zusammengefasst.

Geschlechtsspezifische Unterschiede

Männliche Pflegende fühlten sich bei der Patientenschulung insgesamt wohler als weibliche Pflegende. Die männlichen Pflegenden stimmten häufiger der Behauptung zu, dass sie ihre Tätigkeiten erklären sollten (p=0,007) und dass sie die Koordinierung der Patientenschulung im Behandlungsteam übernehmen sollten (p=0,032). Sie verneinten stärker als die weiblichen Pflegenden, dass Pflegende nur ihre pflegerischen Leistungen erklären können (p=0,009). Die männlichen Pflegenden fühlten sich wohler als weibliche Pflegende wenn sie die Vorbereitung (p=0,009) und die Ergebnisse (p=0,007) von diagnostischen Maßnahmen und die Auswirkungen von Krankheit auf die Sexualität (p=0,011) ansprechen sollten.

Altersspezifische Unterschiede

Alle Antworten der Studienteilnehmerinnen wurden mit dem Alter der Pflegenden in Beziehung gesetzt und analysiert. Pflegende um die fünfzig stimmten eher der Behauptung zu, dass Patientenschulung über Diagnose, Behandlung und Pflege die Aufgabe eines Arztes oder einer Pflegeexpertin sei (p=0,007). Pflegende zwischen zwanzig und dreißig stimmten eher der Behauptung zu, dass sie in ihrer Ausbildung auf die Patientenschulung vorbereitet worden seien (p=0,000). Pflegende um die zwanzig lehnten häufiger ab, dass Informationsmaterial über den Krankheitsverlauf und die Behandlung nur auf Anordnung des Arztes den Patienten ausgehändigt werden sollten (p=0,015). Pflegende um die zwanzig berichteten auch häufiger, dass sie Schulungen von Familienangehörigen innerhalb der letzten drei Tage durchgeführt hatten (p=0,008). Sie fühlten sich weniger kompetent beim Thema Nahrungs- und Medikamentenunverträglichkeiten als ältere Pflegende (p=0,0161). Pflegende um die dreißig stimmten der Behauptung weniger zu, dass sie befürchteten, den Patienten falsch zu beraten (p=0,018). Sie erstellten deutlich weniger Schulungsprogramme für ihre

Patienten und dokumentierten dies in der Patientenakte oder im Pflegeplan (p=0,031).

Unterschiede in der Ausbildung

Die Antworten unterschieden sich auch hinsichtlich der Ausbildung der Befragten. Die Pflegenden mit einer Ausbildung ohne akademischen Abschluss fühlten sich weniger sicher, wenn ein Patient über seine Krankheit und seine Behandlung aufgeklärt werden wollte (p=0,154). Sie stimmten eher der Behauptung zu, dass die Aufklärung der Patienten über Diagnose, Behandlung und Pflege Aufgabe des Arztes und der Pflegeexpertin sei (p=0,033). Pflegende mit einem akademischen Abschluss stimmten eher der Behauptung zu, dass die Patientenschulung Teil ihrer Ausbildung war (p=0,000) und sie fühlten sich kompetent, die Familie des Patienten über die Krankheit zu informieren und zu beraten (p=0,001). Sie stimmten eher der Behauptung zu, dass die Patientenschulung im Behandlungsteam koordiniert werden sollte (p=0,022). Sie lehnten eher die Behauptung ab, dass die Patientenschulung von einem Arzt angeordnet werden sollte (p=0,004) und Informationsmaterial nur auf ärztliche Anordnung an die Patienten ausgehändigt werden sollte (p=0,025).

Abbildung 1: Beschreibung der Population

Geschlecht	weiblich 97% männlich 3%
Alter	20-29 Jahre 13% 30-39 Jahre 37% 40-49 Jahre 37% 50-59 Jahre 12% ≥ 60 Jahre 1%
Ausbildung	[associate degree] 45% [diploma] 29% [BSN] 26% [MSN] 1%
Bevorzugte Arbeitsschicht	7.00-15.00 36% 15.00-23.00 6% 23.00-7.00 5% 7.00-19.00 32% 19.00-7.00 21%

Abschlussjahr der Ausbildung	<1960 2% 1960-1969 12% 1970-1979 31% 1980-1989 40% > 1990 15%
Berufserfahrung	< 2 Jahre 4% 2- 5 Jahre 12% 5-10 Jahre 21% 10-20 Jahre 41% >20 Jahre 22%
Höchster Abschluss	[LPN] 8% [RN] 91% [ARNP] 1%
Gegenwärtiger Aufgabenbereich	am Krankenbett 79% Pflegelehrerin 3% Pflegeleitung 11% administrative Aufgaben 2% Pflegeexpertin 5%

Unterschiede nach den verschiedenen Arbeitszeiten

Die Daten wurden auch darauf hin analysiert, um Unterschiede in den Antworten, bedingt durch die vorwiegende Arbeitsschicht der Studienteilnehmerinnen, festzustellen. Die Pflegenden in der Nachtschicht berichteten, dass sie sich in der Beraterrolle weniger wohl fühlten (p=0,015). Sie stimmten weniger häufig der Behauptung zu, dass sich Pflegende bevorzugt um administrative Aufgaben wie die Koordinierung der Patientenschulung im Behandlungsteam kümmern sollten (p=0,004). Die Pflegenden in der Tagschicht hingegen stimmten häufiger der Behauptung zu, dass Patienten (p=0,004) und ihre Familien (p=0,041) mehr Informationen über Krankheit, Behandlung und häusliche Betreuung suchen. Die Pflegenden in der Tagschicht lehnten häufiger die Behauptung ab, dass Schulungspersonal und Pflegeexperten die Patientenschulung übernehmen sollten (p=0,005). Die Pflegenden in der Spätschicht und in der Nachtschicht berichteten am seltensten, dass sie die Schulung ihrer Patienten mit anderen Pflegenden und Betreuern in den letzten drei Tagen koordiniert hatten (p=0,000).

Unterschiede nach dem Abschlussjahr der Ausbildung

Pflegende, die ihre Ausbildung vor 1960 abgeschlossen hatten, stimmten weniger der Behauptung zu, dass sie in ihrer Pflegeausbildung auf die Patientenschulung vorbereitet worden waren (p=0,000) und berichteten über geringere Kompetenz in der Unterrichtung von Familien über die Krankheit eines Patienten (p=0,027). Die Pflegenden, die ihre Ausbildung vor 1980 abgeschlossen hatten, stimmten eher als Pflegende, die nach 1980 ihre Ausbildung abgeschlossen hatten, der Behauptung zu, dass die Patientenschulung die Aufgabe anderer Berufsgruppen im Gesundheitswesen sei (p=0,008). Die Pflegenden, die nach 1989 ihre Ausbildung abgeschlossen hatten, stimmten weniger der Behauptung zu, dass die Patienten Informationsmaterial zum Krankheitsgeschehen und zur Behandlung nur auf ärztliche Anordnung erhalten sollten (p=0,032).

Unterschiede in der Dauer der Berufstätigkeit

Die Dauer der Berufstätigkeit beeinflusste die Antworten der Pflegenden. Diejenigen mit mehr als 20 Jahren Berufserfahrung lehnten eher die Behauptung ab, dass sie dem Patienten die spezifischen Aspekte einer Erkrankung erklären sollten, wenn der Arzt dies nicht tut (p=0,007). Sie hielten sich auch für am wenigsten kompetent, mit den Familien von Patienten über die Erkrankung des Patienten zu sprechen (p=0,000). Die Pflegenden mit 10 bis 20 Jahren Berufserfahrung stimmten eher der Behauptung zu, dass sie alle Fragen eines Patienten beantworten können sollten (p=0,010) und sie stimmten auch zu, dass sie sich wohl fühlten, wenn ein Patient Fragen zu seiner Krankheit und Behandlung an sie stellte (p=0,009). Die Pflegenden mit weniger als zwei Jahren Berufserfahrung fühlten sich am wenigsten wohl und Pflegende mit einer Berufserfahrung von 5 bis 10 Jahren fühlten sich am wohlsten (p=0,000) in der Rolle des Lehrenden. Die Pflegenden mit weniger Erfahrung stimmten eher der Behauptung zu, dass die Patientenschulung Teil ihrer Ausbildung war, als Pflegende mit mehr Berufserfahrung (p=0,000). Die Pflegenden mit 5 bis 10 Jahren Berufserfahrung fühlten sich wohler in der Gesundheitsberatung als Pflegende mit weniger als zwei Jahren Berufserfahrung oder Pflegende mit mehr als zwanzig Jahren Berufserfahrung (p=0,000). Die Pflegenden mit weniger als 2 Jahren Berufserfahrung fühlten sich am wenigsten wohl, wenn sie den Behandlungsplan mit dem Patienten durchsprechen (p=0,015) und ihn über diagnostische Maßnahmen aufklären sollten (*p*=0,023) als Pflegende mit mehr Erfahrung. Sie stimmten jedoch am häufigsten der Behauptung zu, dass die Patientenschulung innerhalb des Behandlungsteams abgestimmt werden sollte (*p*=0,039).

Abbildung 2: Zusammenfassung der Ergebnisse

Behauptung	Stimme sehr zu (%)	Stimme zu (%)	Stimme nicht zu (%)	Stimme überhaupt nicht zu (%)
Ich sollte dem Patienten alle Tätigkeiten erklären, die ich an oder mit ihm durchführe	87	13	0	0
Ich sollte mich dem Patienten oder seiner Familie vorstellen, bevor ich Pflegetätigkeiten durchführe	76	22	1.5	0.38
Ich sollte der Familie alle Tätigkeiten, die ich an oder mit Patienten durchführe, erklären	49	43	7	0.75
Ich sollte Ziele mit dem Patienten abstimmen, bevor ich Pflegetätigkeiten durchführe	37	56	7	0.19
Ich sollte Ziele mit der Familie abstimmen, bevor ich Pflegetätigkeiten durchführe	23	60	16	1
Ich sollte diese Ziele schriftlich festlegen	15	58	25	2
Lernbedürfnisse des Patienten sollten ebenfalls schriftlich festgehalten werden	23	70	7	0
Ich sollte Pflegetätigkeiten erklären, obwohl ich viel Arbeit habe	64	35	1	0
Ich sollte mir Zeit nehmen, notwendige Patientenschulungen durchzuführen	36	61	3	0
Patientenschulung ist vorrangig in der Pflege	34	56	9	1

Behauptung	Stimme sehr zu (%)	Stimme zu (%)	Stimme nicht zu (%)	Stimme überhaupt nicht zu (%)
Patientenschulung war ein Ausbildungsthema	27	49	21	3
Ich fühle mich wohl, wenn ich die Lernbereitschaft von Patienten einschätze	27	67	6	0
Der Patient sollte informiert sein über seine Krankheit und seine Behandlung	67	32	1	0
Der Arzt ist verantwortlich für die Aufklärung des Patienten	56	39	4	0.19
Der Arzt ist verantwortlich für die Schulung von Patienten und ihren Angehörigen bezüglich des Krankheitsprozesses	45	44	10	0.57
Ich sollte den Patienten über seine Behandlung aufklären, wenn der Arzt dies nicht tut	24	54	18	4
Ich kläre Patienten über ihre Krankheit auf, wenn der Arzt dies nicht tut	18	44	30	8
Der Arzt sollte alle Erstinformationen über Diagnose und Behandlung geben	60	35	5	0
Patientenschulung sollte ärztlich angeordnet werden	2	10	59	29
Informationsmaterialien sollten nur ausgeteilt werden, wenn der Arzt dies anordnet	4	11	58	27
Pflegende sind die Verantwortlichen für die Schulung ihrer Patienten	65	33	2	0
Gesundheitsberatung ist ebenso wichtig wie direkte Pflegetätigkeiten	47	49	4	0.38

Behauptung	Stimme sehr zu (%)	Stimme zu (%)	Stimme nicht zu (%)	Stimme überhaupt nicht zu (%)
Gesundheitsberatung trägt hauptsächlich zum Überleben des Patienten bei	23	62	14	1
Patienten präventive Maßnahmen zu erklären, ist Aufgabe der Pflege	30	58	11	1
Patienten und ihren Familien Gesundheitsförderung zu erklären, ist alleinige Aufgabe der Pflege	12	35	49	4
Ich erkläre meinen Patienten die Förderung der Gesundheit und Prävention von Krankheit	30	62	8	0.38
Schulung über Krankheit, Behandlung und Stärkung der Selbstpflegefähigkeiten ist die wichtigste Aufgabe der Pflege	7	36	52	5
Der Patient weiß zu jederzeit alles über seine Krankheit und seine Behandlung	41	51	8	0.38
Ich kann alle Fragen eines Patienten beantworten	14	41	42	3
Ich fühle mich wohl, wenn ein Patient mich um Aufklärung über seine Krankheit und seine Behandlung bittet	22	61	16	1
Ich befürchte, dass ich Patienten die falschen Dinge lehre	4	43	46	7
Ich befürchte, dass ich für das, was ich unterrichtet habe, zur Verantwortung gezogen werde	11	52	34	3
Ich befürchte, dass ich für das, was ich nicht unterrichtet habe, zur Verantwortung gezogen werde	17	60	23	0.57

Behauptung	Stimme sehr zu (%)	Stimme zu (%)	Stimme nicht zu (%)	Stimme überhaupt nicht zu (%)
Ich kann meine Pflegetätigkeiten erklären, fühle mich aber unwohl, wenn ich andere Dinge erklären soll	2	16	66	16
Ich fühle mich in der Beraterrolle wohl	37	57	5	0.38
Ich fühle mich in der Beraterrolle für Patienten und ihre Familien kompetent	26	67	7	0.38
Ich fühle mich verantwortlich, wenn ein Patient viele Fragen hat	10	48	36	6
Ich fühle mich verantwortlich, wenn die Familie eines Patienten viele Fragen hat	10	47	37	6
Mit Patienten über ihre Selbstpflegeerfordernisse zu Hause zu sprechen ist meine Aufgabe	14	46	37	3
Ich bin verantwortlich dass ein Patient sich zu Hause selbst versorgen kann, wenn er entlassen wird	11	49	36	4
Der Arzt oder die Pflegeexpertin ist verantwortlich für die Aufklärung des Patienten über seine Diagnose	7	28	59	6
Gesundheitsberatung ist Sache der Pflegeleitungen	29	53	18	0
Ärzte unterstützen im allgemeinen Pflegende in der Gesundheitsberatung	11	62	23	4
Patienten wollen mehr Informationen über ihre Krankheit, Behandlung und häusliche Pflege	45	50	5	0

Behauptung	Stimme sehr zu (%)	Stimme zu (%)	Stimme nicht zu (%)	Stimme überhaupt nicht zu (%)
Familien wollen mehr Information über Krankheit, Behandlung und häusliche Pflege des Patienten	46	50	4	0
Pflegende sollen Pflege durchführen und Gesundheitsberatung den Ärzten überlassen	2	3	55	40
Schulungspersonal und Pflegeexperten sollen Gesundheitsberatung durchführen	9	47	37	7
Eine Pflegeexpertin ist für die Gesundheitsberatung in verschiedenen klinischen Bereichen verantwortlich	14	59	25	2
Gesundheitsberatung sollte über spezielle Programme erfolgen	3	10	70	17
Gesundheitsberatung sollte mit anderen Berufsgruppen im Behandlungsteam koordiniert werden	65	34	1	0
Im Behandlungsteam ist die Gesundheitsberatung sehr wichtig	19	51	27	3
Psychosoziale Unterstützung ist ein wichtiger Aspekt der Gesundheitsberatung	45	54	0.56	0

Unterschiede nach der Art des Pflegeexamens

Unterschiede in den Antworten ließen sich auch zwischen Pflegenden mit einer zweijährigen Ausbildung, einer dreijährigen Ausbildung und Pflegenden, die zum [nurse practioner] weitergebildet waren, feststellen. Die Pflegenden mit einer zweijährigen Ausbildung stimmten am wenigsten der Behauptung zu, dass sie den Behandlungsweg mit dem Patienten besprechen sollten, wenn der Arzt dies nicht tut (p=0,05) und dass die Unterrichtung des Patienten über präventive Aspekte eine pflegerische Aufgabe sei (p=0,000).

Sie stimmten eher der Behauptung zu, dass die Information des Patienten über seine Diagnose und Behandlung Aufgabe des Arztes oder der Pflegeexpertin sei (p=0,044). Sie fühlten sich auch weniger kompetent in der Beratung der Familie über die Krankheit des Patienten (p=0,001) und stimmten weniger häufig der Behauptung zu, dass die Patientenschulung innerhalb des Behandlungsteams abgestimmt werden sollte (p=0,036). Die Pflegenden mit einer zweijährigen Ausbildung stimmten eher der Behauptung zu, dass formelle Patientenschulungen durchgeführt werden sollten (p=0,027) die vom Arzt angeordnet werden sollten (p=0,001) und Informationsmaterial zum Krankheitsverlauf und der Behandlung nur auf ärztliche Anordnung dem Patienten ausgehändigt werden sollte (p=0,002). Sie fühlten sich wohler, wenn sie mit dem Patienten über Medikation (p=0,002), Nahrungsmittel- und Medikamentenunverträglichkeiten (p=0,000) und Diät (p=0,017) sprechen, als Pflegende mit einer dreijährigen Ausbildung. [Nurse practioner] stimmten am wenigsten zu, dass nur Ärzte Informationen über die Diagnose und Behandlung weitergeben sollten (p=0,01).

Abbildung 3: Häufigkeit der durchgeführten Patientenschulungen in den letzten drei Tagen

Tätigkeiten	immer %	fast immer %	selten %	nie %
Ich habe alle Tätigkeiten, die ich am oder mit dem Patienten durchgeführt habe, dem Patienten erklärt	63	34	1	2
Ich habe alle Tätigkeiten, die ich am oder mit dem Patienten durchgeführt habe, der Familie des Patienten erklärt	35	57	7	1
Ich habe Ziele mit dem Patienten festgelegt, bevor ich pflegerische Tätigkeiten durchgeführt habe	19	56	20	5
Ich habe Ziele mit der Familie festgelegt, bevor ich pflegerische Tätigkeiten durchgeführt habe	10	49	37	4

Tätigkeiten	immer %	fast immer %	selten %	nie %
Ich habe pflegerische Tätigkeiten erklärt, obwohl ich viel Arbeit hatte	49	47	1	2
Meine Patienten/die Familien wurden kontinuierlich über die Behandlungspläne informiert	35	56	8	1
Ich konnte die meisten Fragen meiner Patienten beantworten	35	62	1	1
Ich habe den Schulungsplan schriftlich niedergelegt	28	47	21	4
Ich hatte Zeit, die erforderliche Patientenschulung durchzuführen	25	66	8	1
Ich habe die Patientenschulung mit anderen Pflegenden oder anderen Berufsgruppen wie Ernährungsberatern oder Sozialarbeitern koordiniert	18	44	27	11

Abbildung 4: Das Wohlbefinden von Pflegenden in der Patientenschulung bezüglich bestimmter Themen

Thema	immer wohlgefühlt %	fast immer wohlgefühlt %	selten wohlgefühlt %	nie wohlgefühlt %
Medikation	36	61	3	0
Nahrungs- und Medikamentenunverträglichkeit	21	58	20	0
Krankheit	26	66	8	0,38
Entlassungsinstruktionen	58	66	4	1
Diät	40	49	11	0,38
Routinepflege	72	28	0,38	0,19

Thema	immer wohlgefühlt %	fast immer wohlgefühlt %	selten wohlgefühlt %	nie wohlgefühlt %
Behandlungsplan	54	43	3	0
Fähigkeiten zur Selbstfürsorge	50	46	3	0,38
Präventive Maßnahmen unabhängig von der aktuellen Diagnose	30	54	14	2
Vorbereitung auf diagnostische Maßnahmen	40	55	5	0,57
Ergebnisse von diagnostischen Maßnahmen	17	58	22	3
Schmerzmanagement	34	57	9	0,39
Vermeidung von Komplikationen bei chirurgischen Maßnahmen	45	45	9	1
Auswirkungen der Erkrankung auf den Lebensstil	27	56	14	2
Auswirkung der Erkrankung auf die Sexualität	16	44	29	11

Unterschiede nach pflegerischem Aufgabenbereich

Die Unterschiede in den Antworten von Pflegenden mit verschiedenen Aufgabenbereichen wurden ebenfalls überprüft. Die Pflegenden am Krankenbett stimmten am wenigsten der Behauptung zu, dass sie für die Fragen von Patienten (p=0,000) oder ihren Familien (p=0,000) zuständig seien, im Gegensatz zu den Antworten von Schulungspersonal, Pflegeleitungen,

Pflegemanagern oder Pflegeexperten. In der Unterrichtung von Patienten (*p*=0,000) oder in Gesprächen mit Familien (*p*=0,000) über die Krankheit eines Patienten fühlten sich die Pflegeexperten am wenigsten belastet. Die Pflegenden am Krankenbett stimmten der Behauptung weniger zu, dass Patientenschulung eine Aufgabe der Pflegeleitung sei (*p*=0,002) oder dass die Patienten mehr Informationen über ihre Krankheit, Behandlung und häusliche Pflege haben wollen (*p*=0,005). Sie stimmten häufiger der Behauptung zu, dass eine Pflegende nur pflegerische Aufgaben übernehmen und die Patientenschulung den Ärzten überlassen sollte (p= 0,008) und dass Schulungsbeauftragte und Pflegeexperten die Patientenschulung übernehmen sollen (*p*=0,044). Die Pflegenden am Krankenbett fühlten sich weniger in der Lage, die Lernbereitschaft eines Patienten zu beurteilen als die Schulungsbeauftragten (*p*=0,002). Die Pflegeexperten lehnten am wenigsten die Behauptung ab, dass die Patientenschulung (*p*=0,008) und die Herausgabe von Informationsmaterial über Krankheit und Behandlung des Patienten ärztlich angeordnet werden sollte (*p*=0,000). Sie hatten in den letzten drei Tagen häufiger als Pflegende am Bett die Unterrichtung eines Patienten mit dem Behandlungsteam abgestimmt (*p*=0,023). Sie fühlten sich auch wohler in der Schulung von Patienten über die Krankheit (*p*=0,001), Ergebnisse von Untersuchungen (*p*=0,012) und Auswirkungen der Erkrankung auf den Lebensstil (*p*=0,001) und auf die Sexualität (*p*=0,048) als Pflegende am Krankenbett.

DISKUSSION

Die Studie führt die frühere Arbeit von Stanton (1986) mit einer höheren Anzahl von Teilnehmern und einem erweiterten Fragenkatalog fort, um die Einstellungen von Pflegenden zur Patienten und Angehörigenschulung genauer zu untersuchen. In den letzten zehn Jahren stieg die Bedeutung der Schulung von Patienten und ihren Familien und wurde zu einer wichtigen Aufgabe in der professionellen Pflege. Effektive Schulung von Patienten und ihren Familien führt zu einer qualitativ hochwertigen Pflege mit besseren Ergebnissen, geringeren Kosten und steigender Patientenzufriedenheit. Ein sich änderndes Gesundheitssystem mit einer kürzeren Verweildauer verlangt eine höhere Eigenverantwortung des Patienten und seiner Familie für die Gesundheit. Die Pflegenden müssen ihre Einstellungen zur Patientenschulung verstehen lernen, um ihre Erfahrungen in der Patientenschulung zu verbessern, Verhaltensänderungen und Eigenverantwortung zu optimieren und bessere Ergebnisse für die Patienten und ihre Familie zu erreichen.

Die Ergebnisse der Untersuchung zeigen, dass die Pflegenden selbst der Schulung von Patienten und ihren Angehörigen eine hohe Wertigkeit zugestehen und als wichtige Aufgabe der Pflege verstehen, obwohl keine Übereinstimmung darin besteht, wer diese Gesundheitsberatung vorrangig durchführen soll. Die meisten Studienteilnehmer halten die Patienten- und Angehörigenschulung für die vorrangige Aufgabe von Schulungsbeauftragten oder Pflegeexperten; Pflegende mit höheren Berufsabschlüssen und Pflegeexperten zählen die Patientenschulung zu ihren Aufgaben. Diese unterschiedlichen Ansichten erklären sich zum Teil durch den höheren Ausbildungsstand von Schulungsbeauftragten und Pflegeexperten. Ausbildungen, die mit einem akademischen Grad abschließen, haben die Verhaltenspsychologie in ihren Lehrplan aufgenommen und betonen die Schulung von Patienten und ihren Familien. Die Unterschiede bezüglich der Anerkennung der Rollenverantwortung zwischen Pflegenden am Krankenbett, Schulungsbeauftragten und Pflegeexperten können auf einen aufgabenorientierten Ansatz in der Patienten- und Familienpflege speziell unter jungen Pflegenden hinweisen, die die Gesundheitsberatung nicht in die tägliche Routine von Pflegenden einbeziehen.

Die Möglichkeiten und Herausforderungen in diesem Bereich sind hoch. Patientenschulung kann nicht mehr länger als einzelne und „spezielle" pflegerische Aufgabe gesehen werden. Der Schulungsprozess muss dynamisch und integriert ablaufen. Die Verantwortung für die Patientenschulung muss als Aufgabe aller Berufsgruppen im Gesundheitssystem begriffen werden, im Behandlungsteam koordiniert und in die Behandlung des Patienten und seiner Familie integriert werden. Auch im Hinblick auf die Ergebnisse dieser Studie müssen Strategien entworfen werden, dass das Erkennen der Bedeutung der Patienten- und Angehörigenschulung die Verantwortung aller Berufsgruppen im Gesundheitswesen ist.

Alle Studienteilnehmer glauben, dass Patienten und ihre Familien mehr Informationen über ihre Krankheit, Behandlung und häusliche Betreuung haben wollen. Dies steht im Einklang mit Entwicklungen, einschließlich der gestiegenen Bedürfnisse der Patienten im Hinblick auf Trends, die das Recht der Patienten auf Information und die Förderung der Eigenverantwortung und Prävention ebenso wie die Umgestaltung der patientenorientierten Pflege beinhalten. Pflegende und andere Berufsgruppen im Gesundheitswesen müssen in der Lage sein, den Patienten und seine Familie als wichtige Partner im Lehrprozess zu sehen und die Verantwortung für den Lernprozess von den Gesundheitsexperten auf den Patienten und seine Familie zu verlagern. Um dieses Ziel zu erreichen, müssen Gesundheitsexperten wichtige Fähigkeiten in Kommunikation und Aushandeln beherrschen und einfordern (Noble 1991). Diese neue patientenorientierte Philosophie wird den Patienten und seine Familie vom traditionell passiven Empfänger von Leistungen zu einem aktiven Partner in der Gesundheitsförderung und Eigenverantwortung machen.

Alle Befragten fühlten sich am wenigsten wohl in der Beratung über Schmerzkontrolle, die Auswirkungen der Krankheit auf die Sexualität, Vorbereitung auf diagnostische Untersuchungen, Ergebnisse von diagnostischen Untersuchungen und den Krankheitsverlauf. Akademisch ausgebildete Pflegende fühlten sich jedoch mehr als andere Teilnehmer in der Lage, Beratungen über den Krankheitsverlauf, Behandlungen und die Beantwortung von allgemeinen Fragen mit der Familie durchzuführen. Diese Ergebnisse lassen vermuten, dass die Wissensbasis vieler Pflegender für die Patienten- und Angehörigenschulung nicht ausreichend oder ineffektiv ist. Viele Autoren (Close 1988, Elkind 1982, Luker 1989, Parker 1993, Syred 1981) vermuten, dass dieses Unbehagen in der Patientenschulung eine Folge der mangelnden Vorbereitung in der pflegerischen Aus- und Weiterbildung ist.

Ali (1983) behauptet, dass das Vertrauen der Pflegenden in ihre Lehrfähigkeiten entscheidend am Erfolg in der Patienten- und Angehörigenschulung ist. Die Autorin stellt weiter fest, dass die Schulung von Patienten und ihren Familien eine sehr komplexe pflegerische Aufgabe ist, die sowohl Wissen als auch Erfahrung verlangt.

Close (1988) und Lorenz (1986) vermuten, dass die Lösung des Problems in der Verbesserung der pflegerischen Ausbildung liegt. Luker und Caress (1989) stimmen dem nicht zu. Sie bestreiten, dass es realistisch ist, von einer Pflegenden zu erwarten, dass sie die nötigen Kenntnisse und Fähigkeiten in der Grundausbildung oder in kurzen Fortbildungen erwerben kann. Sie betonen weiterhin, dass selbst, wenn die notwendigen Kenntnisse erworben werden, es doch zweifelhaft bleibt, ob Patientenschulung als pflegerische Aufgabe in die täglichen Kontakte von Pflegenden mit Patienten und ihren Familien integriert werden kann. Luker und Caress (1989) bevorzugen spezialisierte Schulungsbeauftragte, die für die Patienten- und Angehörigenschulung verantwortlich sind.

Der bevorzugte Einsatz von Pflegeexperten mit ihrem Wissen und ihren Fähigkeiten in der Schulung von Patienten und ihren Familien in dieser Studie weicht trotzdem von der ursprünglichen Rolle, definiert durch Luker und Caress (1989) sowie Turner (1983), ab. Die Rolle der Lehrenden sollen Pflegeexperten übernehmen. Das theoretische Wissen und die reiche klinische Erfahrung der Pflegeexpertin garantiert eine qualitativ hochwertige Patienten- und Angehörigenschulung, aber sie kann nicht allein und vorrangig dafür verantwortlich sein, dass Patienten und ihre Familien Schulung erhalten. Die Patienten- und Angehörigenschulung liegt in der Verantwortung aller Berufsgruppen im Gesundheitswesen und sollte auf der generalistischen Ebene beginnen.
Die Pflegeexpertin wird den Gesundheitsberatungsprozess von Patienten und Familien durch Rollenbeispiele, Bereitstellen von Ressourcen, Fördern von wissenschaftlich gesicherten innovativen Schulungen der Lehrer und Darstellen positiver Ergebnisse für Patienten und ihre Familien fördern. Im diesem Modell entwickeln Pflegeexperten umfassende Strategien für die Patientenschulung für bestimmte Patientengruppen. Die Pflegenden am Krankenbett führten Patientenschulungen mit Hilfe der Pflegeexperten durch und überprüften Richtlinien. Pflegeexperten sind in der Patientenschulung nur bei komplexen Krankheitsfällen, Hochrisikopatienten und in der Betreuung von jungen unerfahrenen Pflegenden direkt beteiligt.
Die Studienergebnisse zeigen, dass Pflegende mit kurz zurückliegendem Examen und solche mit einem akademischen Abschluss mit hoher Wahrscheinlichkeit die Schulung von Patienten in ihrer Ausbildung erlernt haben. Nach Ranking und Stallings (1990) kann die Patientenschulung nicht im Beruf erlernt werden, sondern ist eine komplexe Fähigkeit, die in der Ausbildung erworben und kontinuierlich weiterentwickelt werden muss. Die Entwicklung von Fähigkeiten für die Patientenschulung verlangt die enge Zusammenarbeit zwischen Lehrerinnen, Pflegeleitungen und Pflegeexperten, um die Patienten- und Angehörigenschulung zu fördern und zu unterstützen. Die Lehrerinnen für Pflege müssen kreative Bedingungen schaffen, um das Selbstvertrauen bei den Schülerinnen bezüglich der Patientenschulung ebenso wie eine positive Grundhaltung zu dieser zu fördern. Die Kompetenzen der Schülerinnen in der Patienten- und Angehörigenschulung sind zu fördern und regelmäßig zu überprüfen. Pflegeleitungen müssen aktiv den Wert der Patientenschulung für die Bevölkerung betonen und Gelegenheiten für die Integration der Patientenschulung in die Pflege ergreifen.

Die Pflegeexpertin hat die vielleicht wichtigste Rolle in der erfolgreichen Integration der Patientenschulung in die Pflege übernommen. Die Pflegeexpertin kann zur Entwicklung und Förderung von akademischen Lehrplänen und den Curricula in der Patientenschulung beitragen. Die Entwicklung der Rolle durch die Pflegeexpertin mittels formaler Präsentation, durch beispielhafte Patientenschulung und die Übernahme der Mentorenfunktion für unerfahrene Pflegende als Schulungsbeauftragte unterstützt eine qualitativ hochwertige, integrierte Patienten- und Angehörigenschulung.

BEDEUTUNG FÜR DIE PFLEGE

Die Ergebnisse dieser Studie weisen darauf hin, dass die Einstellung von Pflegenden zur Patienten- und Angehörigenschulung multifaktoriell bedingt ist. Die Komplexität der Patientenschulung fordert eine Pflegeexpertin. Frühere Autoren behaupten, dass viele Pflegende in ihrem Wissen und mit ihren Fähigkeiten nicht ausreichend auf eine erfolgreiche Lehrerrolle in der Patientenschulung vorbereitet sind. Im Gegensatz dazu hat die Pflegeexpertin Wissen über lerntheoretische Grundlagen und fortgeschrittenes Erfahrungswissen erworben und kann beides in die Patientenschulung einbringen. Durch den theoretischen Hintergrund in Verbindung mit praktischer Erfahrung ist die Pflegeexpertin in der Lage, dieses Wissen für komplexe Behandlungsfälle und Hochrisikopatienten und ihre Familien umzusetzen und damit Verhaltensänderungen einzuleiten, die zu einem erfolgreichen Selbstmanagement und guten Ergebnissen führen. Die Fähigkeit, maßgeschneiderte Schulungsprogramme für einzelne Patienten zu entwickeln und kreative Methoden in die Patienten- und Angehörigenschulung einzuführen, sind Schlüsselkompetenzen der Pflegeexpertin. Die Ergebnisse dieser Studie unterstützen den Einsatz von Pflegeexperten für diese Aufgabe. Die Mehrheit der Pflegenden am Krankenbett braucht Anleitung und Führung, um eine qualitativ hochwertige, präventive Patienten- und Angehörigenschulung anbieten zu können.

Alle Berufsgruppen im Gesundheitswesen können darin von der Pflegeexpertin lernen. Die Pflegeexpertin kann eine beratende Rolle einnehmen und damit die Praxis beeinflussen, die Zusammenarbeit zwischen den einzelnen Berufsgruppen fördern und als <change agent> fungieren. Diese Rolle wäre für die Patientenschulung von Vorteil. Die Beratung fördert den Prozess der Patientenschulung über den gesamten Behandlungsverlauf. Sie betont

auch die Rolle der Pflegeexpertin als Modell für alle Berufsgruppen. Geschult in Kommunikation und Expertin in der klinischen Praxis, stellt sie Vertrauen und Glaubwürdigkeit in einem Prozess her, in dem Generalisten häufig auf Schwierigkeiten stoßen.
Die klinische Kompetenz der Pflegeexpertin ist sehr wichtig in der Patienten- und Angehörigenschulung. Darum fördert die aktive Beteiligung der Pflegeexpertin in der Pflege des Patienten die notwendige Zusammenarbeit für die Entwicklung und die Umsetzung von umfassenden Schulungsprogrammen und sichert Glaubwürdigkeit in Schulung und Ausbildung. Die klinische Rolle verschafft der Pflegeexpertin Zugang zu Verbesserungsmöglichkeiten für die Patienten- und Angehörigenschulung und gibt ihr die Möglichkeit, die Wirksamkeit von früheren Interventionen zu überprüfen.
Forschungen zur Effektivität von Schulungen von Patienten und ihren Familien gewinnen im heutigen Gesundheitswesen mehr und mehr an Bedeutung. Die Pflegeexpertin als Forscherin kann wissenschaftliche Methoden und die Wirkung der Schulung von Patienten und ihren Familien bewerten. Die Pflegeexpertin hat auch zahlreiche Möglichkeiten, Forschung in die Pflege und in die Beratung von Patienten zu integrieren und kann damit die pflegerische Praxis verbessern und deren Bedeutung für die Patientenschulung hervorheben.

SCHLUSSFOLGERUNGEN

Umfassende Patienten- und Angehörigenschulungen werden auch in Zukunft herausragende Umgestaltungsinitiativen in der Betreuung von Patienten sein. Die Entwicklung von multidimensionalen Ansätzen in einer qualitativ hochwertigen Patientenschulung wird sehr wichtig sein. Pflegeexperten können durch die Förderung der Zusammenarbeit und eines einheitlichen Vorgehens im Kontinuum eines Krankheitsverlaufes auch andere Berufsgruppen beeinflussen. Die Fähigkeit der Pflegeexpertin wissenschaftliche Methoden, klinische Erfahrungen und lerntheoretische Grundlagen in die Pflegepraxis zu integrieren, wird für die Entwicklung einer umfassenden, präventiven Patienten- und Angehörigenschulung im Krankheitsverlauf entscheidend sein. Die Pflegeexpertin spielt die Schlüsselrolle im Transfergeschehen zum Selbstmanagement der Patienten und ihrer Familien. Durch Eigenständigkeit, Wissen und Zusammenarbeit werden alle Berufsgruppen im Gesundheitswesen die Macht eines interaktiven, interdisziplinären Schulungsprozesses von Patienten und ihren Familien zu schätzen lernen.

LITERATUR

Ali N.S. (1983) Preparing student nurses for patient education. Nurse Educ 18, 27-29.

Boswell E.J., Pichert J.W., Lorenz R.A., Schlundt D.G. (1990) Training health care professionals to enhance their patient teaching skills. J Nurs Staff Dev 6, 233-239.

Casey F.S. (1995) Documenting patient education: a literature review. J Contin Educ Nurs 26,257-260.

Chan V. (1990) Content areas for cardiac teaching: patients' perceptions of the importance of teaching content after myocardial infarction. J Adv Nurs 15, 1139-1145.

Close A. (1988) Patient education: a literature review. J Adv Nurs 13,203-213.

Elkind A.K. (1982) Nurses' views about cancer. J Adv Nurs 7, 3-50.

Griffiths M. und Leek C. (1995) Patient education needs: opinions of oncology nurses and their patients. Oncol Nurs Forum 22, 139-145.

Honan S., Krsnak G., Peterson D., Torkelson R. (1988) The nurse as patient educator: perceived responsibilities and factors enhancing role development. J Contin Educ Nurs 9, 33-37.

Joint Commission on Accreditation of Health Care Organizations (1993) Comprehensive Accreditation Manual for Hospitals. Oakbrook IL: Joint Commission on Accreditation of Health Care Organizations.

Kruger S. (1991) The patient educator role in nursing. Appi Nurs Res 4, 19-24.

Lorenz R.A. (1986) Training health professionals to improve the effectiveness of patient education programs. Diabetes Educ 12, 204-209.

Luker K. und Caress A.L. (1989) Rethinking patient education. J Adv Nurs 14, 711-718.

Murdaugh C.L. (1982) Barriers to patient education in the coronary care unit. Cardiovasc Nurs 18, 31-36.

Noble C. (1991) Are nurses good patient educators? J Adv Nurs 16, 1185-1189.

Parker M., Alkhateeb W., Rosen D. (1993) A nursing inservice curriculum for patient education nursing and health care. Nurs Health Care 4, 142-146.

Rankin S.H. und Stallings K.D. (1990) Patient education: Issues, principles. practices. Lippincott, Philadelphia.

Redman B.K. (1993) Patient education at 25 years: where we have been and where we are going. J Adv Nurs 18, 725-730.

Sparacino P., Cooper D., Minarik P.M. (1990) The clinical nurse specialist: Implementation and Impact. CT Appleton und Lange, Norwalk.

Stanton M.P. (1986) Nurses' attitudes toward patient education. Nurs Success Today 3, 16-21.

Syred M.E.J. (1981) The abdication of the role of health education by hospital nurses. J Adv Nurs 6, 27-33.

Tilley J.D., Gregor F.M., Thiessen V. (1987) The nurse's role In patient education: Incongruent perceptions among nurses and patients. J Adv Nurs 12, 291-301.

Turner C. (1983) Patient education. Senior Nurse 2, 10-12.

Woody A.F., Robertson L.H., Mixon M.L., Biocker R., McDonald M.R. (1984) Do patients learn what nurses say they teach? Nurs Manage 15, 26-29.

Die Rolle der Pflege in der Patientenschulung: unterschiedliche Wahrnehmungen von Pflegenden und Patienten*

Janice D. Tilley, Frances M. Gregor und Victor Thiessen

Einleitung

Die Pflegetheoretikerinnen zählten bereits früh Aufgaben in der Patientenschulung zum Kernbereich der Pflege (Hall 1977, Henderson 1966, Peplau 1952). Forscher über Patientenschulung (Pohl 1981, Redman 1984) und nationale Vereinigungen der Pflege (Canadian Nurses' Association 1980, National League for Nursing 1981) sehen die Patientenschulung als eigenständige Aufgabe jeder Pflegenden.

Eine Literatursichtung zu den Erwartungen von Pflegenden und Patienten über die pflegerische Lehrrolle zeigt drei entscheidende Problembereiche auf. Einmal sind sich die Pflegenden nicht über ihre Rolle als Patientenlehrer im Klaren (Pohl 1965). Die Pflege selbst ist sich nicht einig über die Verantwortung, die sie in der Patientenschulung im Verhältnis zu anderen Berufsgruppen im Gesundheitswesen hat und auch nicht über den Inhalt, was sie unterrichten können und sollen (Cohen 1981, Winslow 1976). Zweitens berichten die Pflegenden, dass sie mehr schulen wollen, als sie dies im Moment tun (Jenkin 1961, Mackean 1979, Powell 1972, Smith 1970). Die Pflege selbst hat einige Hindernisse bezüglich der Übernahme der Patientenschulung wie mangelnde Ausbildung, fehlende Unterstützung durch Ärzte und das Pflegemanagement selbst benannt (Murdaugh 1982, Schweer & Dayani 1973, Smith 1983, Wilson-Barnett & Osborne 1983). Drittens sahen die Patienten die Pflegende nicht immer als Lehrer (Linehan 1966, Pender 1974, Summers 1984), noch haben sie pflegerische Ansätze für individuelle Instruktionen als Schulungen verstanden (Adom und Wright 1982).

Es kann vermutet werden, dass die unterschiedliche Wahrnehmung von Pflegenden und Patienten über die Rolle der Pflege in der Patientenschulung effektives Lernen der Patienten behindert. Die Ergebnisse verschiede-

---

* Aus: Journal of Advanced Nursing 1987; übersetzt von Judith Frey und Elisabeth Drerup.

ner Studien unterstützen die Hypothese, dass effektive Patientenschulung davon abhängig ist, dass sowohl die Pflegende als auch der Patient, eine realistische Einschätzung ihrer eigenen und der jeweils anderen Rolle haben (Cross & Parsons 1971, Packard & Van Ess 1969, Powell 1972). Das bedeutet, dass eine höhere Übereinstimmung in den unterschiedlichen Wahrnehmungen der pflegerischen Rolle in der Patientenschulung das Lernen des Patienten fördert.

Die Überprüfung der Wahrnehmungen ist eine notwendige Vorbereitung für die Verminderungen von Missverständnissen. Diese Studie beschreibt die Wahrnehmungen von Patienten und Pflegenden im Hinblick auf die Patientenschulung und untersucht den Grad der Übereinstimmung zwischen beiden Wahrnehmungen.

Theoretischer Rahmen

Diese Studie basiert auf der Theorie der symbolischen Interaktion, die die Bedeutung einer kongruenten Einschätzung der Situation betont (Blumer 1969, Hewitt 1979). In der Theorie der symbolischen Interaktion wird davon ausgegangen, dass jede Person in einer bestimmten Situation die Perspektive oder Rolle, die das Gegenüber ihm zuschreibt, übernimmt und sich entsprechend der Erwartungen des anderen verhält. Die Einschätzung der Situation wird während einer sozialen Interaktion durch die beteiligten Personen selbst vorgenommen (Hewitt 1979). Es gibt jedoch Mechanismen innerhalb und zwischen den Individuen, die die Wahrnehmungen des anderen beeinflussen oder verzerren, so dass der Prozess der Einschätzung einer Situation nicht immer harmonisch ablaufen kann (Ichheiser 1970).

Das Konzept der Einschätzung einer Situation wurde von Thiessen (1974, 1984) verfeinert und konkretisiert. Für die Belange dieser Studie wurden verschiedene Arten von Informationen herausgearbeitet, die sowohl für Pflegende als auch für Patienten wichtig sind. Aus Sicht der Pflegenden sind folgende Informationen wichtig:

1. Wie viel und welche Art von Patientenschulung führen die Pflegenden durch?

2. Wie viel und welche Art der Patientenschulung möchten die Pflegenden durchführen?

Pflegende haben auch Meinungen darüber, was ihre Patienten denken und wünschen:

3. Wie viel und welche Art von Patientenschulung erhalten ihre Patienten nach Meinung der Pflegenden von ihnen?

4. Wie viel und welche Art von Patientenschulung wollen ihre Patienten nach Meinung der Pflegenden erhalten?

Aus Sicht des Patienten sind folgende Informationen wichtig:

5. Wie viel und welche Art von Patientenschulung führen die Pflegenden nach Meinung der Patienten durch?

6. Wie viel und welche Art von Patientenschulung wollen die Patienten von den Pflegenden erhalten?

Diese sechs Arten von Informationen sind für jede einigermaßen zutreffende Einschätzung einer Situation notwendig. Der Vergleich dieser sechs Arten von Informationen in verschiedenen Kombinationen ergibt die vier Konzepte dieser Studie.
Der Grad der Übereinstimmung von Pflegender und Patient wird durch den Vergleich von 1 mit 5 und 2 mit 6 nachgewiesen. Der Grad der Übereinstimmung der Pflegenden mit dem Patienten wird durch den Vergleich von 3 und 2 mit 4 nachgewiesen. Der Vergleich von 3 mit 5 (und mit 6) ergibt ein Maß für das Wissen der Pflegenden über die Patienten. Schließlich ergibt der Vergleich von 1 mit 2 ein Maß für die Zufriedenheit der Pflegenden, während der Vergleich von 5 mit 6 ein Maß für die Zufriedenheit der Patienten ergibt.

Untersuchungsfragen

Diesen vier Konzepten liegen sechs spezifische Fragen, die in dieser Studie untersucht werden, zugrunde.

1. Gibt es einen Unterschied zwischen den Wahrnehmungen von Pflegenden als Gruppe und den Wahrnehmungen von Patienten als Gruppe über die Menge und die Art der Patientenschulung, die die Pflegenden durchführen? Diese Frage untersucht den Grad der Übereinstimmung zwischen Pflegenden und Patienten.

2. Gibt es innerhalb jeder Pflegenden-Patienten-Dyade unterschiedliche Wahrnehmungen über die Menge und die Art der Patientenschulung, die die Pflegenden durchführen? Diese Frage untersucht den Grad von Übereinstimmung innerhalb der Pflegende-Patient-Dyade in verschiedenen Krankenhäusern.

3. Gibt es zwischen den Pflegenden als Gruppe und den Patienten als Gruppe einen Unterschied in der Menge der Patientenschulung, welche die Pflegenden durchführen und welche Menge sie nach Meinung der Patienten durchführen sollten? Diese Frage ermittelt das Maß der Zufriedenheit von Pflegenden und Patienten mit der Rolle von Pflegenden in der Patientenschulung.

4. Gibt es einen Unterschied zwischen den Wünschen von Pflegenden und den Wünschen, die sie Patienten zuschreiben, was die Menge und die Art der Patientenschulung, die Pflegende durchführen, betrifft? Diese Frage ermittelt den Grad der Übereinstimmung zwischen den Wünschen von Pflegenden und Patienten.

5. Gibt es einen Unterschied zwischen den Wünschen von Patienten und den Wünschen, die Pflegende ihnen zuschreiben, über die Menge und die Art der Patientenschulung, die Pflegende durchführen? Diese Frage ermittelt den Grad des Wissens der Pflegenden über die Wünsche von Patienten.

6. Gibt es einen Unterschied zwischen dem tatsächlichen Wissensstand der Patienten und dem Wissensstand, den Pflegende bei ihren Patienten vermuten? Diese Frage versucht den Grad des Wissens von Pflegenden über den Informationsbedarf von Patienten zu ermitteln.

METHODE

Studienort und Studienteilnehmer

Die Studie wurde in Kanada in zwei Universitätskliniken durchgeführt. Sowohl die Pflegenden als auch die Patienten wurden aus je einer Abteilung in beiden Krankenhäusern ausgewählt. In Krankenhaus 1 wurde eine kardiologische Station mit 38 Betten ausgewählt. In Krankenhaus 2 wurden die Studienteilnehmer vorwiegend aus einer allgemeinen internistischen Station mit 36 Betten ausgewählt. Beide Krankenhäuser bieten Patientenschulung an, obwohl große organisatorische und strukturelle Unterschiede im Angebot bestehen. Im Krankenhaus 1 war die Gruppe der Patienten bezüglich ihrer Diagnosen homogener, spezialisierte Pflegende standen für die Koordinierung der Patientenschulungen für einzelne Patienten zur Verfügung und es gab Gruppenschulungen für Patienten.
Insgesamt nahmen 38 Pflegende-Patienten-Dyaden teil; davon kamen 23 Dyaden aus Krankenhaus 1 und 15 Dyaden aus Krankenhaus 2. Alle Studi-

enteilnehmer aus der Pflege (38) waren weiblich und hatten eine Vollzeitbeschäftigung.
Alle 23 Patienten aus Krankenhaus 1 und 12 von 15 Patienten aus Krankenhaus 2 waren:

(a) mit der Diagnose eines akuten Myokardinfarktes (AMI) in das Krankenhaus aufgenommen worden,

(b) hatten vorher noch keinen akuten Myokardinfarkt erlitten,

(c) hatten bereits einen Mobilitätsgrad erreicht, der ihnen erlaubte, im Sessel zu sitzen, sich selbst zu waschen und eine gewisse Zeit im Zimmer umherzugehen,

(d) befanden sich innerhalb der letzten zwei Tage ihres (geschätzten) Krankenhausaufenthaltes,

(e) waren zeitlich und örtlich orientiert; und

(f) konnten Englisch lesen und schreiben.

Die verbleibenden drei Patienten aus Krankenhaus 2 wurden mit der Diagnose einer respiratorischen Insuffizienz aufgenommen und erfüllten die Einschlusskriterien (d), (e) und (f) wie oben beschrieben. Diese Patienten wurden in die Studie aufgenommen, um die Möglichkeit zu untersuchen, dass krankenhausexterne Variablen, die nicht mit der Patientenschulung in Beziehung stehen, die Wahrnehmung der Patienten über die Rolle der Pflege in der selben beeinflussen.

Instrumente und Pretest

Die Projektleiterin entwickelte für die Studie zwei Instrumente, einen Fragebogen für die Pflegenden und einen Interviewleitfaden für die Patienten. Vor der Entwicklung dieser Instrumente wurden veröffentlichte und auch nichtveröffentlichte Studien sowohl zu den Wahrnehmungen der Pflegenden als auch zu den Wahrnehmungen der Patienten über die Rolle der Pflege in der Patientenschulung geprüft, um alle relevanten Bereiche im Interview und im Fragebogen zu erfassen. Die Projektleiterin arbeitete auch als Pflegende in beiden teilnehmenden Krankenhäusern, um zusätzliche Fragen, die sich aus den Bedingungen der Patientenschulung in beiden Krankenhäusern ergaben, zu berücksichtigen.
Nach der Sichtung früherer Studien und aufgrund ihrer klinischen Erfahrungen entwickelte die Projektleiterin zwei sich ergänzende Fragenkomp-

lexe: einmal einen Fragenkomplex zu den Wahrnehmungen von Patienten über die Menge und die Art der Patientenschulung, die Pflegende durchführen und durchführen sollten und einen weiteren Fragenkomplex zu Wahrnehmungen der Pflegenden über die Menge und die Art der Patientenschulung, die sie durchführen und durchführen sollten. Beide Instrumente wurden so gestaltet, dass jeder Partner einer Pflegendc-Patient-Dyade die Fragen auf den jeweils anderen Partner und nicht auf Pflegende und Patienten allgemein bezog. Diese spezifischen Daten wurden zusammengefasst und es wurde eine Einschätzung der Wahrnehmungen von den beteiligten Pflegenden als Gruppe und den Patienten als Gruppe vorgenommen.
Jedes Instrument wurde mehrfach überprüft, zuerst von einer Forscherin mit Erfahrung in der Entwicklung von vergleichbaren Messinstrumenten. Die einzelnen Fragen wurden mehrmals überprüft, um die Angemessenheit und die Verständlichkeit der Fragen festzustellen. Jedes Instrument wurde dann von einer anderen Forscherin, erfahren in den Bereichen der kardiologischen Pflege und der Patientenschulung, überprüft. Änderungen erfolgten mit dem Ziel, die Inhalte repräsentativ für das aktuelle Wissen über das Untersuchungsthema zu gestalten und die inhaltliche Validität der Instrumente zu erhöhen (Brink & Wood 1978). Zuletzt wurde jedes Instrument durch die Pflegeleitungen in beiden Krankenhäusern überprüft, um potentielle Probleme in der Interpretation der Fragen oder im Einsatz dieser Methode für die Datensammlung zu erkennen.
Der Pretest für den Fragebogen und den Interview-Leitfaden wurde in zwei Abteilungen in Krankenhaus 2 durchgeführt. Fünf repräsentative Pflegende-Patient-Dyaden nahmen am Pretest teil. Kleinere Formulierungsänderungen wurden zugunsten der Verständlichkeit der Fragen vorgenommen. Weil geringfügige Änderungen der Instrumente durchgeführt wurden, konnten die Teilnehmer des Pretestes an der eigentlichen Studie in Krankenhaus 2 auch teilnehmen.

Durchführung

Die potentiellen Studienteilnehmer wurden bei Durchsicht der Patientendokumentation auf jeder Abteilung ermittelt. Jeder Patient, der an der Studie teilnahm, wurde einer Pflegenden zugeordnet, die folgende Kriterien erfüllte:

(a) die Pflegende war dem Pflegeteam für den jeweiligen Patienten für mindestens zwei aufeinanderfolgende Tage zugeteilt und

(b) beide, die Pflegende und der Patient wussten, auf wen sich die Forscherin bezog, wenn sie nach dem jeweiligen Partner der potentiellen Dyade fragte. Beide erhielten eine Einladung an der Studie teilzunehmen und stimmten in schriftlicher Form zu. Der Pflegenden aus der Dyade wurde der pflegerische Fragebogen zum Ausfüllen in der Schicht, in der sie gerade arbeitete, gegeben. Am gleichen Tag wurde das Interview mit dem Patienten geführt.

Datenanalyse

Der Fragebogen und das transkribierte Interview von jeder Pflegende-Patient-Dyade wurden gleichzeitig für die Datenanalyse kodiert. Mit dem Statistikprogramm SPSS (Nie et al. 1970) wurden die Mittelwerte der Antworten der Pflegenden und der Antworten der Patienten ermittelt. Statistische Analysen, vor allem der t-Test, wurden durchgeführt, um die Mittelwerte der Wahrnehmungen von Pflegenden und Patienten innerhalb eines Krankenhauses und zwischen den Krankenhäusern zu vergleichen. Bei den komplementären Fragenkatalogen wurde der Grad der Übereinstimmung, der Grad der Zufriedenheit und des Wissens für jede Dyade untersucht. Die endgültigen Daten für die statistische Analyse wurden in Likertskalen angeordnet. Nach Borgatta und Bohrnstedt (1981) werden „die meisten der zentralen Konzepte in den Sozialwissenschaften als kontinuierlich eingeschätzt und ihre Verteilung führt bei der Anwendung parametrischer Statistik für die Analyse nicht zu schwerwiegenden Verzerrungen. Wenn Variablen kontinuierlich sind, müssen sie laut Definition intervallskaliert sein", wobei die Intervalle nicht regelmäßig sein müssen.

ERGEBNISSE

Charakteristika der Studienteilnehmer

Insgesamt wurden 38 Pflegende-Patient-Dyaden untersucht. 24 der Patienten waren männlichen und 14 weiblichen Geschlechts, 21 bis 87 Jahre alt mit einem mittleren Alter von 57 Jahren. Die Mehrzahl der Patienten hatten einen Oberschulabschluss oder weniger erworben. Die Mehrzahl der Pflegenden waren zwischen 21 und 26 Jahren alt mit abgeschlossener Ausbildung an einer Krankenpflegeschule am Krankenhaus, verfügten über maximal 6 Jahre Berufserfahrung und hatten keine Ausbildung in Lehren und

Lernen erhalten. Die durchschnittliche Verweildauer der Patienten auf der Abteilung bis zum Interview lag bei 11 Tagen. Keiner der Patienten oder der Pflegenden hat die Teilnahme an der Studie abgebrochen.
Die Wahrnehmungen der Pflegenden und der Patienten wurden (a) innerhalb der jeweiligen Abteilung und (b) zwischen den beiden Krankenhäusern verglichen.

Frage 1
Gibt es einen Unterschied zwischen den Wahrnehmungen von Pflegenden als Gruppe und der Wahrnehmungen von Patienten über die Menge und die Art der Patientenschulung, welche die Pflegenden durchführen?

Abbildung 1: Die Ansichten der Pflegenden und der Patienten zur Patientenschulung durch die Pflege

	Behauptung	Pflegende	Pflegende	Pflegende	Patient	Patient	Patient
		Insgesamt	Krankenhaus 1	Krankenhaus 2	Insgesamt	Krankenhaus 1	Krankenhaus 2
A	Patientenschulung ist eine wichtige Aufgabe	1.5	1.3	1.9	1.9	2.0	1.8
B	Pflegende wurden für diese Aufgabe nicht ausgebildet	4.4	4.4	4.2	5.4	5.5	5.1
C	Patientenschulung ist genauso wichtig wie andere Pflegeaktivitäten	2.0	1.9	1.9	2.1	1.9	2.6
D	Es bleibt zuwenig Zeit für die Patientenschulung	2.3	2.6	1.7	3.0	2.9	3.3
E	Die Patienten sind zu krank, um an Schulungen teilnehmen zu können	4.7	4.7	4.6	5.7	5.7	5.7

Diese Frage wurde in drei unterschiedlichen Fragenkomplexen innerhalb der eingesetzten Instrumente behandelt. Im ersten Fragenkomplex wurden die Pflegenden gebeten, ihren typischen Ansatz für die Patientenschulung zu beschreiben, die Patienten wurde gebeten, eine Situation, wenn es eine gab, in der sie eine brauchbare Information während ihres Aufenthaltes erhalten hatten, zu beschreiben. Als die Pflegenden gefragt wurden, wann sie üblicherweise die Gesundheitsberatung durchführten, antworteten 50% aus beiden Krankenhäusern, dass dies im Zeitraum von einem bis zu drei Tagen vor der geplanten Entlassung des Patienten aus dem Krankenhaus durchgeführt wird.

Als die Patienten gefragt wurden, ob es eine spezifische Gelegenheit gab, in der sie eine brauchbare Information über ihre Gesundheit oder gesundheitliche Hinweise erhalten hatten, waren nur die Hälfte der Patienten in jedem Krankenhaus in der Lage, eine solche Situation anzugeben. Von diesen 19 Patienten berichteten 8, dass diese Situation 2 bis 3 Tage nach ihrer Aufnahme in die Abteilung eintrat und weitere 6 Patienten berichteten, dass diese Situation während ihres Aufenthaltes auf der Intensivstation eintrat. Die Pflegenden wurden als Informationsquelle mehr als doppelt so häufig wie die Ärzte genannt. Viele Patienten benannten eine Unterhaltung mit Pflegenden, die ihnen geholfen habe, zu verstehen was in den letzten Tagen geschehen war und welche Bedeutung dieses Geschehen für ihre weitere Gesundheit habe.

Im zweiten Fragenkomplex wurden die Meinungen zu den Gründen erhoben, die die Pflegenden von der Patientenschulung abhalten. Die drei häufigsten Gründe, die von den Pflegenden genannt wurden, waren:

(a) es ist nicht genügend Zeit für die Patientenschulung (87%),

(b) fehlende Gelegenheit, den Patienten zu unterrichten, weil die Pflegende nicht mehr für diesen Patienten verantwortlich war (55%) und

(c) zu kurzfristig Information an die Pflege, dass der Patient entlassen werden soll (40%).

Einige wenige Pflegende berichteten, dass sie sich nicht ausreichend für die Patientenschulung ausgebildet fühlen oder dass diese nicht ihre Aufgabe sei.

Der dritte Fragenkomplex ergab sich aus den Antworten von Pflegenden und Patienten zu einer Folge von fünf Behauptungen, die die Ansichten von Pflegenden zur Patientenschulung zeigte. Für die Antworten wurde eine Li-

kertskala von 1 (stimme sehr zu) bis 6 (stimme überhaupt nicht zu) vorgegeben. Abbildung 1 zeigt die Mittelwerte der Antworten von Pflegenden und Patienten aus beiden Krankenhäusern. Ein *t*-Test wurde durchgeführt, um die Mittelwerte der Antworten zu untersuchen. Die Antworten der Patienten als Gruppe zur Behauptung B, D und E unterschieden sich signifikant von der Gruppe der Pflegenden ($P>0,05$). Vergleiche der Wahrnehmungen von Patienten aus den verschiedenen Krankenhäusern zeigten keine signifikanten Unterschiede. Die Pflegenden im Krankenhaus 1 sind jedoch signifikant weniger überzeugt ($P>0,05$) als die Pflegenden im Krankenhaus 2, dass nicht genügend Zeit für die Patientenschulung ist. Die Pflegenden im Krankenhaus 1 stimmten auch deutlich mehr als die Pflegenden im Krankenhaus 2 ($P=0,05$) der Behauptung zu, dass Patientenschulung eine wichtige Pflegeaufgabe sei.
Die Antworten auf die Untersuchungsfrage 1 zeigt wenig Übereinstimmung zwischen Patienten und Pflegenden was den Zeitpunkt der Patientenschulung betrifft. Während die Pflegenden berichteten, dass sie Patientenschulung meistens durchführen, wenn der Patient entlassen werden soll, berichteten die Patienten, dass sie die wichtigsten Informationen bereits zu einem früheren Zeitpunkt erhalten hatten. Die Patienten stimmten weniger häufig als die Pflegenden Behauptungen wie „die Ausbildung der Pflegenden hat diese nicht für die Patientenschulung vorbereitet“, „es ist nicht genügend Zeit für die Patientenschulung“ oder „die Patienten sind zu krank um zu lernen“, zu. Dieses Ergebnis ist verwirrend, weil viele Pflegende angaben, gut für diese Aufgabe vorbereitet zu sein und nur wenige Pflegende die Patientenschulung nicht als Pflegeaufgabe ansahen. Eine mögliche Erklärung dafür könnte jedoch sein, dass die Patienten weniger als die Pflegenden die praktischen Hindernisse für die Durchführung der Patientenschulung kennen, wie beispielsweise fehlende Zeit dafür.

Frage 2
Gibt es innerhalb jeder Pflegende-Patient-Dyade unterschiedliche Wahrnehmungen über die Menge und die Art der Patientenschulung, welche die Pflegenden durchführen?

Abbildung 2: Wahrnehmungen über die Pflegenden als verfügbare und gewünschte Lehrer im Genesungsprozess nach AMI

	Pflegende (%) N = 34 – 37 Bestehend	Pflegende (%) erwünscht	Patienten (%) N = 34 – 37 bestehend	Patienten (%) erwünscht
Normale Funktion des Herzens	41	60	23	29
Wirkungen eines Herzinfarktes	26	40	23	23
Risikoverhalten durch Rauchen	33	62	10	10
Verschriebene Medikamente	69	75	32	30
Ernährung umstellen	14	8	8	8
Sport und Bewegung	59	44	29	24
Beginn sexueller Aktivitäten	21	51	31	17
Vorgehen bei Herzschmerzen	71	74	20	18
Mit emotionalem Stress umgehen	19	69	16	14
Durchschnittliche Anzahl der möglichen Antworten, für die Pflegende gewählt wurden	3.2	4.5	1.8	1.6

Die Pflegenden und die Patienten wurden gebeten, einen Fragenkatalog über neun spezifische Informationsbereiche zum Genesungsprozess nach AMI zu beantworten. Die Pflegenden sollten angeben, wer die einzelnen Themen ihrem Patienten am häufigsten vermittelt hatte und wer sie ihrer Meinung nach unterrichten sollte. Die Patienten wurden aufgefordert zu sagen, von wem sie einzelne Informationen während ihres Aufenthaltes im Krankenhaus erhalten hatten und von wem sie diese gerne erhalten würden. Es konnte zwischen einer Pflegenden, einem Arzt, einer Diätassistentin, einer besonderen Schulungsleiterin, einem anderen Patienten, einem Freund oder einem Verwandten gewählt werden. Abbildung 2 zeigt die Antworten in Prozent, die für Pflegende abgegeben wurden. Die Pflegenden wählten

mit wenigen Ausnahmen Pflegende als die bereits existierenden und wünschenswerten Lehrer zu den einzelnen Informationsbereichen. Die Patienten wählten häufiger Personen aus anderen Berufsgruppen als bereits existierende und wünschenswerte Lehrer. Meist war dies der Arzt. Verschiedene Tests wurden für die Analyse der Mittelwerte der Antworten eingesetzt, in der die Pflegenden als Lehrer genannt wurden. Die Ergebnisse zeigen, dass Pflegende sich selbst für deutlich mehr Informationsbereiche als bereits existierende und wünschenswerte Lehrer wahrnehmen als dies Patienten tun ($P<0{,}05$). Die Antworten der einzelnen Pflegende-Patient-Dyaden wurden ebenfalls analysiert, um den Grad der Übereinstimmung über die Ansicht, wer die einzelnen Informationsbereiche unterrichtete und wer dies tun sollte, zu ermitteln. Die meisten der Pflegenden-Patient-Dyaden (70%) stimmten in zwei oder weniger der neun Themenbereiche überein, wer den Patienten beraten sollte. Pflegende-Patient-Dyaden stimmten in fünf oder weniger der neun Themenbereiche überein, wer den Patienten beraten hat. Eine genauere Analyse ergab eine signifikant höhere Übereinstimmung ($P<0{,}05$) zwischen den Dyaden in Krankenhaus 2, verglichen mit den Dyaden in Krankenhaus 1, in der Frage wer den Patienten zu den einzelnen Informationsbereichen beraten hat. Dies lag teilweise daran, dass sowohl die Pflegenden als auch die Patienten im Krankenhaus 2 eher selten eine Pflegende als tatsächliche Lehrerin angaben.
Die Antworten auf die Frage 2 ergaben bei Patienten und Pflegenden als Gruppe und auch in den Dyaden wenig Übereinstimmung zwischen Pflegenden und Patienten was die Frage betrifft, wer tatsächlich die Patienten lehrt und wer sie im Genesungsprozess nach AMI unterrichten sollte. Die Pflegenden wählten meist Pflegende, während die Patienten einen Arzt als existierenden und erwünschten Lehrer wählten.

Frage 3
Gibt es zwischen den Pflegenden als Gruppe und den Patienten als Gruppe einen Unterschied in der Menge der Patientenschulung, welche die Pflegenden durchführen und der Menge, die sie nach Meinung der Patienten durchführen sollten?

Für diese Frage wurde der Fragenkatalog aus Frage 2 eingesetzt (vergleiche Abbildung 2). Der *t*-Test wurde durchgeführt, um die Zufriedenheit von Pflegenden und Patienten zu untersuchen. Die Patienten waren mit den durchgeführten Unterrichtungen zu einzelnen Informationsbereichen im Genesungsprozess nach AMI zufrieden und waren auch der Meinung, dass diese Informationsbereiche von einer Pflegenden unterrichtet werden sollten. Die Pflegenden nahmen jedoch eine Pflegende als Unterrichtende in signifikant weniger Informationsbereichen wahr, als sie ihrer Meinung nach durchführen sollte ($P<0,05$). Die Pflegenden zeigten sich hier also deutlich unzufriedener als die Patienten. Es ließen sich keine signifikanten Unterschiede im Grad der Zufriedenheit zwischen den Pflegenden und den Patienten aus den verschiedenen Krankenhäusern feststellen.

Frage 4

Gibt es einen Unterschied zwischen den Wünschen von Pflegenden und den Wünschen, die sie den Patienten zuschreiben, was die Menge und die Art der Patientenschulung, welche die Pflegenden durchführen, betrifft?

Abbildung 3: Die Wünsche von Pflegenden und Patienten hinsichtlich der Patientenschulung

	Wünsche von Pflegenden (%), (n=38)			Wünsche von Patienten (%), (n=38)			Wünsche von Pflegenden und Patienten (%), (n=37)		
	Mehr	Gleich viel	Weniger	Mehr	Gleich viel	weniger	Mehr	Gleich viel	weniger
Bezugspflege	58	39	3	26	74	0	57	40	3
Gruppenschulung durch die Pflege	42	40	18	29	50	21	35	38	27
Einzelgespräche mit Pflegenden	74	24	2	34	61	5	60	32	8
Gespräch über ärztliche Verordnungen mit Pflegenden	68	24	8	30	67	3	70	30	0

Die Pflegenden und die Patienten wurden gebeten, eine Liste von komplementären Fragen zu beantworten. Jede Pflegende und jeder Patient antwortete auf vier Behauptungen, die einzelne Aktivitäten in der Patientenschulung beschreiben. Die Pflegende wurde gebeten anzugeben, ob sie diese Aktivitäten öfter durchführen möchte, genauso oft oder weniger oft als in der Vergangenheit. Jede Pflegende antwortete dann auf vier Behauptungen, die die Wünsche auf Einbeziehung des Patienten betraf, mit dem sie eine Dyade bildete. Schließlich antwortete jeder Patient zu den gleichen vier Behauptungen und gab an, ob er wünschte, in die Aktivität öfter, genauso oft oder weniger oft einbezogen zu werden als es während des Aufenthaltes im Krankenhaus geschehen war.

Abbildung 3 zeigt die Wünsche der Pflegenden, die Wünsche der Patienten und die Wünsche, welche die Pflegenden bei den Patienten unterstellten im Hinblick auf die vier Aktivitäten, welche den Pflegenden und den Patienten gemeinsam waren. Die Prozentangaben in dieser Abbildung zeigen, dass die Pflegenden in ihren Antworten häufiger den Wunsch äußerten, mehr Aufgaben in der Patientenschulung zu übernehmen, eine Ansicht, die deutlich weniger von den Patienten geteilt wurde. Der Grad der Übereinstimmung in den Pflegende-Patient-Dyaden wurde ermittelt, in dem die Summe der absoluten Unterschiede zwischen den Wünschen der Pflegenden und den Wünschen, die Pflegende bei Patienten vermuteten, ermittelt wurden. Der Grad der Übereinstimmung konnte von 0 (stimme vollständig in allen vier Aktivitäten zu) bis 8 (stimme in allen vier Aktivitäten überhaupt nicht zu) reichen. Die meisten Pflegenden (78%) gaben zwei oder weniger Punkte der Nichtübereinstimmung zwischen ihren persönlichen Wünschen und den Wünschen, die sie bei Patienten vermuteten, an. In Wirklichkeit hatten nur 40% der Dyaden einen tatsächlichen Grad der Nichtübereinstimmung von zwei oder weniger erreicht. Die restlichen 60% offenbarten einen deutlich höheren Grad an Nichtübereinstimmung. Der *t*-Test zeigte keinen signifikanten Unterschied im Grad der Übereinstimmung zwischen den beiden Krankenhäusern.

Insgesamt unterstellten die Pflegenden einen höheren Grad an Übereinstimmung zwischen ihren Wünschen, die Patienten in Gruppenschulungen und individuellen Gesundheitsberatungen zu unterrichten und den Wünschen der Patienten, diese Unterrichtungen zu erhalten, als sich tatsächlich nachweisen ließ.

Frage 5
Gibt es einen Unterschied zwischen den Wünschen von Patienten und den Wünschen, welche die Pflegenden bei Patienten vermuten, über die Menge und die Art der Patientenschulung, die die Pflegenden durchführen?

Der Fragenkatalog aus Frage vier wurde auch für die Beantwortung dieser Frage eingesetzt. Der Grad der Nichtübereinstimmung wurde ermittelt, indem man die Summe der absoluten Unterschiede zwischen den Wünschen der Patienten und den Wünschen der Pflegenden, die sie bei Patienten vermuteten, im Hinblick auf vier Aktivitäten der Patientenschulung verglich. Der Grad der Nichtübereinstimmung reichte von 0 (vollständiges Verstehen) bis 8 (vollständiges Missverstehen). Insgesamt erreichten 50% der Dyaden eine Rate der Nichtübereinstimmung von 3 oder 4. Tatsächlich verstanden weniger als 50% der Pflegenden in jeder der aufgeführten Aktivitäten die Wünsche ihrer Patienten. Der *t*-Test zum Vergleich der Mittelwerte des Grades der Nichtübereinstimmung in den Dyaden in Krankenhaus 1 und in Krankenhaus 2 zeigte, dass die Pflegenden in Krankenhaus 1 die Wünsche ihrer Patienten in jeder einzelnen der vier Aktivitäten besser verstanden als die Pflegenden in Krankenhaus 2 ($P<0{,}08$). Insgesamt verstanden die Pflegenden die Wünsche der Patienten nicht sehr gut. Dies zeigte sich besonders in den Gruppenschulungen. Die Kommentare der Patienten lassen vermuten, dass sie in ihrem aktuellen Krankenhausaufenthalt wenig bis gar keine Gruppenschulungen erhalten hatten. Dennoch wünschten viele Patienten die gleiche Menge an Gruppenschulungen, die sie bereits in der Vergangenheit erhalten hatten. Diese Patienten wollten weniger Gruppenschulungen, sondern bevorzugten die Möglichkeit, in Einzelschulungen Fragen an die Pflegenden zu stellen. Die Pflegenden müssen die Wünsche ihrer Patienten im Hinblick auf die Patientenschulung erkennen können, weil Unzufriedenheit mit derselben dazu führt, dass die Patienten sich entziehen.

Frage 6
Gibt es einen Unterschied zwischen dem aktuellen Wissensstand der Patienten und dem Wissensstand, den die Pflegenden bei ihren Patienten vermuten?

Um den Wissensstand der Patienten messen zu können, wurden alle Patienten mit AMI gebeten, fünf spezifische Multiple Choice Fragen zum Wissen zu beantworten, das sie möglicherweise während des Krankenhausaufenthaltes erwerben konnten. Jede Pflegende wurde gebeten anzugeben, ob der Patient, den sie betreute, dieses Wissen hatte. Die Nichtübereinstimmung der Pflegenden über den Wissensstand des Patienten wurde für jede Dyade analysiert, indem die Summe der absoluten Nichtübereinstimmung zwischen der Antwort des Patienten zu jeder einzelnen Multiple Choice Frage und der Antwort der Pflegenden zu der entsprechenden komplementären Behauptung über den Wissensstand des Patienten verglichen wurde. Der *t*-Test für die Mittelwerte der Patienten zeigte keinen signifikanten Unterschied im Wissensstand der Patienten in den beiden Krankenhäusern. Der Grad der Nichtübereinstimmung der Pflegenden über den Wissensstand der Patienten wurde ebenfalls mit dem *t*-Test überprüft, der zeigte, das die Pflegenden in Krankenhaus 1 allgemein den Wissensstand ihrer Patienten besser beurteilen konnten als die Pflegenden in Krankenhaus 2 (P=0,18). Insgesamt schätzten die Pflegenden in beiden Krankenhäusern den Wissensstand der Patienten über ihre Gesundheit geringer ein, als er tatsächlich war.

DISKUSSION

Die Ergebnisse dieser Studie zeigen, dass es zwischen den Wahrnehmungen von Pflegenden und den Wahrnehmungen von Patienten über die Rolle der Pflegenden in der Patientenschulung zu bestimmten Fehleinschätzungen kommt. Die Patienten erkennen die Pflegenden als Informationsquelle an, aber wenn sie gefragt wurden, von wem sie über ihre Herzerkrankung und ihren Genesungsprozess unterrichtet werden möchten, wurde meist der Arzt genannt, während die Pflegenden zumeist Pflegende nannten. Dieses Ergebnis könnte teilweise durch die Art der spezifischen Patientenfragen erklärt werden. Die Patienten wurden nämlich gebeten anzugeben, von wem sie unterrichtet zu werden wünschen, wenn sie Informationen über ihre Erkrankung und den Genesungsprozess erhalten wollten, also Informationen die sehr medizinisch orientiert sind. Das Ergebnis, dass die Patienten am häufigsten den Arzt als Informationsquelle wünschten, wenn sie medizinische Informationen haben wollten, ist nicht überraschend. Die Patienten hätten möglicherweise anders geantwortet, wenn sie spezifisch nach der pflegerischen Rolle im Prozess der Wissensvermittlung gefragt worden wären.

Ein anderer Bereich der mangelnden Übereinstimmung zwischen Pflegenden und Patienten betraf die Einschätzung des Zeitpunktes der Patientenschulung. Die Pflegenden in dieser Studie gaben den Zeitpunkt derselben unmittelbar vor der geplanten Entlassung als den am meisten genutzten Zeitpunkt für die Schulung an. Die Patienten in beiden Krankenhäusern benannten, wenn sie einen Zeitpunkt benennen konnten, dass sie eine Beratung über ihre Erkrankung oder ihre Behandlung zu einem früheren Zeitpunkt, nach Aufnahme in das Krankenhaus, erhalten hatten. Wenn sie weiter befragt wurden, welche Art der Unterrichtung sie während ihres Krankenhausaufenthaltes erhalten hatten, wurden am häufigsten Erklärungen darüber gegeben, was geschehen war und was im weiteren Verlauf passieren wird. Für diese Art von Wissensvermittlung in Gesprächssituationen wurden doppelt so häufig die Pflegenden als Quelle genannt wie die Ärzte. Diese Ergebnisse lassen vermuten, dass in dem Zeitraum unmittelbar nach der Aufnahme ins Krankenhaus die Patienten offen für Informationen über ihre Krankheit sind. Die Art der Information, die Patienten zu diesem Zeitpunkt wünschen, ist jedoch auf das beschränkt, was aktuelle und persönliche Bedeutung hat und ihnen hilft zu erkennen, was sich ereignet hat. Die Patienten im Krankenhaus sind möglicherweise nicht in der Lage, mit Informationen umzugehen, die erst wichtig werden, wenn sie das Krankenhaus wieder verlassen haben. Die Rolle der Pflegenden in der Patientenschulung nach Aufnahme des Patienten ins Krankenhaus sollte sich auf die Art von Wissen beschränken, die Patienten wünschen, um ihre Krankheitserfahrungen aktuell einordnen zu können.

Patientenschulung

Diese Ergebnisse zeigen die Wichtigkeit einer klaren Definition der pflegerischen Rolle in der Patientenschulung (Pohl 1965). Erfahrene Pflegende und Pflegelehrerinnen sollten an der Definition des Wissens arbeiten, das in der pflegerischen Verantwortung der Patientenschulung liegt. Nicht die Vermittlung von medizinisch orientiertem Wissen, sondern Hilfe für den Patienten in seinem Krankheitserleben und in der Integration der Krankheitsfolgen in sein Leben könnte die Aufgabe der Pflege sein. Benner (1984) beschreibt diese Aufgaben als die „Schulungs-Trainings-“ Funktion der Pflegenden. Diese Funktion geht über die reine Wissensvermittlung oder formal geplante Schulungen hinaus. Schulungs-Trainings-Kompetenzen sind originäre pflegerische Aufgaben und beinhalten Hilfe für die Patienten im Umgang mit ihrer Erkrankung und dem Genesungsprozess (Benner 1984). Die Pflegenden haben auch die Aufgabe, für den Patienten sicherzustellen, dass er alle Informationen, die er von anderen Berufsgruppen im Gesundheitsteam braucht, erhält. Diese pflegerische Aufgabe kann auch eine Hilfe für den Patienten bedeuten, zu erkennen, was er wissen und erfragen muss.

Ein dritter Bereich der Nichtübereinstimmung, wie in dieser Studie nachgewiesen, ist die Neigung der Pflegenden, anzunehmen, dass ihre Wünsche von den Patienten geteilt werden. Während die Pflegenden wünschten, mehr in die Patientenschulung eingebunden zu sein, wünschten die Patienten nur so viel Unterrichtung von der Pflege, wie sie schon kennen gelernt hatten. Tatsächlich verstanden weniger als die Hälfte der Pflegenden die Wünsche der Patienten im Hinblick auf die erwähnten Aktivitäten. Der hohe Grad der Übereinstimmung zwischen den Pflegenden in dieser Studie könnte mit Konzepten der Interaktionstheorie erklärt werden. Teilnehmer sozialer Interaktion nehmen im allgemeinen an, dass ihre persönlichen Wahrnehmungen mit den Wahrnehmungen der anderen Teilnehmer übereinstimmen (Hewitt 1979). Dies kann eine realistische Einschätzung der tatsächlichen Situation behindern (Ichheiser 1970). Wenn man die Neigung der Pflegenden betrachtet, Annahmen über die Wünsche der Patienten zu treffen, müssen die Pflegenden die Wünsche der Patienten über (a) die Art und Weise wie sie Patientenschulung erhalten wollen (beispielsweise Gruppen- oder Einzelschulungen), (b) den Zeitpunkt für die Patientenschulung und (c) die Art von Wissen, das die Patienten während des Verlaufs der Erkrankung und Genesung brauchen, kennen.

Die Vergleiche der Wahrnehmungen von Pflegenden und Patienten aus beiden Krankenhäusern ergab als wichtigstes Ergebnis, dass Pflegende aus dem Krankenhaus 1 in den Dyaden die von ihnen betreuten Patienten besser verstanden als die Pflegenden aus dem Krankenhaus 2. Die Pflegenden als Gruppe aus dem Krankenhaus 1 verstanden die Wünsche ihrer Patienten für die Gesundheitsberatung und den Grad ihres Wissens besser als die Pflegenden aus dem Krankenhaus 2. Allerdings müssen Faktoren innerhalb der Organisation der beiden Krankenhäuser, die für den Anschein größeren Verstehens zwischen Pflegenden und Patienten eine Rolle spielen könnten, bedacht werden.

Die Diagnosen der Patienten auf der Abteilung in Krankenhaus 1 waren relativ homogen, verglichen mit den vielfältigen Erkrankungen, die auf der Abteilung in Krankenhaus 2 behandelt wurden. Im Krankenhaus 1 erhielt jeder Patient denselben Grad an Mobilisierung und das gleiche Informationsmaterial. Im Krankenhaus 2 fühlten sich die Pflegenden von der Fülle an Wissen, die sie brauchen würden, um den Patienten mit einer Vielzahl an Diagnosen Schulung anbieten zu können, überwältigt. Das notwendige Wissen der Pflegenden im Krankenhaus 1 ist weit weniger umfangreich als in Krankenhaus 2. Die Pflegenden in Krankenhaus 1 unterschieden sich von den Pflegenden in Krankenhaus 2 auch darin, dass sie deutlich mehr die Patientenschulung als Pflegeaufgabe begriffen und weniger häufig angaben, dass im Alltag zu wenig Zeit für diese Aufgabe bleibt. Die Abteilung in Krankenhaus 1 beschäftigte eine Pflegende, die viele seelsorgerische Aufgaben übernahm und dadurch den Pflegenden half, Patientenschulungen durchzuführen, eine Ressource, die in Krankenhaus 2 nicht zur Verfügung stand. Von den Pflegenden in Krankenhaus 2 wurde erwartet, dass sie Patientenschulung für Patienten mit sehr unterschiedlichen Erkrankungen planen und durchführen.

Faktoren in der Organisation

Den Anschein größeren Verstehens zwischen den Pflegende-Patient-Dyaden im Krankenhaus 1 könnte durch organisatorische Faktoren innerhalb des Arbeitsbereiches wie Homogenität von medizinischen Diagnosen, Ähnlichkeit der Lernbedürfnisse der Patienten, verfügbare Ressourcen wie Informationsmaterial und Personal beeinflusst worden sein, welche den Pflegenden helfen könnten, die Patientenschulung in den pflegerischen Alltag zu integrieren.

Die Ergebnisse dieser Studie haben Bedeutung für Pflegelehrer, Forscher und Pflegeexperten. Die Pflegenden müssen ihre Rolle in der Patientenschulung klar definieren können. Damit ist die Forderung verbunden, dass die Pflegenden ihre „Trainings"-Funktion weiterentwickeln und den Patienten helfen, mit ihrer Krankheit zu leben. Die Wünsche von Patienten an die Art von Wissen, die sie zu verschiedenen Zeitpunkten ihres Krankenhausaufenthaltes erhalten wollen und die bevorzugten Lernmethoden sollten erforscht werden. Die organisatorischen Faktoren innerhalb eines Krankenhauses, die die Gesundheitsberatung durch Pflegende fördern oder behindern, sollte ebenfalls untersucht werden. Pflegelehrer müssen sicherstellen, dass sie den Schülerinnen in den Kursen zur Patientenschulung inhaltlich und praktisch Fähigkeiten vermitteln, die Patientenschulung in den pflegerischen Alltag zu integrieren.

LITERATUR

Adom D. & Wright A.S. (1982) Dissonance in nurse and patient evaluations of the effectiveness of a patient-teaching program. Nursing Outlook 30 (2), 132-136.

Benner P. (1984) From Novice to Expert: Excellence and Power in Clinical Nursing Practice. Addison-Wesley, California.

Blumer H. (1969) Symbolic Interactionism: Perspective and Method. Prentice-Hall, Englewood Cliffs, New Jersey.

Borgatta E.F. & Borhnstedt G.W. (1981) Level of measurement: Once over again. In G.W. Bornstedt & E.F. Borgatta (eds.) Social Measurement: Current Issues (pp. 23-37). Sage Publications, Beverly Hills.

Brink P.J. & Wood M.J. (1978) Basic Steps in Planning Nursing Research: From Question to Proposal. Duxbury Press, Massachusetts.

Canadian Nurses Association (1980) A Definition of Nursing Practice. Standards of Nursing Practice. Canadian Nurses Association, Ottawa, Ontario.

Cohen S.A. (1981) Patient education: a review of the literature. Journal of Advanced Nursing 6 (6), 11-18.

Cross U.E. & Parsons C.R. (1971) Nurse-teaching and goal-directed nurse-teaching to motivate change in food selection behavior of hospitalized patients. Nursing Research 20 (5), 454-458.

Hall J.E. (1977) Nursing as process. In J.E. Hall & B.R. Weaver (eds.) Distributive Nursing Practice: A Systems Approach to Communitiy Health (pp. 173-191). J.B. Lippincott, Philadelphia.

Henderson V. (1966) The nature of Nursing. Macmillan, New York.

Hewitt J.P. (1979) Self and Society: A Symbolic Interactionist Social Psychology (2nd. edn.) Allyn & Bacon, Boston.

Ichheiser G. (1970) Appearances and Realities. Jossey-Bass, San Francisco.

Jenkin S.A. (1961) An investigation of how registered nurses felt regarding their responsibility for patient health teaching. Unpublished master's thesis, University of Washington.

Linehan D.T. (1966) What does the patient want to know? American Journal of Nursing 66 (5), 1066-1070.

Mackean J. (1979) The nurse as teacher of self-breast examination. Unpublished masters's thesis, Dalhousie University, Halifax, Nova Scotia.

Murdaugh C.L. (1982) Barriers to patient education in the coronary care unit. Cardiovascular Nursing 18 (6), 31-34.

National League for Nursing (1981) N.L.N. Program Goals for 1981-1983. (N.L.N. Publication No. 11-1872). National League for Nursing, New York.

Nie N.H., Hull C.H., Jenkins J.G., Steinbrenner K. & Bent D.H. (1970) Statistical Package for the Social Sciences (2nd edn.) McGraw-Hill, New York.

Packard, R.B. & Van Ess H. (1969) A comparison of informal and role-delineated patient teaching situations. Nursing Research 18 (5), 443-446.

Pender N.J. (1974) Patient identification of health information received during hospitalization. Nursing Research 23 (3), 26t2-267.

Peplau H.E. (1952) Interpersonal Relations in Nursing. G.P. Putman's Sons, New York.

Pohl M.L. (1965) Teaching activities of the nursing practitioner. Nursing Researach 14 (1), 4-11.

Pohl M.L. (1981) The Teaching Function of the Nursing Practitioner (4th edn.) W.C. Brown, Iowa.

Powell A. (1972) The nurse's role in teaching acute myocardial infarction patients. Unpublished master's thesis. University of Kansas.

Redman B.K. (1984) The Process of Patient Teaching in Nursing (5th edn.) C.V. Mosby, St. Louis.

Schweer S. F. & Dayani E.C. (1973) The extended role of professional nursing – patient education. International Nursing Review 20 (6) 174-175.

Smith C.R. (1977) Patient education in ambulatory care. Nursing Clinics of North America 12 (4), 595-608.

Smith E.F. (1970) An exploratory study of the role perceptions and prescriptions of beginning and experienced professional nurse practitioners. Unpublished master's thesis, University of Kansas.

Squyres W.D. (1980) Introduction. In W.D. Squyres (Ed.), Patient Education: An Inquiry into the State of Art (pp. 1-9), Springer New York.

Summers R. (1984) Should patients be told more? Nursing Mirror 159 (7), 16-20.

Thiessen V. (1974) R. D. Laing and multiple realities. Unpublished paper, Dalhousie University, Halifax, Nova Scotia.

Thiessen V. (1984) Understanding marital interactions. Unpublished draft, Dalhousie University, Halifax, Nova Scotia.

Wilson-Barnett J & Osborne J. (1983) Studies evaluating patient teaching: implications for practice. International Journal of Nursing Studies 20 (1), 33-44.

Winslow E.H. (1976) The role of the nurse in patient education. Nursing Clinics of North America 11 (2), 213-222.

Patientenschulung: eine Literatursichtung*

Ann Close

Einleitung

Die Patientenschulung wird in der Pflege von Patienten immer wichtiger, ob die Pflegenden dies selbst so sehen oder nicht.
Das Ziel dieser Literaturrecherche ist es, erstens zu bestimmen, was die Patientenschulung ist, zweitens zu untersuchen, warum sie notwendig ist und drittens zu begründen, warum sie eine pflegerische Aufgabe sein soll. Die notwendigen pflegerischen Fähigkeiten zur Übernahme dieser Aufgabe im einzelnen, die Effektivität der Pflege in der Aufgabenerfüllung heute und Faktoren, die diese Effektivität beeinträchtigen und mögliche Probleme werden genauer vorgestellt.
Der Fokus dieser Studie wird auf der Patientenschulung im Allgemeinen liegen, weniger auf der speziellen Schulung für eine bestimmten Patientengruppe.
Die Literaturrecherche bezieht sich hauptsächlich auf Literatur aus den USA und England. Die verwendete Literatur aus den USA stammt aus den letzten 30 Jahren. Die englische Literatur ist jünger und zeigt das wachsende Interesse und die zunehmende Bedeutung der Patientenschulung durch die Pflege in England, die dieses Thema erst spät für sich entdeckt hat.
Die meiste Literatur ist nicht wissenschaftlich, erst neuerdings gibt wissenschaftliche Studien zu diesem Thema.

Was ist Patientenschulung?

Henderson (1966) definierte Patientenschulung als „Teil der pflegerischen Aufgabe, das Wissen von Patienten zu verbessern und damit ihre Gesundheit zu fördern“.
Diese Aussage beinhaltet einen zweifachen Prozess: einerseits die Patientenschulung durch Pflegende und andererseits das Lernen des Patienten mit dem Ziel, einen optimalen Gesundheitszustand zu erreichen.

---

* Aus: Journal of Advanced Nursing, 1988; übersetzt von Judith Frey und Elisabeth Drerup.

Insgesamt lassen sich wenig Definitionen für die Patientenschulung durch die Pflege in der Literatur finden, aber die verfügbaren Definitionen stimmen inhaltlich mit der von Henderson überein (Pohl 1965, Redman 1971, Ashton 1979). Einige der Definitionen jüngeren Datums betonen, dass die Patientenschulung eine geplante, bewusste und systematische Handlung ist, die dem Patienten helfen soll, sein Wissen zu verbessern (Narrow 1979, Smith 1979, Wilson-Barnett 1983, Fylling 1981).
Das Lernen des Patienten ist ein wichtiger Teil des Prozesses. Das Lernziel ist erreicht „wenn sich eine dauerhafte Änderung im menschlichen Befinden oder seinen Fähigkeiten ergibt, die nicht nur der allgemeinen menschlichen Entwicklung zugeschrieben werden kann“ (Gagné 1970). In manchen Fällen kann von einem Patienten gesagt werden, das er etwas gelernt hat, wenn er bestimmte Aktivitäten selbst ausführen kann. Die Effektivität der Pflegenden als Lehrende ist jedoch abhängig davon, ob der Patient sein neu erworbenes Wissen oder seine Fähigkeiten auch in geeigneter Weise einsetzen kann (Narrow 1979).
Rankin und Duffy (1983) unterscheiden zwischen der Patientenschulung und der Patientenunterweisung. Sie benutzen die Definition von Simonds (1979) und sehen die Patientenschulung als „Prozess der Beeinflussung auf das Verhalten des Patienten, der notwendige Änderungen im Wissen, Einstellungen und Fähigkeiten fördert, die Gesundheit zu erhalten und zu verbessern“. Sie vergleichen dies mit der Patientenunterweisung, die nach ihrer Meinung nur auf einen Teilprozess der Patientenschulung verweist – der aktuellen Bereitstellung von Information. In diesem Text wird zwischen beiden Begriffen nicht unterschieden.

WARUM IST DIE PATIENTENSCHULUNG NOTWENDIG?

In den letzten Jahren hat eine Vielzahl von Entwicklungen im Gesundheitswesen den Bedarf an Patientenschulung steigen lassen und den Pflegenden auch mehr Möglichkeiten geboten, diese Aufgabe zu übernehmen.
Präventive Aspekte rücken zunehmend in den Vordergrund und Menschen erkennen, dass sie mehr Verantwortung für ihre eigene Gesundheit tragen und tragen sollten. Patienten verstehen, dass Wissen über Krankheit und Behandlung nicht ausschließlich den Gesundheitsberufen vorbehalten ist (Parker 1983). Sie sind besser informiert als früher und pochen auf ihr Recht, Fragen stellen zu dürfen und Antworten zu erhalten (Schweer & Da-

yani 1973, Pohl 1965). Patienten wollen insgesamt mehr wissen (Bille 1981).

Verschiedene Studien zeigen, dass Patienten oft mit den Informationen, die sie im Krankenhaus erhalten, nicht zufrieden sind. Parkin (1976) stellte in seiner Studie fest, dass 57% aller von ihm befragten Patienten dieser Aussage zustimmten. Eine Studie von Reynolds (1978) zeigte, dass 69% aller Patienten mit der Qualität der Auskunft nicht zufrieden waren und zitierte einen Patienten: „Ich habe nie gewusst, was mir fehlte, obwohl mich dies direkt betrifft. Es ist mein Leben".

In den USA ließ sich ein rasch steigendes Interesse für die Patientenschulung feststellen, vor allem als die American Hospital Association 1972 die „Rechte der Patienten" publizierte und das Pflegegesetz in einigen Bundesstaaten die Patientenschulung explizit als pflegerische Aufgabe definierte. In der Folge lag die Patientenschulung rechtlich und ethisch in der pflegerischen Verantwortung. Amerikanische Pflegende konnten so weit mehr Erfahrungen als ihre britischen Kolleginnen erwerben und diese Erfahrungen haben ihnen gezeigt, dass die Patientenschulung zu einem notwendigen und kosteneffektiven Teilbereich des Gesundheitswesens geworden ist (Crabtree 1981).

Die Patienten müssen, wenn sie ihr grundsätzliches Recht in Anspruch nehmen wollen, eine für sie passende Patientenschulung erhalten, um ihre grundlegenden Gesundheitsbedürfnisse verstehen und einen optimalen Gesundheitszustand erreichen zu können (Winslow 1976, Turner 1985). Es ist falsch anzunehmen, das ein Patient selbst lernt (Lesparre 1970); und ebenso falsch ist es anzunehmen, dass ein Patient ohne entsprechende Schulung in der Behandlung seiner Krankheit kooperiert. Mangelndes Verstehen stört nicht nur die Kooperation des Patienten während seiner Behandlung, sondern kann auch zu emotionalen Problemen führen, die ihn daran hindern, seine Gesundheit wieder zu erlangen (Dodge 1972).

Forschungsarbeiten aus den letzten 20 Jahren haben die Bedeutung der Patientenschulung nachgewiesen. Boore (1978) hat in ihrer Studie über chirurgische Patienten gezeigt, dass die Information und die Beteiligung des Patienten an seiner Genesung seine Angst und die postoperativen Komplikationen vermindert und die Genesung fördert. Ebenso einflussreich ist die Beratung und Schulung, die Patienten in die Lage versetzt, die Belastungen der Erkrankung besser zu kompensieren, die Komplikationsrate reduziert und die Genesung beschleunigt.

Wilson-Barnett (1978) zeigte, dass Patienten, die sich einer Röntgenuntersuchung des Gastrointestinaltraktes unterziehen müssen, weniger Probleme haben, wenn sie vorher über diese Untersuchung ausreichend aufgeklärt werden. Hayward (1975) zeigte, dass gut informierte Patienten signifikant weniger Medikamente brauchen, was seine Hypothese stützt, „dass die Beratung des Patienten vor der Operation die Schmerzen postoperativ vermindert".

Eine repräsentative Anzahl von Studien zur Wirksamkeit der Patientenschulung wurde gesichtet (Wilson-Barnett & Osborne 1983) und in 23 von 29 Studien konnte die Wirksamkeit der Patientenschulung nachgewiesen werden. Eine Zusammenfassung stellt fest, dass „Patienten von Patientenschulungen profitieren und selbst auch mehr Informationen wünschen. Die Schulungen reduzieren Ängste, fördern die Beteiligung und führen zu einer höheren Verantwortung gegenüber dem eigenen Gesundheitszustand".

Auch andere Einflüsse sorgen für steigenden Bedarf an Gesundheitsberatung für Patienten und ihre Familien. Die kürzere Verweildauer im Krankenhaus, die Reduzierung der Akutbetten allgemein und das Ansteigen chronischer Erkrankungen bedeutet, das mehr Patienten durch ihre Angehörigen zu Hause gepflegt werden müssen (Braak und Marcella 1980). Ebenso wenig wie von den Patienten selbst, kann von Angehörigen erwartet werden, dass sie Aufgaben übernehmen, die sie nie erlernt haben.

WARUM SOLLTEN PFLEGENDE DIE PATIENTENSCHULUNG ÜBERNEHMEN?

Viele Autoren stimmen der Ansicht zu, dass Pflegende eine Hauptrolle in der Patientenschulung spielen sollen und die Unterweisung von Patienten ein wichtiger Teilbereich der Pflege ist (Spicer 1982a, Hopps 1983, Winslow 1976, Woody et al. 1984, Parker et al. 1983, Corkadel & McGlashen 1983, Cafferella 1984, Redman 1984, Jenny 1978, Benbow Plewes 1984, Narrow 1979, Smith 1984).

Seit vielen Jahren haben Institutionen der Pflege die Ansicht unterstützt, dass Pflegende für die Patientenschulung verantwortlich sein sollten. In England wurde schon seit 1944 in den Ausbildungszielen der allgemeinen Pflege vom General Nursing Council for England and Wales das „Lehren von Gesundheit" betont (GNC 1944). Sehr viel später hat der GNC (1983) in seiner Stellungnahme zur allgemeinen Pflegeausbildung festgehalten, dass „kulturell und individuell geprägte Informations-, Beratungs- und Schulungsbedürfnisse von Patienten und ihrer Familien anerkannt und ihre unterschiedlichen Wertvorstellungen als Teil ihrer Individualität nicht ignoriert oder zerstört werden dürfen".

Die HMSO (1983) hat in ihren Statuten den Pflegeschülerinnen ebenfalls ausdrücklich zugesagt „die notwendigen Beratungskompetenzen für die Gesundheitsförderung und die Prävention von Krankheit erwerben zu können".
Die nationale englische Vereinigung für Pflege, Hebammen und Gesundheitsberater (ENB 1985) gab offiziell in ihren Leitlinien zur Gestaltung der pflegerischen Grundausbildung bekannt, was das Curriculum beinhalten soll:

> „Die Schulung von Patienten soll diese in die Lage versetzen, ihre Gesundheit zu fördern und ihre gesundheitlichen Bedürfnisse erfüllen zu können",
>
> „einzelnen Patienten und ihren Familien soll geholfen werden, schädliche Einflüsse auf die Gesundheit zu erkennen und präventive Maßnahmen zu ergreifen",
>
> „dem Patienten bei der Veränderung schädlicher Verhaltensweisen helfen" und
>
> „die Prinzipien der Gesundheitsförderung zu lehren".

Die Pflegenden und ihre Lehrer sollen in England ihre Rolle als Berater und Lehrer des Patienten nicht mehr länger ignorieren können.
Die Pflegenden in den USA haben ihre Rolle in der Patientenschulung seit längerer Zeit erkannt. Wie von Bille (1981) berichtet, hat die National League for Nursing bereits 1918 die Bedeutung der Ausbildung von Pflegenden für diese Aufgabe betont; 1937 und 1950 wurde besonders auf den Stellenwert des Beratens und Lehrens in der Pflege geachtet.
Heute fügen Institutionen der Pflege ihre Gründe an, warum Pflegende potentiell die wichtigsten Lehrer und Berater von Patienten sind.
Tones (1983) betont als eines der grundlegenden Prinzipien, dass die Entscheidung, wer Verantwortung für die Patientenschulung trägt, die Person sein soll, die den engsten Kontakt zum Patienten hat. Pflegende haben mehr Gelegenheit für die Patientenunterweisung als jede andere Berufsgruppe im Gesundheitswesen. Sie verbringen mehr Zeit mit dem Patienten und sind so in der Lage, seine Lernbedürfnisse und seine Lernbereitschaft einzuschätzen (Narrow 1979, Corkadel & MaGlashen 1983, Smith 1979, Syred 1981, Winslow 1976). Pflegende sind oft die unmittelbarste Informationsquelle, die Patienten erreichen können und als größte Berufsgruppe im Gesundheitswesen können sie mehr und öfter als andere Berufsgruppen Patientenschulung anbieten (Smith 1979).
Die Pflegenden verfügen über größeres Wissen als Laien und werden häufig – aber nicht immer (Clark 1979, Kreugar 1979) von Patienten als ver-

trauensvolle Quelle für medizinische Information angesehen (Narrow 1979, Elkind 1982).

Pflegerische Leistungen werden mit dem Pflegeprozess individuell angepasst erbracht. Die Informationssammlung im Problemlösungsprozess kann individuell für die Beratung und Schulung des einzelnen Patienten genutzt und eingesetzt werden (Narrow 1979).

Verschiedene Forschungsarbeiten zeigen, dass auch andere Berufsgruppen meist der Ansicht sind, dass die Pflegenden eine wichtige Rolle in der Patientenschulung übernehmen sollen. In einer Studie in Maine (Caffarella 1984) haben 69% der Ärzte und andere Gesundheitsberufe angegeben, dass die Pflegenden die Verantwortung für die Patientenberatung übernehmen sollen und fast 75% der Pflegenden selbst denken, dass sie die Verantwortung übernehmen sollten.

WELCHE FÄHIGKEITEN SIND FÜR DIE PATIENTENSCHULUNG NOTWENDIG?

Ein grundlegender Teilaspekt sollte die praktische Einbindung der Patientenschulung sein. Um den Bedürfnissen von Patienten gerecht zu werden und gute Lehrer zu sein, müssen die Pflegenden viele unterschiedliche Fähigkeiten entwickeln.

Der Lehr-/Lernprozess selbst kann mit dem Pflegeprozess verglichen werden. Die Patientenschulung ist eine pflegerische Handlung und sollte wie jede andere geplant, umgesetzt und das Ergebnis wie im Pflegeprozess bewertet werden (Narrow 1979, Bille 1981, Redman 1984). Die Pflegenden müssen grundlegende Fähigkeiten dazu erworben haben.

Die Pflegenden müssen in der Lage sein, den Patienten einzuschätzen. Die Einschätzung ist der Schlüssel zu einer erfolgreichen Patientenschulung (Bille 1981), weil sie viele Ziele für die eigentliche Beratung ermittelt. Sie sorgt für Individualität und zeigt auf, was der Patient wissen will und wissen muss (Wilson-Barnett 1985), denn einen Patienten zu lehren, was er bereits weiß, ist Zeit- und Energieverschwendung (Spicer 1982b) und ihn Dinge zu lehren, die ihn nicht persönlich betreffen, wird den Patienten enttäuschen und verwirren.

Die Pflegenden sollten in der Einschätzung die individuelle Lernbereitschaft des Patienten feststellen können. Die Lernbereitschaft des Patienten beinhaltet verschiedene Aspekte. Pohl (1965) definiert „Lernbereitschaft als die physische und geistige Fähigkeit zu lernen entsprechend seinem neuromuskulären Entwicklungsstand" und sieht diese beiden Komponenten an als die „Motivation des Patienten an, lernen zu wollen" und „ob er fähig ist zu lernen – seine Lernbereitschaft". Redman (1984) sieht ebenfalls zwei Facetten dieser Lernbereitschaft; eine ist die emotionale Lernbereitschaft oder Motivation und die andere ist die „erlebte" Lernbereitschaft, die die vorhergehenden Erfahrungen, Fähigkeiten und Verhaltensweisen und auch seine Fähigkeit zu lernen umfasst. Whitehouse (1979) stimmt diesem Ansicht zu und betont besonders die Wichtigkeit, individuelle Verhaltensweisen des Patienten gegenüber seiner Krankheit und mögliche Hindernisse für sein Lernen einzuschätzen. Nicht allein die Lernbereitschaft des Patienten muss eingeschätzt werden, sondern auch die Lernbereitschaft seiner Familie. Ihre Verhaltensweisen und ihre Fähigkeit, sich an der Pflege zu beteiligen, kann auf das Lernergebnis des Patienten großen Einfluss ausüben (Batehup 1983).

Andere Aspekte, die die Pflegenden ebenfalls in ihrer Einschätzung bedenken müssen, sind Probleme in der Familie, die finanzielle Situation (Hopps 1983) und die physische Kondition des Patienten, weil Schmerzen und Unwohlsein die Aufmerksamkeit und den Wunsch zu lernen vermindern (Spicer 1982b, Fielding 1983). Die häufigste Verhaltensweise von Patienten, die Lernbereitschaft anzeigt und häufig beobachtet werden kann, ist das Fragenstellen über sein Befinden oder über die Behandlung seiner Krankheit (Jenny 1978). Die Fähigkeit, solche Verhaltensweisen zu erkennen und erfolgreich damit umgehen zu können, fördert den Lehr- und Lernprozess (Corkadale & McGlashen 1983).

Einschätzung

Die Einschätzung ist auch wichtig, um die Bereitschaft des Patienten zur Eigeninitiative zu erkennen. Wenn Pflegende die motivierenden Faktoren des Patienten verstehen, können sie die Gesundheitsberatung so gestalten, dass die Einstellungen des Patienten berücksichtigt werden können und erwünschte Verhaltensweisen gefördert werden (Becker 1974).

Die Lernbereitschaft des Patienten sollte kontinuierlich neu eingeschätzt werden, weil der Lernprozess am meisten gefördert wird, wenn der Patient selbst sieht, dass es für sein Wohlbefinden wichtig ist, etwas zu lernen (Narrow 1979).

Die Pflegenden sollten auch in der Lage sein, Einschätzungsfähigkeiten für die Lehrsituation selbst zu entwickeln, um Ressourcen wie Zeit, Hilfsmittel und den Umfang der Unterstützung beurteilen zu können (Narrow 1979).
Die Pflegenden sollten sich selbst einschätzen können (Benbow Plewes 1984). Fielding (1983) sagt, dass eine Gemeindekrankenschwester sich ihrer Qualitäten ehrlich bewusst sein muss, um eine erfolgreiche Lehrerin zu sein. Narrow (1979) glaubt ebenfalls, dass jede Pflegende ihre Verhaltensweisen, Wissen und Fähigkeiten beurteilen können muss, denn diese Eigenschaften beeinflussen signifikant ihren Lehrerfolg. „Ein hohes Wissensniveau und gute Fertigkeiten, zusammen mit positiven Verhaltensweisen führen zu einem Lehren, das mit hoher Wahrscheinlichkeit zufriedenstellend und effektiv ist“.
Nach der Einschätzung folgen die Aussagen zu den Problemen des Patienten. Castledine (1985) stellt fest, dass dies die entscheidendste Stufe innerhalb des Pflegeprozesses ist „wenn Pflegende ihre wahren Fähigkeiten in der Setzung von pflegerischen Prioritäten zeigen“. Dies gilt ebenso für den Lehrprozess.
Pflegende als Lehrer müssen Ziele setzen können, die festlegen, was, wie gut und unter welchen Umständen der Patient lernen soll (Narrow 1979, Hewitt 1981). Ziele zeigen nicht nur, was gelehrt werden soll, sondern auch was gelernt, was evaluiert und was dokumentiert werden soll (Bille 1981). Redman (1984) betont den Nutzen von Zielen, bekennt aber, dass die Pflegenden Schwierigkeiten haben, Ziele in Worten auszudrücken und schreibt dies den mangelnden Fähigkeiten der Pflegenden zu. Auch in der Planung müssen Pflegende ihr Wissen einsetzen, nicht nur um zu bestimmen, was sie lehren wollen, sondern wie sie ihren Patienten und seinen Angehörigen helfen wollen zu lernen (Fielding 1983). Den Unterweisungsprozess zu planen ist wichtig, denn diese Planung hilft, ihn in den täglichen Arbeitsablauf zu integrieren (Wilson Barnett 1985).
Die Evaluation wird von vielen Pädagogen für alle Stufen des Lehrens als notwendig angesehen. Die Pflegenden sollten in der Lage sein, „das Verhalten des Patienten durch Fragen und Diskussionen und manchmal auch durch schriftliche Befragung festzustellen“ (Spicer 1982b) und mit den Zielen zu vergleichen (Fielding 1983). Der Lernfortschritt selbst oder sein Fehlen kann so genau eingeschätzt werden.
Andere Fähigkeiten sind ebenso grundlegend für den Schulungsprozess. Positive Verhaltensweisen der Pflegenden selbst sind unbedingt notwendig. Die Pflegende wird in der Unterweisung keinen Erfolg haben, wenn sie

nicht selbst an das Gesundheitskonzept glaubt. Sie sollte die Bedeutung dieses Konzepts erkennen und ihm eine hohe Priorität einräumen (Woody et al. 1984). Smith (1979) sagt, dass die Pflegenden „missionarischen Eifer“ für die Gesundheitsförderung zeigen sollten.

Die Pflegende sollten als Unterrichtende großes Wissen haben. Dies beinhaltet ein profundes Verständnis der Unterrichtsthemen (Webb 1985). Ohne Wissensbasis wird die Pflegende nicht motiviert sein, ihren Patienten zu helfen und auch nicht fähig sein, Fragen zu beantworten (Faulkner 1984). Jenny (1978) stellt fest, dass professionelles Wissen eines der wichtigsten „Kriterien“ für Glaubwürdigkeit in der Schulung ist. Der Erfolg einer Unterweisung hängt entscheidend von der Akzeptanz dieser Glaubwürdigkeit durch den Patienten ab (Spicer 1982a). Großes Wissen über die Materie hilft der Unterrichtenden auch, unrichtige Informationen zu erkennen und auszuräumen, bevor der Schulungsprozess mit den richtigen Informationen beginnen kann (Bille 1981).

Allerdings bedeutet großes Wissen allein nicht, dass die Pflegende in der Lage ist, Patienten gut zu unterrichten oder Informationen adäquat zu übermitteln. Um dies leisten zu können, müssen die Pflegenden mit den Theorien und Prinzipien von Lehren und Lernen vertraut sein. Valadez und Hensinkveld (1977) schreiben, dass „Wissen darüber, wie Menschen lernen, zu höherer Effektivität des Lernprozesses führt und deshalb Lerntheorien vermittelt werden sollten“.

Die Pflegende sollte wissen, dass Lehren und Lernen auf verschiedene Weise, nämlich kognitiv, psychomotorisch und affektiv erfolgt und dies für die Auswahl der Lehr- und Evaluationsmethoden bedacht werden sollte (Narrow 1979).

Menschen lernen auf verschiedene Weise (Jarvis & Gibson 1985) und das Erkennen der Lernmuster, das heißt Assoziation, Einstimmen und Gestalttheorien sind hilfreich. Pflegende werden als Lehrer effektiver, wenn sie passende Rollenmodelle verkörpern (Bandura 1970).

Die Faktoren, die in der Einschätzung erfasst werden und zusammen mit dem bereits beschriebenen Wissen die Lehrmethode bestimmen, sollten in ihrem Wert für die Gesundheitsberatung und Patientenschulung von den Pflegenden erkannt werden. Narrow (1979) beschreibt diese Lehrmethoden als Vorlesung, Gruppendiskussion, Erklärung, Erforschung, Demonstration, Rollenspiel und Rollenmodifizierung. Pohl (1965) stimmt dieser Aussage zu, nennt aber diese Methoden Einzelunterricht, Gruppendiskussion, Demonstration und Überprüfung des Gelernten (Supervision und Praktische Übungen). Einige dieser Methoden sind nützlicher als andere. Lindeman (1972) verglich die Ergebnisse von Gruppenschulungen und Einzelunterrichtungen und stellte fest, dass Gruppenschulungen genauso effektiv und sogar wirksamer sind als Einzelunterricht. Felton et al. (1976) zeigten, dass ein halbstrukturiertes Anleitungsprogramm für postoperative Patienten zu weniger Ängsten führte als Routineinformationen, die die Pflegenden den Patienten gaben.

RESSOURCEN

Welche Lehrmethode auch immer gewählt wird, eine Vielzahl von Ressourcen sollte abwechselnd eingesetzt werden, weil dies den Lerneffekt erhöht (Corkadel & McGlashen 1983). Redman (1971) stellt fest, dass unterschiedliche Ressourcen nützlich sind und zeitweise die Lehrerin ersetzen können und manchmal erreichen, was die Lehrerin nicht schaffen kann.

Die Pflegenden hegen häufig das Vorurteil, dass alles Lehren „formal" ist und eine Schulsituation heraufbeschwört (Heit 1978). Sie sollten zur Kenntnis nehmen, dass andere Lehrsituationen wie die einfachste Art des informellen Lehrens, die Gespräche zwischen Patient und Pflegender am Krankenbett, unzweifelhaft am häufigsten vorkommen (Schweer & Dayani 1973) aber nicht notwendigerweise die effektivsten sind.

Eine andere grundlegende Fähigkeit im Pflege- und Lehrprozess ist die Kommunikation (Faukner 1984, McFarlane & Castledine 1982). Kommunikation in einer wirksamen Patientenschulung ist nicht nur zwischen Pflegenden und Patienten nachzuweisen, sondern auch zwischen den einzelnen Berufsgruppen und der Familie des Patienten (Bille 1981).

Kommunikation umfasst verbale und nonverbale Aspekte. McLeod Clark (1984) sagt, dass Pflegende auf ein „passendes Repertoire an Interaktionstechniken oder Fähigkeiten" zurückgreifen können sollten, um erfolgreiche Kommunikatoren zu sein, und sie benennt spezifische verbale Kommunikationstechniken, von verschiedenen Forschern zusammengestellt, wie Beobachten und Zuhören, Verstärken und Ermutigen, Fragen und Antworten sowie Informieren.

Kommunikation und Lehrfähigkeiten beinhalten auch nonverbale Aspekte der Körpersprache wie Körperhaltung und Körperausdruck, Mimik und Augenkontakt, Berührung, Nähe und Gestik.

Die Fähigkeit zu kommunizieren ist für die Wirksamkeit der Patientenschulung entscheidend. Kommunikationsstarke Menschen sind erfolgreiche Lehrer, solange ihre Lehrinhalte schlüssig sind (Webb 1985).

FÜHREN PFLEGENDE HEUTE ERFOLGREICH PATIENTENSCHULUNGEN DURCH?

Der Nachweis erfolgreicher Patientenschulungen durch die Pflege ist widersprüchlich. Es gibt einige Hinweise, dass Pflegende mehr Gesundheitsberatung leisten als irgendeine andere Berufsgruppe (Somers 1976). Die Pflegenden in den USA sind zur Patientenschulung gesetzlich verpflichtet und dies hat Auswirkungen gehabt. Lee und Garvey (1978) berichteten in einer Studie, die 1975 in den USA durchgeführt wurde, dass von 6000 teilnehmenden Krankenhäusern 46% Schulungsprogramme durchführten, verglichen mit 15% im Jahr 1972, und dass die Pflegenden sich dabei am meisten engagierten.

Craig (1982) gibt Beispiele von „Lehrmodulen“, die aus einer in sich geschlossenen Materialmappe, Lernaktivitäten und Lehranweisungen für die Pflegenden besteht, damit sie den Patienten helfen können bestimmte Lernziele zu erreichen.

Bille (1981) diskutiert die Wichtigkeit einer Person, die diese Schulungen koordiniert und in vielen amerikanischen Krankenhäusern wird diesen Koordinatoren die Gesamtverantwortung für die Patientenschulung überlassen.

Diese Koordinatoren gibt es in England nicht in dem Umfang, obwohl erste Schritte in dieser Richtung mit spezialisierten Pflegenden in der Diabetes- und Stomaberatung unternommen wurden und die Pflegenden Angebote in der Onkologie entwickeln (Webb 1985).

Obwohl bereits Patienten durch Pflegende unterrichtet werden, ist der Effektivität noch nicht nachgewiesen. Jenny (1972) behauptet, dass viele Anstrengungen in der Patientenunterweisung ihre Ziele noch nicht erreicht haben. Dodge (1972) hat dies sogar nachgewiesen. In ihrer Studie stellte sie Differenzen zwischen Pflegenden und Patienten bezüglich der Informationen fest, die sie erhalten sollten, und schloss daraus, dass die Patienten für sie wichtige Informationen noch nicht erhalten hatten.

In einer anderen kleinen Studie aus England, in der Patienten hinsichtlich ihres Wissensstandes über ihr Befinden und ihre Behandlung eingeschätzt

wurden, stellte Dunkelman (1979) fest, dass die Patienten unzureichende Informationen erhielten und Missverständnisse nicht korrigiert wurden.
Obwohl viele Autoren die Patientenschulung speziell von Patienten im Krankenhaus für unstrukturiert, zufällig und widersprüchlich halten, sind Studien über die heutige Lehrsituation im Krankenhaus selten. Viele Nachweise über ineffektive oder nicht vorhandene pflegerische Patientenunterweisung sind nicht wissenschaftlich überprüft worden (Palm 1971, Raphael 1969, de Haes 1982). Einige Autoren behaupten sogar, dass gut informierte Patienten ihre Informationen von anderer Seite als vom Behandlungsteam erhalten haben (Hopps 1983).

GIBT ES HINDERNISSE FÜR DIE PATIENTENSCHULUNG?

Obwohl es Nachweise für durchgeführte Patientenschulungen gibt, die auch erfolgreich sind, so bleibt noch viel zu tun. Warum ist das so? Viele Probleme scheinen die Durchführung der Patientenschulung zu behindern. Eines der größten Hindernisse liegt in der Ausbildung der Pflegenden selbst, die sie unzureichend auf die Lehrerrolle vorbereitet, dies trifft sowohl auf die Grundausbildung als auch auf Fortbildungen zu. Viele Autoren stimmen dieser Ansicht zu (Parker et al. 1983, Elkind 1982, Winslow 1976, Hopps 1983, Schweer & Dayani 1973, Syred 1981).
Eine Studie von Pohl (1965), die Patientenunterweisungen durch Pflegeexperten untersuchte, fand heraus, dass ein Drittel der 1500 befragten Pflegeexperten berichteten, dass sie keine Vorbereitung auf die Patientenschulung erhalten hatten, die sie durchführen; nur ein Fünftel fühlte sich ausreichend vorbereitet und ein weiteres Viertel schlug Verbesserungen vor.

Wissensdefizit

In einigen Untersuchungen werden Defizite in der Pflegeausbildung benannt, die für die mangelnde Vorbereitung auf die Patientenschulung verantwortlich sind.
Häufig lässt sich ein Wissensdefizit über den Inhalt des Lehrens feststellen, das zu inadäquater Patientenschulung führt (Randell 1982, Schweer & Dayani 1973). Wenn die Pflegende sich in den Themenbereichen, die sie unterrichten soll, nicht sicher fühlt, dann wird sie diese Themen nicht unterrichten; sie wird weniger Informationen geben als sie geben könnte, und

jede Information wird unter Umständen unzureichend vermittelt (Faulkner 1980, Winslow 1976, Wilson-Barnett 1983).
Einige Studien über das spezifische Wissen der Pflegenden stimmen Faulkner zu. Ward und Faulkner (1983) zeigten am Beispiel der Gesundheitsberatung über Auswirkungen des Rauchens, dass nicht ausreichendes Wissen einer der Gründe für die Unfähigkeit von Pflegenden ist, Gesundheitsberatungen durchzuführen. Elkind (1982) konnte nachweisen, dass die Pflegenden über Tumorerkrankungen schlecht informiert sind. Aber es gibt auch Untersuchungen, die das Gegenteil nachweisen. Leather (1980) und Daube (1977) haben in ihren Arbeiten über das Rauchen bei Pflegenden gezeigt, dass diese über ausreichendes Wissen verfügen.
Aber auch ein hoher Wissensgrad garantiert nicht die Durchführung von Schulungen, sondern steigert nur die Wahrscheinlichkeit, dass Unterrichtung stattfindet; aber er kann trotzdem nicht garantieren, dass der Patient etwas lernt. Oft wird fälschlicherweise angenommen, dass die Pflegenden ihr Wissen automatisch an die Patienten weitergeben. Dies ist ein häufiger Irrtum (Hewitt 1981, Winslow 1976, Craig 1982). Wenn die Pflegenden effektive Lehrer sein sollen, müssen sie mehr als nur die Vermittlung von Fakten leisten, sie müssen die Patienten an das Lernen heranführen (Spicer 1982a).

Kommunikative Fähigkeiten

Einige Studien weisen darauf hin, dass die Pflegenden notwendige Fähigkeiten für die Patientenschulung nicht erworben haben. Kommunikation und interpersonale Fähigkeiten sind für effektives Lehren notwendig, aber in der Grundausbildung in England ist wenig Zeit für die Entwicklung dieser Fähigkeiten vorgesehen (McLeod Clark 1981). Whyte (1980) untersuchte speziell die unzureichende Ausbildung der Fähigkeit zum Zuhören, die sie für sehr wichtig in der pflegerischen Ausbildung hält. In einer anderen Studie von Faulkner (1983) dachten nur 53% der Ausbildungsverantwortlichen in der Pflege, dass kommunikative Fähigkeiten in allen Unterrichtseinheiten gefördert werden sollten.
Patienten stellen keine Forderungen an die Zeit der Pflegenden, weil „die Pflegenden so beschäftigt sind“. Die Zeit, in der die Pflegenden mit den Patienten sprechen, ist sehr begrenzt und wird nur zugelassen, wenn die Pflegenden eine praktische Handlung am Patienten durchführen (Syred 1981). McLeod Clark (1983) zeigte, dass die Pflegenden durchschnittlich nur 10%

ihrer Zeit mit dem Patienten sprechen. Es ist nicht überraschend, dass in diesem Zeitraum nur wenig Patientenunterweisung stattfinden kann.
Man kann vermuten, dass kommunikative Fähigkeiten durch entsprechendes Training zu verbessern sind (Tittmar et al. 1978) und die pflegerische Patientenschulung damit gefördert werden könnte. Diese Fähigkeiten werden in vielen Ausbildungsgängen in den USA gezielt angebahnt (Starkes et al. 1980).

Fehlende Einschätzungsfähigkeiten

Geringe Einschätzungsfähigkeiten der Pflegenden behindern die Patientenschulung. Mangelhafte oder falsche Einschätzung kann zu ungünstigen Lernsituationen führen. Schuster und Jones (1982) stellten in einer Studie über die Vorbereitung von Patienten auf Röntgenuntersuchungen des Magendarmtraktes fest, dass eine Differenz zwischen dem, was die Patienten über dieses diagnostische Verfahren wissen wollen und der Meinung von Pflegenden, was Patienten wissen wollen, besteht. McMillan (1984) hat dies auch bei Ärzten und anderen Berufsgruppen im Gesundheitswesen nachgewiesen, die ebenso das Wissen und die Krankheitswahrnehmung von Patienten unterschätzten. Eine oberflächliche Einschätzung wird die individuellen spezifischen Wissensbedürfnisse nicht erkennen, und falls sie in dieser Weise durchgeführt wird, wird sie zu einem Ritual und ebenso nutzlos wie fehlende Einschätzung, was durchaus häufig der Fall ist, wie Spicer (1982a) behauptet. Einer der Hauptgründe, warum die Patientenschulung schlechte Ergebnisse zeigt, liegt in der mangelnden Ausbildung der Pflegenden selbst, die die notwendigen Fähigkeiten zum Beispiel zur Einschätzung nicht erwerben konnten (Syred 1981).

Fehlende Lehrbefähigung

Ein Wissensdefizit in den Lehrfähigkeiten und mangelnde Fähigkeiten, diese einzusetzen bilden eine weitere Barriere. Die typische Pflegende hat kein Wissen über die Prinzipien und Methoden des Unterrichtens erworben (Parker et al 1983, Schweer & Dyani 1973) und ohne diese notwendigen Kenntnisse kann von Pflegenden nicht erwartet werden, dass sie die Aufgabe des Unterrichtens übernehmen (Pohl 1965, Winslow 1976).

Geringe Bedeutung der Patientenschulung

Ein weiteres Hindernis ist die geringe Bedeutung, die der Patientenschulung zugewiesen wird. Wenn Patientenschulung regelmäßig durchgeführt werden soll, müssen die Pflegenden im direkten Kontakt zum Patienten die Wichtigkeit der Patientenschulung erkennen und berücksichtigen. Aber dies ist nicht unbedingt der Fall. Sehr häufig werden wertvolle Gelegenheiten für die Patientenschulung wegen anderer klinischer Aufgaben vernachlässigt (Ersser et al. 1984). Zeitmangel, hoher Arbeitsanfall und unzureichende Schichtbesetzungen werden oft als Gründe genannt (Pohl 1965) und dies kann sogar der Wahrheit entsprechen, allerdings behauptet Winslow (1976), dass diese Gründe manchmal vorgeschoben oder auf schlechte Arbeitsorganisation zurückzuführen sind. Cohen (1981) wies in ihrer Untersuchung nach, dass Pflegeleitungen der Patientenschulung keine hohe Priorität einräumen und keine Ressourcen dafür bereitstellen.
Ebenso schreibt die Öffentlichkeit der Patientenschulung nicht immer eine hohe Bedeutung zu (Strehlow 1983). Winslow (1976) gibt teilweise den Patienten die Schuld für mangelhafte Patientenschulung, die „nicht die Initiative ergreifen und nach Informationen fragen“. Dies kann teilweise richtig sein, aber es ist auch sehr schwierig, nach etwas gezielt zu fragen, worüber man wenig weiß. Die Patienten könnten ebenfalls Hilfe gebrauchen, damit sie über Ängste und Vermutungen sprechen können (Dunkleman 1979).

Die Pflegende als Wissensquelle

Ein weiteres Hindernis tritt auf, wenn der Patient die Pflegende nicht als Informationsquelle oder als Person erkennt, die ihn informieren kann und wird (Clark 1979, Linehan 1966). Kreuzgar (1979) stellte fest, dass nur 11% aller Patienten die Pflegende als die Person benannten, von der sie die wichtigsten Informationen erhalten hatten und nur 8% die Pflegenden als Personen wahrnahmen, mit denen sie am liebsten über ihre Sexualität sprechen würden.
Aber nicht nur die Patienten nehmen die Pflegenden nicht in ihrer Rolle als Unterrichtende wahr, viele Pflegende selbst sind verunsichert und wissen nicht, was sie mit dem Patienten besprechen können und sollen. Boylan (1982) sagt „dass sie (die Pflegende) häufig dieses Dilemma löst, indem sie die Verantwortung an den Arzt gibt“.

Unglücklicherweise scheinen auch die Pflegenden mit dem notwendigen Wissen und den Fähigkeiten zur Patientenschulung diese nicht durchzuführen. Möglicherweise werden die Pflegenden in klinischen Situationen „sozialisiert“ und übernehmen auf Stationen mit wenig Patientenschulung überlieferte Verhaltensweisen (Tones 1983, Syred 1981) oder sie werden konditioniert zu glauben, dass dies nicht ihre Aufgabe ist (Marks 1983).

DIE PROBLEME

Es ist also offensichtlich, dass es mit diesem Aspekt der pflegerischen Rolle nicht zum Besten steht. Sogar wenn die Pflegenden die Schulung von Patienten als wichtige Aufgabe ansehen, findet effektive Patientenunterweisung nicht statt.

Inadäquate Vorbereitung auf die Patientenschulung in der pflegerischen Aus-, Fort- und Weiterbildung

Es scheint offensichtlich, dass das Haupthindernis für eine effektive Patientenschulung in der mangelhaften Aus-, Fort- und Weiterbildung von Pflegenden liegt.
Die Patientenschulung im Krankenhaus oder in der häuslichen Pflege ist eine Aufgabe, auf die die Pflegenden vorbereitet werden müssen (Wilson-Barnett 1985); wenn wir von ihnen erwarten, dass sie diese Aufgaben übernehmen, müssen sie die notwendigen Lehrkompetenzen entwickeln können (Heit 1978). Mehrfach wurde gefordert, dass viele dieser Fähigkeiten in der Pflegeausbildung entwickelt werden sollten. Dies würde die Qualität und die Quantität der Patientenschulung steigern (Winslow 1976). Pohl (1965) schlägt vor, dass in der Pflegeausbildung die Entwicklung und die Verbesserung der kommunikativen Fähigkeiten gefördert werden sollen. Sehr viel mehr Aufmerksamkeit sollte der Entwicklung von Verhaltensweisen, Werten und Fähigkeiten gewidmet werden, die den Pflegenden helfen, ihre eigene Gesundheit zu fördern (Simnett 1983).
Materialien über Unterrichtstechniken und ein Programm, das soziale Kompetenzen fördert, sollten den Schülern angeboten werden (Price 1985). Die Mitarbeiter auf Station und die Schüler sollten dringend lernen zu lehren (Cox 1984). Die Pflegenden sollten auch in ihren Abschlussprüfungen bezüglich ihrer Kompetenzen im Lehren und Beraten eingeschätzt werden (Syred 1981).

Ein anderes wichtiges Mittel um den Bereich der Patientenunterweisung zu verbessern liegt in der Fort- und Weiterbildung von Pflegenden (Parker et al. 1983). Dies könnte den Pflegenden mit unterschiedlichem Kenntnisstand verstehen helfen, dass Patientenschulung ebenso wichtig ist wie die physische Pflege. Es würde ihre Aufgaben klarer definieren, besonders im Hinblick auf den Grad der Unabhängigkeit, mit dem sie diese Aufgaben erfüllen sollten (Redman 1984). Es könnte den Pflegenden auch helfen, Ressourcen zu mobilisieren und finanzielle Unterstützung und für den Zweck der Patientenschulung zu erhalten.

SCHLUSS

Die Literatursichtung zeigt, dass viele Vermutungen darüber gibt, was erforderlich ist, um Pflegende als effektive Gesundheitsberater einzusetzen, einschließlich der Fähigkeiten und der Frage, ob diese Fähigkeiten in der Grundausbildung oder in der Fort- und Weiterbildung vermittelt werden sollen. Es gibt Hinweise darauf, dass pflegerische Gesundheitsberatung für Patienten bereits durchgeführt wird, allerdings mit unterschiedlichen Wirkungen. Aber es ist zuwenig bekannt, wie Pflegende auf diese so wichtige Rolle vorbereitet werden.

Im Moment wird eine Studie vorbereitet, um zu untersuchen wie Pflegende auf ihre Rolle als Gesundheitsberater von Patienten in ihrer Grundausbildung vorbereitet werden.

LITERATUR

American Hospital Association (1972) A Patients Bill of Rights. AHA, Chicago.

Ashton K. (1979) Patient counselling and education. Nursing Times 75, 1347-1349.

Bandura A. (1970) Theories of Modelling. Atherton Press, New York.

Batehup L. (1983) How teaching can help the stroke patient's recovery. Patient Teaching (Wilson-Barnett J. ed.), Churchill Livingstone, Edinburgh, 119-136.

Becker M.H. (1974) The health belief model and sick role behaviour. Health Education Monographs 2, 409-419.

Benbow Plewes C.R. (1984) Helping nurses become better patient educators. Canadian Nurse 80, 41-42.

Bille D.A. (1981) Practical Approaches to Patient Teaching. Little, Brown and Company, Boston.

Boore J. (1978) Prescription for Recovery. RCN, London.

Boylan A. (1982) The nurse and information giving. Nursing Times8, 1523-1524.

Braak L. und Marcella C. (1980) Patient teaching/patient rights, collaborative research promotes patient teaching. Nursing Administration Quarterly 4, 97-100.

Caffarella R.S. (1984) The nurses role in hospital based patient education programme for adults. Journal of Continuing Education in Nursing 15(6), 222-223.

Castledine G. (1985) Guidelines for success. Nursing Times 81, 21-22.

Clark J. (1979) Cancer education: public education – the nurses role. Proceedings of the Nursing Mirror International Cancer Nursing Conference, 1978, London. IPC, 162-168.

Cohen S.A. (1981) Patient education, a review of the literature. Journal of Advanced Nursing 6, 11-18.

Corkadel L. und McClashen R. (1983) A practical approach lo patient teaching. Journal of Continuing Education in Nursing 14(1), 9-15.

Cox Lady (1984) Structured professional development. Nursing Mirror 158(19), 35-37.

Craig J. (1982) Teaching modules. Nursing Management 13, 38-40.

Crabtree M. (1 981) Cost-benefit and cost-effectiveness analysis of patient education programs. Practical approaches to patient teaching (Bille D.A. ed.). Little, Brown and Company, Boston, 167-176.

Daube M. (1977) No smoke without fire. Nursing Times 73, (10), 330-331.

Dodge J.S. 1972 What patients should be told. American Journal of Nursing 72(10), 1852-54.

Dunkleman H (1979) Patients' knowledge of their condition and treatment: how it might be improved. British Medical Journal 2, 311-314.

Elkind A.K. (1982) Nurses views about cancer. Journal of Advanced Nursing 7,43-50.

English National Board (1985) The syllabus and examination for courses in general nursing leading to registration in part 1of the register – guidelines 1:7. Teaching, London, ENB.

Ersser S., Taylor S. und Wilkinson J. (1984) Healthy and wise. Nursing Times 80, 54-55.

Faulkner A. (1980) Communication and the nurse. Nursing Times, Occasional Papers, 76(21), 93-95.

Faulkner A. (1983) Teaching communication skills. A survey of directors of nurse education given at the RCN Research Conference 1983. Nursing Times 180, 45-46.

Faulkner A. (1984) Health education and nursing. Nursing Times 80,45-46.

Felton G. et al. (1976) Pre-operative nursing intervention with the patient for surgery: outcomes of 3 approaches. International Journal of Nursing Studies 13, 83-96.

Fielding J. (1983) Teaching is part of nursing. Journal of District Nursing 1, 28-33.

Fylling C. P. (1981) A comprehensive system of patient education. Practical Approaches to Patient Teaching (Bille D.A. ed.), Little and Company, Boston.

Gagné R.M. (1970) The conditions of learning. Holt, Rinehart and Winston, New York.

General Nursing Council (1944) Revised syllabus of subjects for the preliminary examination. GNC, London.

General Nursing Council (1983) Educational policy 83/13/A. GNC, London.

de Haes W.F.M. (1982) Patient education a component of health education. Patient Counselling and Health Education 4(2), 95-102.

Hayward J. (1975) Information, a prescription against pain. RCN, London.

Heit P. (1978) Educating the nurse – community health educator to educate. Journal of Nursing Education 17(1), 21-23.

Henderson V. (1966) The nature of nursing: a definition and its implications for practice, research and education. McMillan. New York.

Hewitt F.S. (1981) Getting it across, part 1 communication. Nursing Times 77, 29-32.

HMSO (1983) Statutory Instruments No 873 for Nurses, Midwives and Health Visitors. HMSO, London.

Hopps L. (1983) A case for patient teaching. Nursing Times 48, 42-45.

Jarvis P. und Gibson S. (1985) The Teacher Practitioner in Nursing, Midwifery and Health Visiting. Croom Helm, London.

Jenny J. (1978) A strategy for patient teaching. Journal of Advanced Nursing 3, 341-348.

Kreugar J.C. (1979) Relationships between nurse counselling and sexual adjustment after hysterectomy. Nursing Research 28, 145-150.

Leather D.S. (1980) Smoking among student nurses. Nursing Times 76(14), 589-590.

Lee E.A. und Garvey J.L. (1978) How is in-patient education being managed? Nursing Digest 6, 12-16.

Lesparre M. (1970) The patient as health student. Hospital 44, 75-80.

Lindemann C.A. (1972) Nursing intervention with the pre-surgical patient. Nursing Research 21, 196-209.

Linehan D.T. (1966) What does the patient want to know. American Journal of Nursing 66, 1066-1070.

Marks C. (1983) Teaching the diabetic patient. Patient Teaching (Wilson-Barnett J. ed.), Churchill Livingstone, Edinburgh. 81-94.

McFarlane J. und Castledine G. (1982) A guide to the practice of nursing using the nursing process. C. V. Mosby Company, St. Louis.

McLeod Clark J. (1981) Communication in nursing. Nursing Times 77, 12-18.

McLeod Clark J. (1983) Nurse patient communication-an analysis of conversations from surgical wards. Nursing Research: Ten Studies in Patient Care (Wilson-Barnett J. ed). John Wiley und Sons, Chichester, 25-56.

McLeod Clark J. (1984) Verbal communication in nursing. Communication (Faulkner A. ed.), Churchill Livingstone, Edinburgh, 52-73.

McMillan E. (1984) Patient compliance with antihypertensive drug therapy. Nursing 84, 26, 761-764.

Narrow B.W. (1979) Patient teaching in nursing practice. Wiley, New York.
Palm M.L. (1971) Recognising opportunities for informal patient teaching. Nursing Clinics of North America. W.B. Saunders, Philadelphia.
Parker M.C. et al. (1983) A Nursing Inservice Curriculum for patient education. Nursing and Health Care 4(3), 142-146.
Parkin D.M. (1976) Survey of the success of communications between hospital staff and patients. Public Health 90, 203-209.
Pohl M.L. (1965) Teaching activities of the nursing practitioner. Nursing Research, 14(1), 4-11.
Price B. (1985) The confidence to educate. Nursing Mirror. 161(17), 39-42.
Randell J. (1982) Health education, nursing curricula. Nursing 82(2), 46-47.
Rankin S.H. und Duffy K.L. (1983) Patient education, issues. principles and guidelines. J.B. Lippincott Company, Philadelphia.
Raphael W. (1969) Patients and their hospitals. King Edward's Hospital fund for London, London.
Redman B.K. (1971) Patient education as a function of nursing practice. Nursing Clinics of North America 6(4), 573-580.
Redman B.K. (1984) The process of patient teaching in nursing. C.V. Mosby Company, St. Louis.
Reynolds M. (1978) No news is bad news: patients' views about communication in hospital. British Medical Journal l, 1673-1676.
Schuster P. und Jones S. (1982) Preparing the patient for barium enema – a comparison of nurse and patient opinions. Journal of Advanccd Nursing 7, 523-527.
Schweer S.F. und Dayani E.C. (1973) The extended role of professional nursing – patient education. International Nursing Review 20(6), 174.
Simonds S. (1979) National task force on training family physicians in patient education, a handbook for teachers. Patient education, issues, principles and guidelines (Rankin S.H. und Duffy K.L. eds). J.B. Lippincott Company, Philadelphia.
Simnett I. (1983) Nurses given health lessons. Health and Social Services Journal June 9, 691.
Sparkes S. et al. (1980) Teaching interpersonal skills to nurse practitioner students. Journal of Continuing Education in Nursing. 11(3), 5-16.
Smith J.P. (1979) The challenge of health education for nurses in the 1980's. Journal of Advanced Nursing 4, 531-543.
Smith J.P. (1984) Prevention by example. Nursing Mirror 159 (13), 17-18.
Somers A.R. (1976) Promoting health consumer education and national policy. Aspen Publications, Gormantown.
SpicerJ. (1982a) Teaching the patient. Nursing Mirror 155, 51-52.
Spicer J. (1982b) Teaching to a plan. Nursing Mirror 155, 48-49.
Strehlow M.S. (1983) Education for health. Lippincott Nursing Series. Harper Row, London.
Syred M.E.J. (1981) The abdication of the role of health education by hospital nurses. Journal of Advanced Nursing 6, 27-33.

Tittmar H.G. et al. (1978) Health visitor training. Health Visitor 51, 130-134.

Tones K. (1983) Getting across the facts of life. Health and Social Services Journal Feb 10, 170-173.

Turner P.A.C. (1985) Patient education. Senior Nurse 2(2), 10-12.

Valadez A.M. und Hensinkveld K.B. (1977) Teaching nursing students to teach patients. Journal of Nursing Education 16(4). 10-14.

Ward L. und Faulkner A. (1983) Tutors as health educators. Nursing Times Occasional Papers 79(26), 66-67.

Webb P. (1985) Getting it right – patient teaching. Nursing 2(38), 1125 1127.

Whitehouse R. (1979) Forms that facilitate patient teaching. American Journal of Nursing 79, 1227-1229.

Whyte B. (1980) Commentary on ‚listening to patients‘. Nursing Times 99, 1784.

Wilson Barnett J. (1978) Patients emotional response to barium X rays. Journal of Advanced Nursing 3, 37-46.

Wilson Barnett J. (1983) Patient teaching. Recent Advances in Nursing Series. Churchill Livingstone, Edinburgh.

Wilson-Barnett J. (1985) Principles of patient teaching. Nursing Times 81, 28-29.

Wilson Barnett J. und Osborne J. (1983) Studies evaluating patient teaching: implications for nursing practice. Journal of Advanced Nursing 20, 33-44.

Winslow E.H. (1976) The role of the nurse in patient education, focus the cardiac patient. Nursing Clinics of North America 11(2), 213-222.

Woody A.F., Ferguon S., Robertson L.H.. Mixon M.L., Blocker R. und McDonald M.R. (1984) Do patients learn what nurses say they teach. Nursing Management 15(12). 26-29.

Einführung zu Teil IV: Evaluation

Die Kommunikation mit den Patienten/Klienten/Bewohnern und ihren Angehörigen, sie zu informieren, zu beraten und anzuleiten sind pflegerische Aufgaben, deren Bedeutung für die Ergebnisse der pflegerisch-medizinischen Versorgung durch die komplexer gewordenen Strukturen des Gesundheitswesen erneut in das Blickfeld rücken.
Mit den auf das Notwendigste beschränkten Behandlungs- und Betreuungsleistungen, innerhalb derer zusätzlich die vorhandenen Selbstversorgungspotentiale beim Patienten gestärkt werden sollen, wie es die derzeitige Gesetzeslage von den Professionellen fordert, wird die systematische Information, Beratung und Schulung von Patienten und ihren Angehörigen zum unerlässlichen und notwendigen Bestandteil der Leistungserbringung.
Soll allerdings die praktizierte Anleitung und Information von Patienten so effizient und wirksam wie möglich zu den gewünschten Ergebnissen führen, dann werden gesicherte Aussagen darüber benötigt, welche Arten von Informationen und Anleitungen zu welchen Ergebnissen führen.
Eine Möglichkeit, die Ergebnisse pflegerischer Interventionen (Methoden, Techniken, Aktivitäten) zu untersuchen, zu bewerten und klare Entscheidungen über ihren Einsatz treffen zu können, ist die Evaluation.
Mit Hilfe einer Evaluationsstudie kann nachgewiesen werden, inwieweit ein bestimmtes pflegerisches Vorgehen die gesetzten Ziele erfüllt, worin die Gründe für den erreichten Erfolg bzw. Misserfolg liegen, ob die Pflegemaßnahme das bewirkt, was sie bewirken soll und ob mit alternativen Methoden die selben Ergebnisse ggf. mit geringerem oder gleichem Kostenaufwand zu erreichen sind.
Somit ist Evaluation auch eine Strategie zur Qualitätssicherung, weil die gewonnenen Erkenntnisse die Pflegepraktiker in die Lage versetzen, auf der Grundlage gesicherten Wissens begründete Entscheidungen bezüglich der Auswahl von effizienten und wirkungsvollen pflegerischen Interventionen zu treffen.
Die folgenden vier Forschungsberichte beschäftigen sich schwerpunktmäßig mit der Untersuchung der Wirksamkeit von Programmen, Methoden und Materialien zur Schulung von Patienten mit chronischen Erkrankungen.
Zunächst jedoch zeigen Cortis und Lacey in ihrem Bericht: „Qualität und Quantität der Information bei stationären Patienten“, dass trotz einem allge-

mein akzeptablen Informationsstand bei stationären Patienten, die Informationen zu einzelnen diagnostisch-therapeutischen Maßnahmen, insbesondere jedoch zu den pflegerischen Konsequenzen von medizinischen Behandlungen, zum Umgang mit den Folgen bzw. zur anschließend erforderlichen Selbstpflege tendenziell als nicht befriedigend eingestuft werden. Die Zufriedenheit mit der Information nimmt bei den Patienten mit dem Grad der individualisierten Form der Informationsgabe zu. Daneben wurde festgestellt, dass ein Mangel an Informationen dann zu hohen Frustrationen führt, wenn Mängel bei den bürokratischen Abläufen erkennbar werden. Bedeutsam für Patienten ist u.a. dass Informationen vom Gesundheitsfachpersonal – ohne Fragen stellen zu müssen – von sich aus angeboten und einfühlend und der Situation angemessen gegeben werden.

Im Artikel „Wahrgenommene Effektivität, Kosten und Verfügbarkeit von Schulungsmethoden und -materialien für Patienten“ evaluieren Martha M. Funnell u.a. die Beratung und Schulung von ambulanten wie stationären Diabetikern durch qualifizierte Diabetesberater/innen. Im einzelnen erfasst die Studie die Einschätzung der professionellen Aktivitäten, die Art und den Umfang der Schulungsmaßnahmen, den Einsatz von Schulungsmaterialien und die Inhalte. Es zeigte sich, dass die individuell angebotenen Schulungen und Beratungen zu den am häufigsten durchgeführten Lehrmethoden zählen, die als effektivste Lernmethode allerdings auch als die am wenigsten kosteneffektive eingeschätzt wurde. Insbesondere im stationären Bereich übt die Budgetkürzung für die nicht-gewinnbringenden Schulungen seit Einführung der DRGs (in USA) einen negativen Einfluss auf die Quantität und Qualität der in Anspruch genommenen Schulungen aus. Als ein weiteres Haupthindernis für die Durchführung von qualitativ hochwertigen Schulungen sehen die Beraterinnen die mangelnde Eigenmotivation der Patienten, weil sehr viel Zeit und Energie in die Aktivierung von Patienten zur Partizipation an der Behandlung investiert werden und oftmals, aufgrund von Non-Compliance, Komplikationen im Krankheitsbild entstehen, die erneut einen Schulungsbedarf hervorrufen. Um diesen Entwicklungen vorzubeugen, sollten nach Meinung der befragten Diabetesberater/innen verstärkt Schulungsmaterialien für die psychischen und sozialen Aspekte des Lebens mit der Diabetes-Erkrankung und den möglichen Langzeitkomplikationen entwickelt werden.

Wendy Zernike und Amanda Henderson vergleichen in einer experimentellen Studie die Langzeitergebnisse der zufälligen Informationen, die Patienten während des stationären Aufenthaltes zu ihrer Erkrankung erhielten, mit den Auswirkungen der Teilnahme an einem systematisch aufgebauten und patientenzentrierten Schulungsprogramm. Festgestellt wurde, dass die Teilnahme an dem strukturierten Schulungsprogramm zwar das Wissen über die Erkrankung bei den Betroffenen nachhaltig verbessert hat. Allerdings kann keine sichere Aussage über die tatsächliche Anwendung des erworbenen Wissens und der erwünschten Änderung im Verhalten gemacht werden.

Der Bericht über ein „Qualitätssicherungsaudit eines Schulungsprogramms über Polyarthritis" von Kroshus und Abbot befasst sich mit der Compliance von Patienten mit der Erkrankung Polyarthritis nach der Teilnahme an einem interdisziplinären Schulungsprogramm und den Gründen für die Nicht-Beteiligung an den therapeutischen Verordnungen. In bezug auf das Verständnis von der Notwendigkeit der Befolgung der Therapiemaßnahmen wirkte sich die Teilnahme positiv auf die Einhaltung der Therapie aus. Allerdings sollte das Schulungsprogramm die Notwendigkeit der fortwährenden Therapie – auch nach gesundheitlichen Besserungen – bei den Patienten verankern. Um den Erfolg der interdisziplinären Behandlung und Betreuung von den Patienten mit rheumatologischen Erkrankungen nachhaltig zu verbessern, wird von den Forscherinnen vorgeschlagen, die Organisation und Kommunikation zwischen den Teammitgliedern besser zu strukturieren und die Nachbetreuung durch eine Pflege-Koordinatorin durchführen zu lassen.

Qualität und Quantität der Information bei stationären Patienten*

Joseph D. Cortis, Ann E. Lacey

Einleitung

Lange wurde im Gesundheitswesen die Vermittlung von Information als positiver Einfluss sowohl auf die physiologischen als auch auf die psychologischen Ergebnisse angesehen (Bysshe 1988, Hayward 1975). Gut informierte Patienten sind eher in der Lage, sich an den Krankenhausaufenthalt anzupassen. Sie bewältigen anstrengende Maßnahmen leichter, empfinden weniger Schmerzen und erholen sich schneller von Operationen (Sutherland 1980). Informiertheit scheint einen bestärkenden [empowering] Effekt zu haben, indem sie Patienten befähigt, die Sorge um ihre Gesundheit eher selbst in die Hand zu nehmen und die medizinische Behandlung zu befolgen (Latter et al. 1992).

Hintergrund der Studie

Bevor ein Überblick über die Literatur gegeben wird, soll darauf hingewiesen werden, dass, obwohl diese Untersuchung in Kooperation mit einer lokalen Stiftung des staatlichen Gesundheitswesen <National Health Services trust> durchgeführt worden ist, sie im Grunde eine Initiative des Gemeinde-Gesundheitsrates <community health council> (CHC) war. Deshalb ist ein kurzer Exkurs über den CHC im Kontext dieser Studie angebracht.

Die Gemeinde Gesundheitsräte wurden im Vereinigten Königreich (UK) als Teil der Reorganisation des Staatlichen Gesundheitswesens im Jahr 1974 eingerichtet „... um die Interessen der Allgemeinheit bezüglich der Gesundheitsversorgung in ihrem Bezirk zu vertreten" (ACHCEW 1994). Sie werden finanziert durch das staatliche Gesundheitswesen, aber die Mitgliedschaft, dazu zählen Vertreter der örtlichen Verwaltung und von frei-

---

* Aus: Journal of Advanced Nursing 1996; übersetzt von Maria-Anna Klotz und Christina Wirthmann.

willigen Organisationen, ist auf einer freiwilligen Basis. Somit sind sie eine gemeindenahe Einrichtung. Im Jahr 1974 wurde wenig darüber nachgedacht, wie die CHCs arbeiten oder über die Ressourcen, die sie brauchen werden, um effizient zu arbeiten und um ihre Unabhängigkeit zu erhalten. Der Mangel an Führung und klaren Richtlinien brachte jede CHC dazu, unterschiedliche Rollen und Arbeitsweisen zu entwickeln. Von einem positiven Standpunkt aus betrachtet, hat dies eigentlich die Autonomie der CHCs gestärkt.

Veränderungen im Jahr 1990

Die Arbeitsweise der CHCs wurde jedoch sowohl durch das staatliche Gesundheitswesen als auch durch das Gesetz zur Gemeinde Gesundheitsversorgung <Community Care Act 1990> wesentlichen Änderungen unterzogen:

- Die Verantwortung für den Einkauf und die Bereitstellung von gesundheitsbezogenen Dienstleistungen sind aufgeteilt worden. Die CHCs arbeiten eng mit den Gesundheitsbehörden zusammen, die verantwortlich sind für die Einschätzung der Gesundheitsbedürfnisse und für die Verträge mit den Dienstleistern.
- Die CHCs entwickeln neue Beziehungen zu den Einrichtungen des staatlichen Gesundheitsdienstes (NHS), zu den Hausärzten und den nichtstaatlichen „Anbietern“. Die Zunahme von Anbietern aus dem privaten und freiwilligen Bereich machen Beziehungen mit „Anbietern“ immer komplexer.
- Initiativen wie die Patienten-Charta (DoH 1992) und der Aufbau von regionalen Telefon-Beratungsdiensten haben die Erwartungen der Öffentlichkeit bezüglich ihrer Rechte erhöht und zu mehr Mitarbeit im Gesundheitswesen ermutigt. Als ein Ergebnis davon wendet sich eine zunehmende Zahl von Menschen an die CHCs mit der Bitte um Information und Hilfe bei Beschwerden (ACHCEW 1994).
- Die Gemeinde Gesundheitsplanung wurde eingeführt, wobei die führende Verantwortung bei den kommunalen Ämtern der Sozial- und Jugendfürsorge <social services departments> liegt, die wiederum mit den Gesundheitsbehörden zusammenarbeiten. Eigentlich gehört die Gemeinde Gesundheitsplanung nicht zu den Aufgaben der CHCs. In der Praxis jedoch übernehmen die CHCs deren Überwachung, zusätzlich zu

ihren gesetzlich festgelegten Aufgaben in Bezug zu den Krankenhäusern, den kommunalen und den präventiv arbeitenden Gesundheitsdiensten <primary health services>. Heute nehmen die CHCs mehr als je zuvor einen wichtigen Platz ein, wenn es darum geht, das staatliche Gesundheitswesen zu unterstützen und den Bedürfnissen der Menschen vor Ort gerecht zu werden. Sie sind unabhängig und ihre Stärke stützt sich auf Menschen aus der Ortsgemeinde. Die CHCs haben sich verpflichtet, lokale Gruppen zu befähigen, an der Diskussion um und der Planung von kommunalen Diensten teilzunehmen.

Um dies umzusetzen müssen sie:

- mehr Öffentlichkeitsarbeit leisten und die Menschen ermutigen, an kommunalen Debatten über die Gesundheitsversorgung teilzunehmen,
- mit Gruppen in den Gemeinden zusammenarbeiten, damit ihre Sichtweisen bei den Geschäftsführern der Gesundheitsdienste gehört werden,
- die Sichtweisen der Menschen in den Gemeinden über die Qualität und Quantität, den Zugang zu und die Angemessenheit der ihnen zur Verfügung stehenden Dienste erfassen,
- die Gesundheitsbehörden und die leitenden Verwaltungsangestellten über die Sichtweise der Menschen in den Gemeinden informieren und die Art und Weise, wie Verträge eingehalten werden, überwachen,
- Information und Beratung anbieten, so dass Menschen die vorhandenen Einrichtungen besser nutzen können und Beschwerdeführer unterstützen. (ACHCEW 1994).

Das für die vorliegende Untersuchung verantwortliche CHC ist der Meinung, dass ein Ziel von besonderer Bedeutung ist: die Überwachung der gesundheitlichen Versorgung. Bei der Überprüfung von anonymisierten Patientenbeschwerden, die im Büro des CHC eingingen, war eine allgemeine Tendenz zu kommunikationsbezogenen Problemen zu erkennen. In dem Maße, wie die Versorgungsabläufe und die Organisation des Gesundheitswesens zunehmend komplexer werden, steigt eindeutig die Notwendigkeit, mit Patienten sowohl über klinische wie auch über die nicht klinischen Aspekte ihrer Versorgung zu kommunizieren. Diese Bedürfnisse wurden in beiden Bereichen nicht in dem Maße, wie es der wachsende Bedarf erfordert hätte, erfüllt. Mangel an Informationen und Kommunikationsprobleme mit den Fachleuten <professionals> im Gesundheitswesen stehen üblicherweise ganz oben auf der Beschwerdeliste der Patienten (Audit Commission 1993).

Konsumerismus

Die Anbieter von Gesundheitsleistungen gehen zur Zeit davon aus, dass diese Güter im wachsendem Maße konsumiert werden. Aber um effektiv zu sein, müsste ein zweiwegiger Prozess stattfinden: Der Dienstleister muss den Patienten die Informationen, die sie brauchen und wollen, zur Verfügung stellen und er muss zuhören und reagieren. Er muss dies so weit wie möglich so tun, dass die Leistung auf die Erfahrungen des Individuums, auf sein Verständnis, sein Wissen und seine Kommunikationsfähigkeit zugeschnitten ist.
Es gab eine Zeit, in der die Qualität der Kommunikation sehr von der Person abhing, die am meisten mit der Versorgung des Patienten beschäftigt war, dem Arzt (sic). Aber die Gesundheitsversorgung, besonders in Krankenhäusern, hat sich in den letzten 25 Jahren beträchtlich verändert. Jetzt ist eine größere Anzahl von unterschiedlichem Personal in vielschichtigen Prozessen involviert. Die Kommunikation kann nicht länger als die Angelegenheit von einzelnen Personen oder gar einzelnen Fachbereichen oder Gruppen betrachtet werden. Die Organisation als Einheit muss ein Optimum an Möglichkeiten für gute Kommunikation schaffen. Dies bedarf allerdings der Klärung von Verantwortlichkeiten und der Festlegung von Rechenschaftspflichten.

LITERATURÜBERBLICK

Obwohl im Zusammenhang mit den positiven Ergebnissen nach Patientenunterweisungen vor Operationen (Bysshe 1988, Hayward 1975) bereits viel geleistet worden ist, sind medizinische Behandlungen und andere nicht operative Maßnahmen potentiell auch mit Stress verbunden und werden von vielen nicht verstanden. Zudem erleben Patienten bestimmte Untersuchungen, wie zum Beispiel die Endoskopie, die Angiographie und Radiotherapie bei vollem Bewusstsein. Diese Tatsache macht es notwendig, ihnen vor und während der Abläufe Informationen zu geben (Wilson-Barnett 1984).
Eine der wenigen Studien, die solche Abläufe untersuchte, wurde in Schweden durchgeführt. Sie prüfte mit Hilfe eines experimentellen Forschungsdesigns den Effekt von systematisch geplanter Informationsgabe vor intravenösen Pyelographien (Hjelm-Karlsson 1989). Die Experimentalgruppe von 30 Patienten hatte vor dem Eingriff strukturiertes schriftliches und visuelles

Material erhalten und zusätzliche Informationen über die möglicherweise auftretenden physiologischen und psychologischen Reaktionen. Im Vergleich dazu wurde die Kontrollgruppe nur standardmäßig informiert. Die informierten Patienten waren ruhiger, fühlten sich sicherer, entspannter und mehr in Kontrolle über die Situation. Ihre physiologischen Reaktionen zeigten keinen signifikanten Unterschied.
Bei der Überprüfung der Literatur bezogen auf die Unterweisung während der Radiotherapie, fand Frith (1991), dass Patienten oftmals nur wenig oder keine Informationen vor der Behandlung erhielten. Viele Patienten assoziieren Radiotherapie mit Krebs und negativen Ergebnissen; dies erhöht ihre Belastung. Viele fühlen sich im Verlauf der Maßnahme noch schlechter als zuvor. Ohne adäquate Erklärung für die Ursache und die Art der Nebeneffekte besteht die Gefahr, dass sie depressiv werden oder sich der Behandlung ganz entziehen. Zusammenfassend beschreibt Frith (1991) die wichtigsten Informationsbedürfnisse von Patienten, die sich einer Radiotherapie unterziehen wie folgt: Informationen über mögliche Nebenwirkungen, die Korrektur von Missverständnissen, Kenntnisse über die Radiotherapie selbst, einschließlich einer Beschreibung des Raumes und der Ausstattung. Obwohl die Ergebnisse nur von dieser spezifischen Patientengruppe erzielt wurden, sind sie wahrscheinlich auf viele Arten von Behandlungen und nicht operativen Verfahren übertragbar.

Gesundheitsförderung

Als eine Form der Gesundheitsförderung haben Unterweisungen einen wichtigen Stellenwert bei der Reduktion von krankheitsbezogenem Stress und der Verbesserung der Mitarbeit, wie der Befolgung von Anordnungen bei Patienten nach der Entlassung. So ermöglicht besonders bei chronisch Kranken zum Beispiel die bessere Befolgung von ärztlichen Anweisungen (Mazzuca 1982) und die Einnahme der verschriebenen Medikamente (Gibbs 1989) eine verbesserte Bewältigung des täglichen Lebens. Fielding (1987) untersuchte die Überzeugungen hinsichtlich der Ursachen von Myokardinfarkten bei 128 männlichen Patienten, nachdem sie einen Infarkt erlitten hatten. Diese Patienten stuften psychische Faktoren wie Stress und Überarbeitung als ursächliche Faktoren höher ein als das Personal <health care staff>. Letzteres neigte dazu, den physischen Ursachen wie dem Rauchen und hohen Cholesterolwerten, eine höhere Bedeutung zuzuschreiben. Aus diesem Grunde richtete sich die vom Personal durchgeführte Gesundheitsförderung auf das Rauchen, die Ernährung, die Bewegung und die Medikation, wohingegen die Patienten diese Faktoren als weniger wichtig ansahen als andere, weniger lenkbare Faktoren, wie zum Beispiel „sich Sorgen machen". Fielding (1987 S. 131) folgerte: „die Patienten erhalten in den bedrohlichsten Aspekten ihrer Krankheit wenig Hilfe und dies kann zu einer geringen Compliance und/oder zu einer hohen psychischen Morbidität führen ... der Schlüssel dazu ist die verbesserte Kommunikation des Gesundheitspersonals mit seinen Patienten hinsichtlich einer besseren Erfassung von Bedürfnissen und insbesondere, das Herausfinden ihres Verständnisses, ihrer Zuschreibungen und ihrer Erwartungen bezüglich der Erkrankung".

Demzufolge ist für das Personal in den Bereichen der Chirurgie, der Diagnostik, der Therapie und der Gesundheitsförderung die Unterweisung von bedeutsamer Wichtigkeit. Nicht nur die Quantität von Information ist wichtig, auch ihre Qualität – inwieweit mit Hilfe der Kommunikation die Bedürfnisse des Patienten erreicht werden. Diese Studien legen nahe, dass es zwingend logische, menschliche Gründe gibt, eine gut funktionierende Kommunikation mit Patienten sicherzustellen. Eine gute Kommunikation kann die Erfahrung des Patienten mit der gesundheitlichen Versorgung umwandeln, die Wirkung von dem vermindern, was schmerzvoll, schwierig oder Angst erregend war, seien es Situationen oder Entscheidungen.

Das Gegenteil ist allerdings auch wahr. Schlechte Kommunikation mit Blockaden zwischen den Patienten und dem Personal, mit dem sie reden müssen, verwirrende und widersprüchliche Nachrichten und fehlende Informationen, erzeugen vermeidbaren Kummer und Angst. Aus dem Anliegen um eine gute Qualität der Kommunikation in den Einrichtungen des staatlichen Gesundheitswesens, zumindest im Ansatz, veröffentlichte das Gesundheitsministerium (1992) die Patienten-Charta. Möglicherweise ist der Bereich über eine angemessene Information in der Charta nicht besonders hervorgehoben. In einer Untersuchung von Notfallaufnahmen fanden Britten und Shaw (1994), dass die Informationsbedürfnisse auf der Tagesordnung der Patienten ganz oben standen und nicht begrenzt waren auf die Erklärung eines Behandlungsvorschlages. Dies ist der einzige Hinweis auf den Abschnitt in der Patienten-Charta.

Obwohl auch andere Gründe bestehen, liefern allein die menschlichen Gründe ausreichende Rechtfertigung für eine Untersuchung der Kommunikation mit Patienten. Es ist nicht leicht, Forschungsdesigns zu entwickeln, welche die Beziehung zwischen Kommunikation und den klinischen Ergebnissen testen (Ley 1988). Daneben ist der Gegenstand sowohl zu wenig als auch zu schlecht erforscht. Trotzdem gibt es zunehmend Beweise für eine positive Beziehung zwischen Kommunikation und klinischen Resultaten bei einer Vielzahl von klinischen Zuständen und Behandlungen. Dies betrifft die Kommunikation zwischen Ärzten und Patienten ebenso wie die Kommunikation zwischen klinischen Teams und Patienten (Audit Commission 1993).

Verbesserte Kosten Nutzen Relation

Ein weiterer Grund für eine wirksame Kommunikation und Information ist eine höhere Effizienz. Die allgemeine Sichtweise, dass eine gute Kommunikation, wenn sie von Experten oder effizienten Praktikern angewandt wird, die Dienstleistungskosten reduziert, ist bisher noch nicht konsequent genug erforscht worden, obwohl dies durch die praktische Erfahrung von Personal und Managern belegt wird (Audit Commission 1993). Der Ruf des Krankenhauses bei Patienten und Geldgebern – und der bestimmt seine Position auf dem Markt – wird mit Sicherheit zum Teil davon abhängen, wie gut es mit Patienten kommuniziert. In den Umfragen der letzten Jahre (Leino-Kilpin 1993, Daniels 1989, Hewitt 1981) haben Patienten die schlechte Kommunikation als den wichtigsten Grund für die Unzufriedenheit mit der Krankenhausversorgung genannt. In einer Vielzahl von Einrichtungen drücken Patienten und Verbrauchergruppen mehr und mehr die wahrgenommenen Unzulänglichkeiten hinsichtlich der Kommunikationsstandards aus. Hierzu zählen neben den Einrichtungen für Krebspatienten die Bereiche der Geburtshilfe, der Unfallchirurgie und Notfallambulanzen sowie der Pädiatrie (Audit Commission 1993).
Vor dem Hintergrund dieser Faktoren und im Bewusstsein eine großen Anzahl von Beschwerden bezogen auf Kommunikation und Unterweisung entschloss sich unsere CHC, eine groß angelegte Umfrage über die Zufriedenheit mit der Information bei stationären Patienten eines Kreiskrankenhauses <district general hospital> durchzuführen. Die Daten wurden im Laufe des Jahres 1994 erhoben.

DIE UNTERSUCHUNG

Es wurde ein großer Untersuchungsplan, der als der geeigneteste für die Datensammlung der beabsichtigten Studie erschien, ausgewählt. Weil die Ergebnisse innerhalb des Distrikts verallgemeinbar sein mussten, war eine entsprechend genaue Stichprobe notwendig. Da die erforderlichen Daten sich auf einfache Maßnahmen der Unterweisung bezogen, wählte man den Fragebogen als die ökonomisch günstigste Variante der Datensammlung.

Stichprobe

Die Zielpopulation bestand ausnahmslos aus Patienten, die von einer allgemeinen Station des Krankenhauses nach einem Aufenthalt von mindestens einem Tag entlassen worden waren. Nicht in die Befragung einbezogen waren die Entbindungs-, die psychiatrischen und die pädiatrischen Stationen, denn es war vorstellbar, dass jeder Fragebogen für deren Bedürfnisse erheblich hätte verändert werden müssen.

Das Krankenhaus entlässt durchschnittlich 15 000 Patienten pro Jahr. Eine Stichprobe mit 1500 Versuchspersonen wurde als angemessen eingestuft, um Analysen mit verschiedenen Variablen, beispielsweise der ethnischen Zugehörigkeit, dem Alter, des Geschlechts und dem Fachbereich zu ermöglichen. Eine Stichprobe in dieser Größe lässt auch noch eine Nichtbeantwortungsrate <non-response rate> bis zu 50% zu, obwohl eine höhere Antwortquote für eine bessere interne Validität wünschenswert wäre.

Erwünscht war auch, die Daten über ein ganzes Kalenderjahr zu sammeln, um jegliche saisonale Schwankungen von Erkrankungsmustern oder Arbeitspraktiken zu erfassen. Aus diesem Grund wurden alle Patienten in die Erhebung aufgenommen, die an jedem zehnten Tag im Verlauf des Jahres entlassen worden waren. Dadurch wurde sichergestellt, dass Patienten in die Stichprobe eingingen, die an unterschiedlichen Wochentagen entlassen wurden.

Datensammlung

Um die Beantwortung möglichst einfach zu gestalten, enthielt der entwickelte Fragebogen vorwiegend vorformulierte Antworten zum Ankreuzen. Der Umfang war begrenzt auf eine Doppelseite im A3-Format, die zu einem A4-Heftchen zusammengefaltet wurde und in farbiger Schrift gedruckt war. Man ging davon aus, dass die Beantwortung ungefähr 15 – 20 Minuten beanspruchen würde. Zur Überprüfung war der Fragebogen einer Auswahl von Fachpersonal und Laien vorgelegt worden, bevor er im Probelauf 99 Patienten nach ihrer Entlassung ausgehändigt wurde. Vor der endgültigen Fertigstellung des Instruments wurden noch kleinere Verbesserungen vorgenommen.

Das CHC entschloss sich, den Patienten die Fragebögen nach Hause zu schicken, um sie nicht zu beeinflussen, während sie sich noch in der Obhut des Klinikpersonals befanden. Sie wurden innerhalb von zwei Wochen nach der Entlassung verschickt und so kodiert, dass Personen, die nicht antworteten, nach zwei Wochen und noch einmal nach weiteren zwei Wochen ein Erinnerungsschreiben zugeschickt werden konnte. Dies erhöhte die Anzahl der Antworten von 50% im Probelauf (ohne Erinnerung) auf 81% in der eigentlichen Befragung. Die Vertraulichkeit wurde zugesichert indem die Kodierungen nur für die Erinnerungsschreiben angelegt worden waren und die Rückantworten absolut anonym gehalten wurden.
Im ausgewählten Bezirk leben viele ethnische Gruppen, die sich zu ca. 12% aus Angehörigen von Minderheiten zusammensetzen. Angenommen wurde, dass die Krankenhauspopulation möglicherweise aus einem noch höheren Anteil fremdländischer Personen besteht. Viele unter ihnen sprechen zwar gut Englisch, aber es war wichtig, die Sichtweisen auch von denjenigen mit Sprachschwierigkeiten zu erfassen, weil gerade sie der Gefahr von Kommunikationsproblemen ausgesetzt sind. Aus diesem Grund wurde dem Begleitbrief der Hinweis der telefonisch im CHC–Büro abrufbaren Hilfe bei der Übersetzung des Fragebogens zugefügt.
Dieser Zusatz wurde in Urdu, der am häufigsten gesprochenen Minderheitensprache im Bezirk, übersetzt. Die angebotene telefonische Hilfestellung wurde wenig in Anspruch genommen, aber der Rücklauf von den ethnischen Gruppen spiegelte ihren Anteil in der Bevölkerung wider (vgl. Abb. 1) und wurde somit als adäquat eingestuft.
Die Abbildung zeigt die Aufschlüsselung von Alter, Geschlecht und ethnischer Zugehörigkeit bei den Patienten, deren Antworten untersucht worden sind. Die Zahlen in Klammern beziehen sich auf die aus der Volkszählung im Jahr 1991 stammenden Vergleichszahlen aus demselben Bezirk.

Abbildung 1: Analyse der demographischen und anderen grundlegenden Variablen

		%	%
Geschlecht	Männer	44	(47)
	Frauen	56	(53)
	Gesamt	100	100
Alter	16-17	1	(4)
	18-24	7	(14)
	25-39	22	(28)
	40-59	29	(30)
	60 +	41	(24)
	Gesamt	100	100
Ethnische Zugehörigkeit	Weiße	90	(89)
	Inder	4	(3)
	Pakistani	5	(5)
	Alle anderen	1	(3)
	Gesamt	100	100

Diese Abbildung zeigt, dass die Stichprobe prozentual einen höheren Anteil an Frauen und ein etwas älteres Profil als die Gesamtpopulation in der einbezogenen Umgebung des Krankenhauses aufwies. Dies liegt jedoch innerhalb der erwarteten Grenzen. Die Zahlen zeigen auch eine fast ähnliche ethnische Zusammensetzung wie sie vor Ort besteht. Aus diesem Grund liefern diese Ergebnisse keinen Beweis, der die Theorie stützen würde, dass Menschen, die ethnischen Minderheiten angehören, die staatlichen Gesundheitseinrichtungen mehr in Anspruch nehmen als Einheimische.

ERGEBNISSE

Insgesamt wurden 1903 Fragebögen während des ganzen Jahres versandt und es sind 1544 verwendbare Antworten (81%) eingegangen. Die Rück-

laufquote schwankte im Verlauf des Jahres etwas, zwischen 70 bis 90%, ohne klare Tendenzen. In Abbildung 1 werden die Antworten bezüglich der Merkmale Geschlecht, Alter und Bevölkerungszugehörigkeit verglichen mit den Zahlen der Volkszählung von 1991. Zur Überprüfung der Reliabilität wurden die Ergebnisse mit den Daten bezüglich Alter, Geschlecht, ethnischer Zugehörigkeit und Stationsnummern in den Krankenhausakten verglichen. Mit Ausnahme der Stationsnummern korrelierten sie sehr gut. Möglicherweise liegt die Unzuverlässigkeit der Zahlen der Stationsnummern in der Tatsache begründet, dass 12% der Patienten während ihres Aufenthalts die Station gewechselt haben. Fünfundzwanzig Prozent der Antworten kamen aus den Tageskliniken, worin sich der hohe Patientendurchlauf dieser Einrichtung spiegelt. Fünfunddreißig Prozent waren als Notfälle eingeliefert worden.
Zwischen den verschiedenen Stationen und Fachbereichen waren hinsichtlich des Ausmaßes der durchgeführten Unterweisungen nur geringfügige Unterschiede zu erkennen. Der einzig bemerkenswerte Unterschied bezogen auf die Information bei Blutabnahmen, war der, dass 75% der Tagesklinik Patienten zufriedenstellende Informationen erhielten im Vergleich zu 65% der Patienten auf den gynäkologischen und internistischen sowie 55% der anderen Stationen.
Es wurden keine Jahreszeit bedingten Muster in der Anzahl der Unterweisungen festgestellt – weder die Jahreszeit noch der Wochentag spielte eine Rolle. Fernerhin war kein Unterschied zwischen dem Maß an Unterweisung von Patienten zu erkennen, die notfallmäßig aufgenommen worden waren im Vergleich zu den anderen. Es gab keine signifikante Beziehung zwischen den Merkmalen Geschlecht, Alter, ethnische Zugehörigkeit und Dauer des stationären Aufenthaltes und dem Grad der zufriedenstellenden Information. Bei der Erläuterung chirurgischer Eingriffe wurde festgestellt, dass die Verwendung von Zeichnungen keine signifikanten Unterschiede hervorbringt, im Gegensatz zu der Verwendung von Fragen und Antworten.

Niedriger Informationsstand

Insgesamt legen die Ergebnisse der Untersuchung nahe, dass es Wissensbereiche mit einem niedrigen Informationsstand gibt. Hierzu gehören: Angaben über die Aufgaben des Personals, Einzelheiten über die Bettruhe, mögliche Nebeneffekte der Medikation und der Umgang mit ihnen sowie die Information über die Pflege bzw. Hilfen zu Hause. Dieser letzte Punkt zeigt, dass die Verbindung zwischen der vom Krankenhaus einerseits und der von der Gemeinde ausgehenden Versorgung andererseits doch berücksichtigt werden muss.

Aufnahme

Die Zufriedenheitsquote bezogen auf die Information bei der Aufnahme war im allgemeinen hoch. Über 65% antworteten, dass sie angemessen unterrichtet worden sind über die Besuchsmöglichkeiten, die Räumlichkeiten auf der Station, die Essenszeiten und die Möglichkeiten zum Telefonieren und zum Einkaufen von Zeitungen. Jedoch wurden nur 33% ausreichend aufgeklärt über die Besuche von Vertretern der Kirchen und nur 58% über die Visiten der Chefärzte. Allerdings muss dies im Kontext von 25% der Rückläufe von den Patienten gesehen werden, die nur 24 Stunden stationär aufgenommen waren – manche der Informationen werden für diese Personengruppe weniger relevant sein. Es könnte nützlich sein, zukünftig die Daten von 1-Tages-Patienten separat zu analysieren.

Röntgen

Fünfunddreißig Prozent der antwortenden Patienten wurden während ihres Aufenthaltes geröntgt. Neunundsechzig Prozent von denjenigen, die aussagten, ausreichend darüber informiert worden zu sein, erhielten die Information von einem Arzt oder einer Pflegeperson. Fünfundsiebzig Patienten (14%) gaben an, keine Informationen über ihre Röntgenuntersuchung erhalten zu haben. Neunundachtzig Prozent von denjenigen, die ihre Information von Ärzten erhalten hatten, waren zufrieden, im Gegensatz zu 79%, die von Pflegepersonen unterrichtet worden waren.

EKG (Elektrokardiogramm)

Von den antwortenden Patienten wurde bei vierundzwanzig Prozent ein EKG durchgeführt. Achtundsechzig Prozent erhielten ausreichend Information darüber, wiederum hauptsächlich von Ärzten und Pflegenden. Siebenundfünfzig von 372 erhielten Informationen von einer Person, die man „nicht kannte“; 42% waren mit dieser Informationsquelle zufrieden. Im Fall des EKGs war die Informationsquelle wahrscheinlich die medizinischtechnische Assistentin – was allgemein für diesen Personenkreis die Wichtigkeit des persönlichen Vorstellens hervorhebt und die eines erweiterten Rollenverständnisses. Neben der technischen muss auch die informierende Aufgabenerfüllung wahrgenommen werden.

Blutuntersuchungen

Von den siebenundfünfzig Prozent der Patienten, denen eine Blutprobe abgenommen worden war, gaben 24% an, keine Information darüber erhalten zu haben. 60% derjenigen, die eine Information erhalten hatten, waren mit ihr zufrieden. Wiederum waren die Informanten hauptsächlich Ärzte und Pflegende und die Zufriedenheitsrate mit der erhaltenen Unterweisung durch die zwei Gruppen lag entsprechend bei 91% und 87%. Fünfunddreißig (3,9%) Personen erhielten Unterweisungen von einer „anderen Person“, die von 71% als angemessen eingestuft wurde.

Operationen

Neununddreißig Prozent der antwortenden Personen sind operiert worden. Die Zufriedenheit mit der Information war hoch und lag bei 92%. Siebenundsechzig Prozent erhielten die Information über die Operation durch einen Arzt (35% durch einen Chefarzt). Auch Pflegepersonen waren im Zusammenhang mit Operationen eine Informationsquelle für Patienten. 92% der Patienten waren mit der erhaltenen Information zufrieden. Diejenigen, die während ihres Aufenthalts die Station wechselten, waren hinsichtlich der Informiertheit über ihre Operation schlechter dran. Nur 82% von ihnen wurden ausreichend informiert im Vergleich mit 93% von denen, die auf ein und derselben Station verblieben. Auch über die präoperative Nüchternheit wurde eine Frage gestellt; hier gaben 20% an, nicht über den Grund des Nüchternbleibens unterrichtet worden zu sein.

Bettruhe

Zu irgendeinem Zeitpunkt während ihres stationären Aufenthalts standen 58% der antwortenden Patienten unter Bettruhe. Jedoch nur 79% von ihnen waren über die Gründe dafür informiert worden und nur 61% wurde mitgeteilt, wie lange sie die Bettruhe einzuhalten hatten. Bei siebenundvierzig Prozent herrschte Unsicherheit darüber, was sie während der Bettruhe für sich selbst tun konnten.

Klinisch-technische Versorgung

Die häufigsten Erfahrungen machten die Patienten mit intravenösen Infusionen (25%), Urinkathetern (10,9%), Wunddrainagen (8,4%) und nasalen Magensonden (5,6%). In über mehr als 70% der Fälle gab das Personal eine Erklärung dazu ab, außer zu den Wunddrainagen (60%) und den Magensonden (52%). Hier scheint noch Raum für Verbesserungen zu sein.

Ernährungsbedürfnisse

Nur 16% der Beantworter gaben an, über Essgewohnheiten beraten worden zu sein. Wenn, dann waren es Pflegepersonen, die dazu unterrichteten (46%), gefolgt von Ärzten (22%) und anderen Personen (3%).

Entlassungsinformation

55% der Patienten erhielten bei ihrer Entlassung Medikamente. 94% dieser Patienten wurde mitgeteilt, wie viel sie einnehmen sollen und 87%, warum sie die Medikamente einzunehmen haben. Jedoch wurden nur 33% über die möglichen Nebenwirkungen informiert. Zweiundzwanzig Prozent hatten Informationszettel zum Mitnehmen erhalten, welche allgemein als sehr hilfreich empfunden wurden. Nur 57% wurden darüber informiert, wie viel an Selbstpflege sie nach der Entlassung übernehmen können.

Zufriedenheit mit der Information von den Gesundheitsfachleuten <professionals>

Die höchsten Punktwerte erhielt das Pflegepersonal mit 90%, gefolgt von den Ärzten mit 87%. Physio- und Ergotherapeuten schnitten mit 77% bzw. 55% schlechter ab.

Qualitative Daten

Am Ende des Fragebogens boten zwei offene Fragen den Beteiligten die Möglichkeit, Kommentare zu positiven bzw. negativen Aspekten der Unterweisung hinzuzufügen. Ungefähr 50% der Beantworter füllten diesen Teil aus und zwei Drittel von ihnen mit einem positiven Hinweis. Einige der Kommentare bezogen sich auf Aspekte, die mit der Informationsvermittlung nichts zu tun hatten und sich vorwiegend um das Krankenhausessen drehten. Solche Hinweise wurden nicht mit in die Analyse einbezogen.

Positive Kommentare

Es waren hauptsächlich zwei Bereiche, zu denen positive Anmerkungen gemacht wurden: Situationen in denen die Information besonders klar erteilt und wenn sie in einer individualisierten und hilfreichen Weise gegeben worden war. Die Patienten schätzten es, wenn ihnen ihre Behandlung oder Erkrankung in Laiensprache erklärte wurde, mit der Möglichkeit, Fragen zu stellen und genügend Zeit zum Verstehen all dessen, was gesagt worden war. Diejenigen, deren Muttersprache nicht Englisch war, bedurften mehr Unterstützung und sie äußersten sich sehr positiv darüber, wenn dies berücksichtigt wurde. Informationsblätter wurden als hilfreich angesehen. Wenn sich jedoch jemand die Mühe machte, mit dem Patienten diese Information durchzusprechen, wurde dies besonders gewürdigt.

> „Meine Behandlung wurde sehr gut und nicht in langen, ausgefallenen Begriffen erklärt."

> „Es war nicht so, dass man mir nur ein Informationsblatt über Fehlgeburten gegeben hätte. Die Krankenschwester setzte sich zu mir und sprach alles mit mir durch."

„Freundlichkeit" und „Hilfsbereitschaft" im Kontext der Unterweisung wurden sehr geschätzt. Viele Kommentare bezogen sich auf das „Verhalten am Bett" von Ärzten und Pflegenden und der Fähigkeit, dem Patienten Wohlbefinden zu verschaffen.

> „Alle waren sehr freundlich und hilfsbereit. Meine Ängste wurden zerstreut und ich hätte nicht mehr Aufmerksamkeit und Rücksichtnahme erleben können."

> „Netter, offener, junger Stationsarzt. Gutes Verhalten am Bett."

Negative Kommentare

Diese wurden in acht Hauptkategorien unterteilt. Obwohl die negativen Hinweise im Vergleich zu den positiven in der Minderzahl waren, sind sie es, die bei der Erfassung der Defizite im Zusammenhang mit Information am meisten interessieren und sehr detailliert analysiert worden sind.

Die Verwaltung von Terminen/Aufnahmen/Entlassungen

Sowohl die Aufnahme als auch die Entlassung bedürfen eines großen Verwaltungsaufwandes. In den Fällen, in denen hier etwas schief ging, empfanden die Patienten die defizitäre Information besonders frustrierend. Termine wurden manchmal ohne das Wissen des Patienten vereinbart. Sie wurden zu unpassenden Zeiten einbestellt und mussten stundenlang ohne Erklärung warten. Der Mangel an Kommunikation zwischen dem Personal verursachte die schlechte Koordination der Aufnahme- und Entlassungsabläufe. Den Patienten wurde manchmal das Gefühl vermittelt, dass es an ihnen lag, wenn die Kommunikation vom Personal nicht klappte.

Kommunikations- und Verständnisprobleme

Schwierigkeiten entstanden dann, wenn bei Patienten oder beim Personal Englisch nicht die Muttersprache war. Im betroffenen Bezirk lebt eine ethnisch gemischte Bevölkerung mit Menschen aus Asien, aber auch einer kleinen Gruppe bosnischer Flüchtlinge. Diese Menschen brauchten manchmal einen Übersetzer, jedoch alle hatten Bedarf an Erklärungen, die langsam gegeben und anschließend überprüft wurden, ob sie vollständig verstanden worden waren. Umgekehrt empfanden es auch die Englischsprachigen als schwierig, die Ärzte mit einem starken Akzent zu verstehen. Oft wurden die Pflegenden als Übersetzerinnen für die Informationen herangezogen, nachdem der Arzt bei ihnen gewesen war. Bei Hörbehinderungen bedeutete das, dass manche Patienten zusätzliche Schwierigkeiten hatten, die nicht immer kompensiert wurden.

> „Ich bin sehr, sehr schwerhörig und trage ein Hörgerät, lese aber viel von den Lippen ab. Bitte sorgen Sie dafür, dass das gesamte Personal geschult wird in „einfühlendem Hören“ <sympathetic hearing schemes>. Das ist wichtig für ausländische Ärzte, deren Muttersprache nicht Englisch ist.“

Widersprüchlichkeiten

Sich widersprechende Informationen waren Ursache für Angst und Verwirrung. Widersprüchlichkeiten tauchten auf zwischen den Aussagen der verschiedenen Berufsgruppen, zwischen Stationen und zwischen dem Krankenhaus und der Gemeinde. Diese führten bei den Patienten manchmal zu Gefühlen der Unsicherheit und untergruben ihr Vertrauen in das Personal.

Entlassungsinformation

In vielen Fällen lobten Patienten das Personal hinsichtlich der Information, die es ihnen vor ihrer Entlassung gegeben hatte. Wo es jedoch Defizite gab, da waren die Patienten sich selbst überlassen mit der Medikation, mit der ambulanten Terminierung, dem Transport, den Dienstleistungen für die häusliche Pflege und der Beratung über Rehabilitation und Genesung. Hinweise, dass bestimmte Symptome, insbesondere Schmerzen, zu erwarten waren, hätten einigen Patienten geholfen.

> „Die Information nach der Operation ist kläglich und es gibt keinen wirklichen Hinweis auf das, was man tun kann oder was einen erwartet, wenn man wieder nach Hause kommt. Gehen Sie bitte nicht davon aus, dass Patienten soviel wissen wie das Personal.“

Mangel an Einfühlungsvermögen

Einige von den Beantwortern empfanden die Art, wie das Personal beunruhigende oder enttäuschende Informationen vermittelte, gefühllos. In den Situationen, in denen keine Behandlung angeboten oder keine sichere Diagnose gestellt werden konnte, hätten die Patienten offensichtlich mehr an Unterstützung benötigt als sie manchmal erhalten haben Die Betroffenen hatten den Eindruck, dass Zustände, die für Patienten sehr viel Stress bedeuteten, vom Personal, das diese Krankheiten regelmäßig erlebt, herabgewürdigt wurden.

> „Ich hatte das Gefühl als würde mich das Pflegepersonal nicht ernst nehmen. Ich war sehr gekränkt, als mir niemand zuzuhören schien, wie ich mich so krank fühlte und abgefertigt wurde mit irgendwelchen Ausreden zum Beispiel es könnten Ihre Hormone sein etc.“ (Patientin, die wegen einer Fehlgeburt aufgenommen worden war).

Einzelinformationen über Operationen/Untersuchungen/Diagnosen

Obwohl es viele positive Kommentare über die Angemessenheit der Erklärungen zu Untersuchungen und Maßnahmen gegeben hat, waren gerade sie manchmal ein Problem. Die Angst der Patienten wurde durch unerwartete Komplikationen oder durch oberflächliche Phrasen wie „alles läuft wunderbar“, erheblich verstärkt. Medizinische Untersuchungen scheinen wenig erklärt zu werden, vielleicht weil die Verantwortlichkeit dafür nicht eindeutig geregelt ist. Diejenigen Patienten, die vorbereitet waren, Fragen zu stellen, erhielten allgemein eine zufriedenstellende Antwort. Allerdings wiesen manche darauf hin, dass es eigentlich nicht erforderlich hätte sein sollen, Fragen zu stellen.

> „Nach meiner Arthroskopie konnte die Pflegende die Notizen des Arztes nicht lesen. Deshalb konnte sie mir nicht im Detail berichten, was gesehen worden war."

> „Ich musste die Information über fast alle Dinge, die abgelaufen sind, erfragen."

Überlastetes Personal

Die traurigsten Kommentare waren wahrscheinlich die, die von denjenigen kamen, die das offensichtlich sehr beschäftigte Personal nicht mit ihren Fragen belasten wollten. Die Patienten zeigten großes Einfühlungsvermögen für das überarbeitete Personal und sie wollten dessen Leben nicht noch schwieriger machen. Dies führte dazu, dass die Patienten nicht so viele Fragen stellten, wie sie gerne getan hätten und nicht erwarteten, dass das Personal die Zeit hat, bestimmte Dinge im Detail zu besprechen.

> „Ich hätte gerne mehr gefragt, aber alle schienen in Eile zu sein."

Unzureichende Information

Mehrere Bemerkungen wiesen einfach auf einen Informationsmangel hin. Dies wurde besonders deutlich in den Situationen, in denen Patienten auf eine Station aufgenommen wurden, die nicht dem erforderlichen Fachbereich entsprach. In diesem Fall wurde den Patienten bewusst, dass die Pflegenden nicht das spezielle Wissen besaßen, das sie benötigt hätten. Manche Kommentare sprachen sich für schriftliche Informationen aus, mit denen die mündlichen Mitteilungen abgesichert werden könnten. Dies wäre speziell dann hilfreich, wenn Information zu Zeiten gegeben werden, in denen sie nicht in der Lage sind, sich zu konzentrieren. Insbesondere mangelte es in einigen Fällen an Information über die zu erwartende Situation nach der Entlassung.

> „Ich hatte das Gefühl nicht genügend Information erhalten zu haben, über das, was passieren wird und warum. Und hernach, über das was sie gefunden hatten und wie ich mich später fühlen und wie ich aussehen werde."

DISKUSSION DER ERGEBNISSE

Im Allgemeinen war das Maß an Information, das die Patienten erhalten hatten, ganz gut, insbesondere bezogen auf die internistische und die chirurgische Behandlung. Die Erklärungen von Ärzten und Pflegenden wurden von den meisten Patienten als zufriedenstellend empfunden. Offensichtlich informiert auch anderes Personal wie zum Beispiel die medizinisch-technischen Assistenten.
Manche technischen Maßnahmen, wie zum Beispiel Blutuntersuchungen, wurden weniger gut erklärt. Möglicherweise hängt das mit der mangelnden spezifischen Verantwortlichkeit für deren Erläuterung bei den verschiedenen Berufsgruppen zusammen. Unter den Angehörigen der Gesundheitsberufe erhielten die Ergotherapeuten niedrigere Punktwerte in bezug auf zufriedenstellende Unterweisungen als Ärzte, Pflegepersonen, Physiotherapeuten und anderes Personal. Allerdings könnte dies auf die mangelnde Anerkennung ihrer Rolle zurückzuführen sein.
Sowohl die qualitativen als auch die quantitativen Daten scheinen zu belegen, dass die weniger technischen Aspekte der Versorgung manchmal weniger erklärt werden – so zum Beispiel die Gründe für die Bettruhe, wie viel Selbstpflege übernommen werden kann oder die Rolle der verschiedenen Personalmitglieder. Fernerhin ist es der Mangel an Information, der die meiste Frustration verursacht, wenn die bürokratischen Abläufe nicht funktionieren.

Kooperation

Die Verbindung zwischen institutioneller und Gemeindekrankenpflege sorgt immer noch für nicht erfüllte Informationsbedürfnisse, obwohl dies für die meisten Patienten kein Problem zu sein scheint. Zu den Bereichen, die einer Verbesserung bedürfen, zählen die möglichen Nebeneffekte der Medikamente und konkretere Hinweise über die Genesung zu Hause.
Obwohl argumentiert werden kann, dass die in dieser Untersuchung gewonnenen Daten nicht repräsentativ sind für Großbritannien als Ganzes, sind sie trotzdem wichtig und können sicherlich innerhalb des untersuchten Bezirks verallgemeinert werden. Wenn Mitarbeiter im Gesundheitswesen eine individualisierte Versorgung anbieten wollen, müssen diese Kommentare ernsthaft berücksichtigt werden. Unter diesem Gesichtspunkt wurde die gesamte Untersuchung mit allen Ergebnissen und Analysen dem Verwaltungsamt der Einrichtungen des staatlichen Gesundheitswesens <trust

board> vorgestellt. Auszüge wurden den verantwortlichen Managern der verschiedenen klinischen Geschäftsführungen mit der Absicht, diese Informationen an das betreuende Personal zu streuen, verteilt.
Ebenso wurden die Ergebnisse über die lokale Presse, die auch an den Versammlungen des Gemeinde-Gesundheitsrates teilnimmt, der Öffentlichkeit zugänglich gemacht. Dieser Punkt ist ziemlich wichtig, weil er die Verantwortlichkeit des CNC gegenüber der Öffentlichkeit, deren Interessen er vertritt, demonstriert.
Aus diesem Grund ist es entscheidend, dass die Ergebnisse dieser Studie nicht das selbe Schicksal ereilt, wie so viele ähnliche Initiativen in der Vergangenheit, die keinen direkten Einfluss auf die zukünftige Patientenversorgung nahmen. Diese Ergebnisse liefern den Mitarbeitern des Gesundheitswesens eine Auswertung der Wahrnehmungen ihrer Kunden, die sich auf einen wichtigen Aspekt bei der Erbringung von Gesundheitsdienstleistungen <health care delivery> beziehen.
Es könnte argumentiert werden, dass hier eine direkte Verbindung zu der Sichtweise besteht, nach der die Gesundheitsversorgung durch Marktkräfte und die Kundenzufriedenheit bestimmt wird.
Die Anbieter von gesundheitsbezogenen Dienstleistungen haben die Verantwortung, darauf zu reagieren. Diese Ergebnisse sind auch nützlich für die Pflegenden, um ihre eigene Praxis zu reflektieren. Man kann sich vorstellen, dass diese Ergebnisse auf den Stations- bzw. Abteilungsbesprechungen diskutiert und relevante Handlungen davon abgeleitet werden. Dies würde in der Tat die Partnerschaft zwischen den Empfängern und Anbietern der Gesundheitsversorgung aufzeigen.
Andere Nutznießer dieser Studie könnten auch die Einkäufer <purchasers> der Gesundheits-Dienstleistungen, hauptsächlich die Gesundheitsbehörden und die Hausärzte, sein, weil sie Informationen über die Gesundheitsversorgung liefert, die diese im Auftrag der Allgemeinheit finanzieren bzw. vermitteln. Da die Literatur auf den möglichen Einfluss von Information/ Unterweisung auf die Behandlungsergebnisse hinweist, kann man die Aussagen in Bezug auf die Unterweisung von Patienten in die Verträge zwischen Käufer und Anbieter einschließen.

Schlussfolgerungen

Wenn man über diese Untersuchung und die unternommenen Prozesse nachdenkt, könnte man sagen, dass die Ziele, die sich der örtliche Gemeinde Gesundheitsrat gestellt hat, erreicht worden sind. Die Umfrage brachte eine sehr gute Rücklaufrate. Dem CHC ist es zum einen gelungen einen Gesichtspunkt der Patientenversorgung zu untersuchen und durch die Rückkoppelung der Ergebnisse an die entsprechenden Behörden hat es zum anderen seine Verantwortlichkeit gegenüber der breiten Öffentlichkeit demonstriert.

Sie stellt auch ein gutes Beispiel für die Partnerschaft zwischen den Ortsgemeinde-Gesundheitsräten und den Dienstleistern der Gesundheitsversorgung dar, das die Bedeutsamkeit des weiteren Ausbaus von lokalen Gemeinde Gesundheitsräten hervorhebt. In der derzeitig stattfindenden Reorganisation, die in England vorwiegend auf die Abschaffung der regionalen Gesundheitsbehörden und die Einführung von dezentralen Zweigstellen des staatlichen Gesundheitswesens mit ausführenden Aufgaben <outpost branches of the NHS Management Executive> abzielt, besteht leicht die Gefahr, dass diese Partnerschaft nicht fortgesetzt wird.

Die Mitglieder des Gemeinde-Gesundheitsrates müssen ihre Verantwortung in der Gesundheitsüberwachung <monitoring> ernst nehmen und sollten die staatlichen Gesundheitsbehörden anregen, diese Untersuchung in der Zukunft zu wiederholen. Obwohl viele Studien und eine breite Literaturbasis die Bedeutsamkeit der Unterweisung von Patienten nachdrücklich betonen, ist sie dennoch ein wichtiger Bereich, der beobachtet werden muss, da immer noch Defizite bestehen.

LITERATUR

Association of Community Health Councils for England and Wales (1994) Hand Book for CHC Members. ACHCEW, London.

Audit Commission (1993) What Seems to be the Matter? Communication Between Hospital and Patients. HMSO, London.

Britten N. und Shaw A. (1994) Patients experiences of emergency admissions: how relevant is the British Government's Patient's Charter? Journal of Advanced Nursing 19(16), 1212-1220.

Bysshe J.E. (1988) The effect of giving information to patients before surgery. Nursing 3(30), 36-39.

Daniels L., Rose A., Wall E. und Roes C. (1989) Road to recovery: the effect of successful patient education. Intensive Care Nursing 5(1), 19-24.

Department of Health (1990) The Community Care Act. HMSO, London.

Department of Health (1992) The Patient's Charter. HMSO, London.

Fielding R. (1987) Patients beliefs regarding the causes of myocardial infarction; implications for information-giving and compliance. Patient Education and Counselling 9, 121-134.

Frith B. (1991) Giving information to radiotherapy patients. Nursing Standard 5(34), 33-35.

Gibbs S., Waters W.E. und George C.F. (1989) The benefits of prescription information leaflets. British Journal of Clinical Psychology 27, 723-739.

Hayward J. (1975) Information – a Prescription Against Pain. The Study of Nursing Care Series 2. RCN, London.

Hewitt F.S. (1981) Getting it across. Nursing Times 77, 29-32.

Hjelm-Karlsson K. (1989) Effects of information to patients undergoing intravenous pyelography: an intervention study. Journal of Advanced Nursing 14, 853-862.

Latter S., Macleod Clark J., Wilson-Barnett J. und Maben J. (1992) Health education in nursing: perceptions of practice in acute settings. Journal of Advanced Nursing 17, 164-172.

Leinop-Kilpin H., Lire L., Suominen T., Vuorenheimo J. und Valimaki M. (1993) Client and information: a literature review. Journal of Clinical Nursing 2(6), 331-340.

Ley P. (1988) Communicating With Patients. Improving Communication Satisfaction and Compliance. Croom Helm, London.

Mazzuca S.A. (1982) Does patient education in chronic disease have therapeutic value? Journal of Chronic Disease 35, 521-9.

Moser J. und Kaiton F. (1971) Survey Methods in Social Investigation. Heineman Education Books, London.

Sutherland M.S. (1980) Education in the medical care setting: perceptions among selected registered nurses. Health Education 39, 25-27.

Wilson-Barnett J. (1984) Interventions to alleviate patients' stress: a review. Journal of Behavioural Medicine 4(1), 79-102.

Wahrgenommene Effektivität, Kosten und Verfügbarkeit von Schulungsmethoden und -materialien für Patienten*

Martha M. Funnell, Michael B. Donelly, Robert M. Anderson, Patricia D. Johnson, Mary S. Ott

Diabetes ist eine chronische Krankheit, die eine aktive Teilnahme der Patienten bei der täglichen Selbstpflege zur Aufrechterhaltung der metabolischen Kontrolle erfordert. Die gesunde Lebensführung ist im Allgemeinen komplex und macht häufig Änderungen im Lebensstil für den Diabetiker und seine Familie erforderlich. Die Schulung über Diabetes ist als integraler Teil der Versorgung von Diabetikern akzeptiert worden.
In den letzten zwölf Jahren hat sich das Michigan Diabetes Forschungs- und Ausbildungszentrum <Michigan Diabetes Research and Training Center MDRTC> mit der Ausbildung von Diabetes Beraterinnen und der Entwicklung von Schulungsmaterialien für Patienten und Ausbilderinnen beschäftigt.[1-3] In den letzten Jahren hat sich jedoch der Schwerpunkt in der Patientenschulung verschoben. Es gibt einen zunehmenden Bedarf an qualitativ hochwertiger und kosteneffektiver Diabetesschulung.[4,5] Darum hielt das <MDRTC> eine Evaluation über den Einfluss dieser Trends für notwendig und führte eine umfassende Studie zur Einschätzung der Effektivität von und des Bedarfs an Patientenschulungsmethoden und -materialien durch. Diese Daten können nun unsere Bemühungen bei der Entwicklung von relevanten und angemessenen Fortbildungsprogrammen und Patienten Schulungsmaterialien leiten.

Methoden

Ein Fragebogen wurde entwickelt, der Hintergrundinformationen über die Diabetes Beraterinnen hervorbrachte, wie zum Beispiel Ausbildungsniveau, Art der Zertifizierung, Erfahrung (in Jahren) in der Patientenschulung

---

* Aus: The Diabetes Educator 1992; übersetzt von Ingrid Ambrosius und Susan Ritter.

und speziell in der Diabetiker Schulung. Die Übersicht enthielt neben einer Einschätzung der professionellen Aktivitäten auch eine Einschätzung der Art der angebotenen Diabetikerschulung und des Umfangs der Diabetikerschulungsprogramme an der Institution des Beraters. Im zweiten Teil des Fragebogens (s. Kasten) wurden die Berater aufgefordert, sieben Arten von Unterrichtsmaterialien und acht Arten von Unterrichtsmethoden im Hinblick auf Kosten und pädagogische Effektivität zu beurteilen. Sie sollten auch angeben, in welchem Ausmaß neun Hindernisse ihre Möglichkeiten beeinflussten, qualitativ hochwertige Patientenschulungen anzubieten. Der dritte Teil des Fragebogens enthielt eine Einschätzung über die Anwendung von Patientenschulungsmaterial durch die Berater und zu Inhalten, für die zusätzliche Materialien entwickelt werden müssten.
Der Fragebogen wurde an 816 zufällig ausgewählte Mitglieder des Amerikanischen Diabetes Beraterinnen Verbandes <American Association of Diabetes Educators> verschickt. 500 waren professionell Pflegende <RN – Registered Nurse> und 316 waren Diätberaterinnen <RD – Registered Dietician>. Dreihundertfünfundzwanzig Fragebogen wurden zurückgeschickt, das ergab eine Rücklaufquote von 40%.
Für alle Fragen wurden Häufigkeitsverteilungen berechnet. Vergleiche zwischen den Items in den Bereichen Schulungsmaterialien, Schulungsmethoden, Hindernisse für die Schulung und zu entwickelnde Inhalte wurden mehrfache Varianzanalysen mit Scheffés post hoc Test durchgeführt. Von den Befragten bevorzugte Gebiete wurden gruppiert durch den Einsatz von Scheffés post hoc Determinanten von signifikanten Itemunterschieden in Tests.

Abbildung 1: Teil II des Fragebogens

Abschnitt II: Patientenschulung

In diesem Abschnitt bitten wir Sie darum, die Effektivität einer Anzahl von Instruktionsmedien/-methoden für die Schulung ihrer Patienten mit Diabetes einzuschätzen. Uns ist bewusst, dass verschiedene Patienten verschiedene Lernstile haben und dass manche Themen am besten in einer bestimmten Form präsentiert werden. Trotzdem möchten wir Sie bitten, diese Items „im Allgemeinen" zu beurteilen – was bei den meisten Ihrer Patienten in vielen Situationen am besten funktioniert. Bitte zeigen Sie Ihre Einschätzung durch einen Kreis um die Zahl, die Ihre Beurteilung am besten wiedergibt. Falls Sie ein Medium oder eine Methode niemals benutzen, markieren Sie bitte NA.

	nicht effektiv		manchmal effektiv		häufig effektiv		immer effektiv	niemals angewendet
Bücher	1	2	3	4	5	6	7	NA
Broschüren	1	2	3	4	5	6	7	NA
Programmierter Unterricht/ Arbeitsbuch	1	2	3	4	5	6	7	NA
Ton/Bild	1	2	3	4	5	6	7	NA
Computergestützter Unterricht	1	2	3	4	5	6	7	NA
Videos	1	2	3	4	5	6	7	NA
Hörkassetten	1	2	3	4	5	6	7	NA
Einzelberatung	1	2	3	4	5	6	7	NA
Unterstützungs-gruppen	1	2	3	4	5	6	7	NA
Großgruppen Diskussion	1	2	3	4	5	6	7	NA
Vorträge	1	2	3	4	5	6	7	NA
Übung in kleinen Gruppen	1	2	3	4	5	6	7	NA
Inhaltliche Diskussion in kleinen Gruppen	1	2	3	4	5	6	7	NA
Einzelübungen	1	2	3	4	5	6	7	NA
Einzelunterricht (Inhalt)	1	2	3	4	5	6	7	NA

Bitte schätzen Sie die Kosteneffektivität jeder der folgenden Unterrichtsmedien/-methoden ein. Markieren Sie Ihre Einschätzung durch einen Kreis um die Zahl, die Ihre Beurteilung am besten wiedergibt. Betrachten Sie in diesem Fall die Kosteneffektivität als das Verhältnis zwischen den Kosten der Methode (inkl. Ihrer Zeit) zu seinem pädagogischen Nutzen.								
	nicht effektiv		manchmal effektiv		häufig effektiv		immer effektiv	niemals angewendet
Bücher	1	2	3	4	5	6	7	NA
Broschüren	1	2	3	4	5	6	7	NA
Programmierter Unterricht/ Arbeitsbuch	1	2	3	4	5	6	7	NA
Ton/Bild	1	2	3	4	5	6	7	NA
Computergestützter Unterricht	1	2	3	4	5	6	7	NA
Videos	1	2	3	4	5	6	7	NA
Hörkassetten	1	2	3	4	5	6	7	NA
Einzelberatung	1	2	3	4	5	6	7	NA
Unterstützungs-gruppen	1	2	3	4	5	6	7	NA
Großgruppen Diskussion	1	2	3	4	5	6	7	NA
Vorträge	1	2	3	4	5	6	7	NA
Übung in kleinen Gruppen	1	2	3	4	5	6	7	NA
Inhaltliche Diskussion in kleinen Gruppen	1	2	3	4	5	6	7	NA
Einzelübungen	1	2	3	4	5	6	7	NA
Einzelunterricht (Inhalt)	1	2	3	4	5	6	7	NA

ERGEBNISSE

Informationen zu Hintergrund und Praxis

62% der Antwortenden waren professionell Pflegende, 36% waren Diätassistentinnen und 1% Andere. Das Durchschnittsalter betrug 41 Jahre (zwischen 23 und 70). 9% der Stichprobe hatten [Nursing diplomas], 3% hatten [Associate degrees], 49% einen [Bachelor degree], 36% einen [Master degre] und 62% der Beraterinnen waren zertifizierte Diabetes Berater <CDE

– Certified Diabetes Educators>. Die Beraterinnen in dieser Studie hatten im Durchschnitt 11,5 Jahre (Spanne: 1 bis 40) Erfahrung in der Patientenberatung und 8,5 Jahre (Spanne: 1 bis 36) in der Diabetes Beratung. Sie beschäftigten sich durchschnittlich knapp 14 Stunden pro Woche unter unterschiedlichen Rahmenbedingungen mit Diabetikerschulungen. Die durchschnittliche Anzahl der Arbeitsstunden lag bei 37, die Streuung von 2 bis 80 und die Standardabweichung von 10,94 legen eine beträchtliche Variabilität in der Anzahl der wöchentlichen Arbeitsstunden nahe (Abb. 2). Es wurden mehr Einzelberatungen als Gruppenberatungen angeboten und es wurde fast die gleiche Anzahl von stationären wie ambulanten Patienten beraten. Kurse für Krankenhauspatienten wurden jede Woche angeboten, für ambulante Patienten ungefähr zweimal pro Monat. Die Kurse außerhalb der Krankenhäuser hatten einen größeren Stundenumfang, waren teurer und boten mehr Nachsorge Kontakte pro Patient. Die Antworten zu diesen Fragen zeigen allerdings eine große Variationsbreite (Abb. 3).

Abbildung 2: Pro Woche aufgewendete Stunden für Aktivitäten der Diabetes Schulung

Pädagogischer Bereich	Mittelwert	Streuung
Stationäre Patienten (n=200)	15,8	(1 – 59)
Ambulante Patienten (n=208)	12,6	(1 – 70)
Öffentlicher Gesundheitsdienst/Hauspflege (n=25)	10,0	(1 – 40)
Arztpraxis (n=73)	15,3	(1 – 40)
Andere (n=63)	12,0	(1 – 40)

Abbildung 3: Profil des Diabetiker Schulungsprogramms

Anzahl der pro Jahr betreuten Patienten	Mittelwert	Streuung
Ambulante Patienten, individuell (n=253)	227	(1 – 4.000)
Ambulante Patienten, Gruppe (n=178)	192	(3 – 12.410)
Stationäre Patienten, individuell (n=191)	212	(1 – 7.300)
Stationäre Patienten, Gruppe (n=81)	189	(1 – 1.200)

Charakteristika des Kursprogramms	Mittelwert	Streuung
Stationäre Patienten		
durchschnittliche Kursgebühr (n=40)	$ 91,13	($ 0 – 500)
Anzahl der Angebote pro Jahr (n=60)	58,7	(1 – 365)
Anzahl der Kursstunden (n=95	9,0	(1 – 79)
Anzahl der Folgetreffen pro Patient (n=76)	3,7	(1 – 100
Ambulante Patienten		
durchschnittliche Kursgebühr (n=130)	$ 125,99	($ 0 – 850)
Anzahl der Angebote pro Jahr (n=164)	22,7	(1 – 400)
Anzahl der Kursstunden (n=181)	11,7	(1 – 100)
Anzahl der Folgetreffen pro Patient (n=168)	4,5	(1 – 90

Arten des Unterrichtsangebotes der Befragten	Anzahl	%
Individueller Unterricht (ohne Ernährung)	235	72
Individuelle Pflegeeinschätzung	182	56
Individuelle Ernährungsberatung	154	47
Individuelle Ernährungseinschätzung	143	44
Gruppenunterricht (ohne Ernährung)	137	42
Individuelle Verhaltens-/ psychosoziale Beratung	131	40
Unterstützungsgruppe	118	36
Gruppenunterricht Ernährung	89	27
Andere	34	10

Schulungsmaterialien und Methoden

Die Beraterinnen wurden gebeten, sechs verschiedene Arten von Schulungsmaterial und acht verschiedene Schulungsmethoden hinsichtlich der pädagogischen und der Kosteneffektivität zu beurteilen. Es gab eine allgemeine Übereinstimmung bei der Einschätzung der Effektivität der Materialien, wobei Videobänder, Broschüren und Ton-/Bildprogramme sowohl als pädagogisch effektiv wie auch als kosteneffektiv betrachtet wurden. Es gab weniger Übereinstimmung bei der Beurteilung der Lehrmethoden. Individuelle fertigkeits- und wissensvermittelnde Veranstaltungen wurden hinsichtlich der pädagogischen Effektivität (oder: des Lernerfolgs) hoch eingeschätzt, erhielten aber die niedrigste Bewertung hinsichtlich der Kosteneffektivität. Individuelle Beratungsstunden wurden allgemein als sowohl lerneffektiv wie auch als kosteneffektiv angesehen; es gab jedoch einen Rückgang im Mittelwert für Kosteneffektivität (Abb. 4 und 5).

Abbildung 4: Einschätzung der pädagogischen Effektivität (nicht-effektiv = 1, immer effektiv = 7).

Unterrichtsmaterial	Mittelwert
Im Allgemeinen effektiv:	
Videos	5,2
Ton/Bild	4,9
Broschüren	4,8
Mäßig effektiv:	
Programmierter Unterricht	4,1
Selten effektiv:	
Hörkassetten	3,6
Computergestützter Unterricht	3,6
Bücher	3,6
F zwischen den Items = 68,6; P<0,001.	
Unterrichtsmethoden	**Mittelwert**
Im Allgemeinen effektiv °	
Individuelle Sitzungen: Übungen	6,0
Individuelle Sitzungen: Beratung	5,9

Mäßig effektiv °	
Inhaltliche Sitzungen in Kleingruppen	5,3
Unterstützungsgruppen	5,3
Übungssitzungen in Kleingruppen	5,3
Selten effektiv °	
Großgruppen Diskussionen	4,8
Vorträge	4,4
Wiederholte Messung ANOVA: F zwischen den Items = 77,4; P<0,001	

° Die Gruppierungen wurden durch Scheffés post hoc Test bestimmt (P <0,01). Eine neue Kategorie wurde angenommen, wenn eine signifikante Differenz zu dem am höchsten eingeschätzten Item der vorhergehenden Kategorie zum erstenmal auftrat.

Abbildung 5: Einschätzung der Kosteneffektivität

Unterrichtsmaterial	Mittelwert
Im Allgemeinen kosteneffektiv°	
Broschüren	5,4
Videos	5,3
Mäßig kosteneffektiv°	
Ton/Bild	4,7
Hörkassetten	4,3
Programmierter Unterricht	4,0
Selten effektiv°	
Bücher	3,6
Computergestützter Unterricht	3,1
F zwischen den Items = 62,4; P<0,001.	

Unterrichtsmethoden	Mittelwert
Im Allgemeinen kosteneffektiv°	
Unterstützungsgruppen	5,3
Diskussionen in Großgruppen	5,2
Übungssitzungen in Kleingruppen	5,1
Inhaltliche Sitzungen in Kleingruppen	5,1
Vorträge	4,9
Individuelle Sitzungen: Beratung	4,9
Mäßig kosteneffektiv°	
Individuelle Sitzungen: Übungen	4,6
Individuelle Sitzungen: Inhalt	4,6
Wiederholte Messung ANOVA: F zwischen den Items = 9,3; P<0,001	

° Die Gruppierungen wurden durch Scheffés post hoc Test bestimmt (P <0,01). Eine neue Kategorie wurde angenommen, wenn eine signifikante Differenz zu dem am höchsten eingeschätzten Item der vorhergehenden Kategorie zum erstenmal auftrat.

Die Beraterinnen wurden gebeten anzugeben, ob jedes von den neun im Fragebogen aufgelisteten Hindernissen ein großes, kleines oder gar kein Hindernis für eine qualitativ hochwertige Patientenschulung sei. Die am häufigsten als große Hindernisse genannten waren fehlende Kostendeckung der Patientenschulung durch Drittmittel und unmotivierte Patienten. Der Mangel an qualitativ hochwertigen Materialien wurde als kleines Hindernis betrachtet, während die Kosten der Materialien als mittleres Hindernis gesehen wurden (Abb. 6).
Mittel der Patientenschulung wie Medien- und Druckerzeugnisse sind wichtige Bestandteile vieler Diabetikerschulungsprogramme [4-6]. Wegen ihrer Bedeutung im pädagogischen Prozess stellten wir einige zusätzliche Fragen hinsichtlich des Einsatzes der Materialien. Praktisch alle Befragten (99%) benutzten Broschüren und 90% verwendeten Videobänder in ihren Lehrprogrammen, während nur sehr wenige (14%) computergestützte Programme nutzten. Der am häufigsten gewählte entscheidende Faktor für Materialien

war die Anwendbarkeit, während die Kosten für die Materialien am wenigsten genannt wurden (Abb.7). Die Befragten gaben an, dass sie ihre Schulungsmaterialien von pharmazeutischen und anderen Produzenten bezogen (88%), ihre eigenen entwickelten (84%) oder von anderen Stellen kauften (60%). Die Hauptquelle der Gelder für den Materialeinkauf kam von den Anbietern der Programme, entweder als Service oder als Teil der Kurskosten. Die Hauptquellen für Informationen über neue Materialien waren Treffen der Berufsgruppe (87%) und Firmenvertreter (83%) (Abb.8).

Abbildung 6: Hindernisse für eine qualitativ hochwertige Patientenschulung (großes Hindernis = 1, kein Hindernis = 3).

Hindernisse für eine qualitativ hochwertige Patientenschulung	Mittelwert
Große Hindernisse °	
Fehlende Drittmittel	1,6
Unmotivierte Patienten	1,8
Mittlere Hindernisse °	
Kosten des Schulungsmaterials	1,9
Fehlende finanzielle Quellen/ Unterstützung	1,9
Fehlende Unterstützung durch Arzt/ Überweisung	2,3
örtlicher Mangel an qualitativ hochwertigem Material	2,3
Kleine Hindernisse	
Fehlende Möglichkeiten zur fortlaufenden Schulung	2,4
Patientenschulung durch Arbeitgeber nicht geschätzt	2,4
überregionaler Mangel an qual. hochwertigem Material	2,6
Wiederholte Messung ANOVA: F zwischen den Items = 83,1; P<0,001	

° Die Gruppierungen der Level der Effektivität wurden durch Scheffés post hoc Test bestimmt (P <0,01). Eine neue Kategorie wurde angenommen, wenn eine signifikante Differenz zu dem am höchsten eingeschätzten Item der vorhergehenden Kategorie zum erstenmal auftrat.

Abbildung 7: Profil der verwendeten Unterrichtsmaterialien (1 = kein Faktor; 5 = entscheidender Faktor)

Arten der Materialien	Anzahl	%	
Broschüren	317	98	
Videos	281	86	
Bücher	265	82	
Ton/Bild	219	67	
Hörkassetten	141	43	
Programmierter Unterricht	111	34	
Computergestützter Unterricht	33	10	
Faktoren bei der Materialauswahl	Mittelwert	% = 1	% = 5
Anwendbarkeit	4,5	0,3	61
Leichtigkeit des Einsatzes	4,3	0,3	51
Verständlichkeit	4,2	0,6	27
Einfacher Zugriff	3,7	2,0	27
Kosten	3,7	4,0	28

Abbildung 8: Herkunft der benutzten Materialien

Quellen der Materialien	Anzahl	%
Pharmazeutische und sonstige Herstellerfirmen	285	88
Selbst entwickelte	273	84
Anderswo gekaufte	196	60
Herkunft der Finanzmittel für die Materialien	Anzahl	%
Vom Krankenhaus als Service zur Verfügung gestellt	99	32
In den Kurskosten enthalten	77	25
Nur Benutzung kostenloser Materialien	79	26
Selbst entwickelte	35	11
Kosten direkt beim Patienten erhoben	18	6

Informationsquellen über neue Materialien	Anzahl	%
Berufliche Treffen	284	87
Pharmazeutische Vertreter	270	83
Fachartikel	251	77
Anzeigen in Fachzeitschriften	241	74
Mundpropaganda	221	68
Besprechungen in Fachzeitschriften	219	67

Die Beraterinnen wurden gebeten, 31 verschiedene Themenschwerpunkte von 1 bis 7 zu bewerten (mit 7 = hoher Bedarf und 1 = kein Bedarf), damit die inhaltlichen Gebiete ermittelt werden konnten, für die weiteres qualitativ hochwertiges Lehrmaterial benötigt wird. Aus analytischen Gründen wurden diese 31 Themen in sieben umfassendere Themengebiete zusammengefasst (Abb.9). Psychologische und soziale Aspekte wurden als die Gebiete mit dem größten Bedarf, spezielle Bevölkerungsgruppen, Komplikationen und Ernährung wurden als Gebiete mit geringem Bedarf an Materialentwicklung genannt.

Abbildung 9: Bereiche entwicklungsbedürftiger Schulungsmaterialien (kein Bedarf = 1, hoher Bedarf = 7)

Bereiche	Mittelwert
hoher Bedarf °:	
Psychische und soziale Aspekte (z.B. Anpassung, Stress, Unterstützung der Familie)	5,6
einiger Bedarf	
Spezielle Bevölkerungsgruppen (z.B. Kinder, Jugendliche, Alte, Minoritäten)	5,4
Langzeitkomplikationen (z.B. sexuelle Gesundheit, Retinopathie)	5,1
Ernährung (z.B. Gewichtsreduktion)	4,9

begrenzter Bedarf	
Kurzzeitkomplikationen (z.B. Hypoglykaemie, Ketoazidose)	4,6
Behandlung außer Diät (z.B. Insulin, Tabletten, Bewegung)	4,5
Pathophysiologie	4,2
Wiederholte Messung ANOVA: F zwischen den Items = 86,7; P<0,001	

° Die Gruppierungen des Niveaus der Effektivität wurden durch Scheffés post hoc Test bestimmt (P <0,01). Eine neue Kategorie wurde angenommen, wenn eine signifikante Differenz zu dem am höchsten eingeschätzten Item der vorhergehenden Kategorie zum erstenmal auftrat.

DISKUSSION

Die Beantworterinnen dieses Fragebogens repräsentieren gut ausgebildete, erfahrene Diabetesberaterinnen, von denen 85% einen Abschluss als Bachelor oder höher und 62% eine Zertifizierung als Diabetesberaterin erworben haben. Dies ist nicht überraschend, weil sie aus der <American Association of Diabetes Educators> ausgewählt wurden (z.Z. haben 67% der Mitglieder einen Abschluss als Bachelor oder höher, 51% sind CDEs) und diese Qualifikationen mit der Stellung einer Diabetesberaterin übereinstimmen. Sie bieten Beratung in einer Vielzahl von Bereichen der Gesundheitspflege an, und die durchschnittliche Zahl der gearbeiteten Stunden deutet auf eine Vollzeitbeschäftigung hin. Die meisten Beraterinnen, die Beratungen innerhalb eines Krankenhausbetriebs anboten, gaben an, sowohl stationäre als auch ambulante Patienten zu unterrichten, vielleicht ein Hinweis auf die vielen Krankenhäuser, in denen eine Person für die gesamte Diabetesberatung der Institution verantwortlich ist. Die Beraterinnen gaben an, ein großes Angebot an Dienstleistungen anzubieten, die allgemein als angemessen für Diabetesberaterinnen angesehen wurden. Deswegen glauben wir, dass (obwohl die Antwortrate auf den Fragebogen gering war) diese Gruppe hoch ausgebildeter, erfahrener Diabetesberaterinnen sowohl die Mitglieder als auch die Führenden dieser Profession repräsentieren und dass ihre Wahrnehmungen von denen berücksichtigt werden sollten, die Schulungsmaterialien für die Patienten entwickeln.

In Einzelveranstaltungen beratene Patienten unter ambulanten Bedingungen bildeten die größte Patientengruppe. Eine fast gleich große Zahl von Patienten wurde unter stationären Bedingungen von einer viel kleineren Anzahl von Beratern betreut. Diese Zahl kann mit der Häufigkeit zusammenhängen, mit der Kurse für stationäre Patienten angeboten werden, die fast dreimal so groß ist wie die für ambulante Programme. Eine größere Zahl von Beraterinnen antwortete zu Fragen über die Charakteristika der Schulungsprogramme für ambulante Patienten als zu Fragen über die Charakteristika der stationären Kurse. Die ambulanten Programme waren teurer für die Patienten und wurden weniger häufig angeboten, aber sie hatten einen größeren geplanten Stundenumfang und boten durchschnittlich pro Patient einen Folgetermin mehr.
Individuelle Schulung und Beratung sind die am häufigsten genutzten Lehrmethoden dieser Beraterinnen und werden als am lerneffektivsten bezeichnet. Andererseits wurde die individuelle Schulung von diesen Beraterinnen als die am wenigsten kosteneffektive eingeschätzt. Dies weist auf ein Dilemma hin, indem die als pädagogisch am besten begründet wahrgenommene und am häufigsten eingesetzte Lehrmethode der Beraterinnen als nicht kosteneffektiv angesehen wird.
Diese Stichprobe der Diabetesberaterinnen bezeichnete den Mangel an Drittmitteln als ein hauptsächliches Hindernis für qualitätsvolle Patientenschulungen. Während die <Centers for Disease Control (CDC)> über eine Zunahme sowohl in der Anzahl der Staaten (bis zu 31) die in irgendeiner Form eine Kostenerstattung für ambulante Diabetes Schulungsprogramme als auch in der Anzahl der Kurse berichten, ist die Kostenerstattung in der Regel nur möglich für komplette Kurse und nur für solche, die anerkannt bzw. zugelassen sind. Zusätzlich hat die Einführung der <diagnosis related groups> (DRGs) die Kostenerstattung für stationäre Schulungsprogramme ausgeschlossen.[7] Die berichtete geringere Zahl der stationären Kurse die einen Kostenbeitrag erheben (n=40 gegenüber n=130) und die geringeren Kurskosten scheinen diesen Trend widerzuspiegeln. Viele Krankenhäuser erfahren z.Z. finanzielle Probleme, die zur Kürzung von Programmen führt, die nicht als ertragbringend oder kosteneffektiv angesehen werden. Somit erscheint es möglich, dass diese finanziellen Belange letztlich einen negativen Einfluss auf die wahrgenommene Qualität und Quantität der Diabetikerschulung durch diese Beraterinnen haben, besonders im stationären Bereich.
Diabetesberaterinnen nutzen eine Vielfalt von Schulungsmaterialien zur Information der Patienten. Broschüren und Videos waren die am häufigsten

gebrauchten Materialien und wurden durch diese Beraterinnen als kosteneffektiv und pädagogisch effektiv bezeichnet. Broschüren sind überall erhältlich, oft ohne direkte Kosten für das Schulungsprogramm. Sie werden häufig als Ressource im Lehrprozess eingesetzt, zur Verstärkung von Inhalten und als mit nach Hause zu nehmende Unterlagen zur Wiederholung.[8] Somit ist der nahezu universelle Einsatz von Broschüren durch die Beraterinnen nicht überraschend. Sie gaben an, dass sie computergestützten Unterricht als sehr wenig pädagogisch effektiv oder kosteneffektiv betrachteten und er wurde nur durch eine kleine Zahl dieser Stichprobe eingesetzt. Dies kann durch den mangelnden Zugang zu Computern durch Patienten und Beraterinnen, die Qualität der derzeit zugänglichen Computerprogramme, den beobachteten Computer-Analphabetismus bei Erwachsenen oder die damit verbundenen Kosten bedingt sein. Überraschenderweise wurden Bücher von 81% der Befragten eingesetzt, obwohl sie als nur selten pädagogisch effektiv oder kosteneffektiv eingeschätzt wurden.

Von Bedeutung ist die Tatsache, dass mangelnde Patientenmotivation als ein Haupthindernis für hochqualifizierte Diabetikerschulung gesehen wird. Dies kann die Frustration der Beraterinnen damit anzeigen, dass sie viel Zeit und Energie einsetzen müssen, um die Patienten zur Teilnahme an den Schulungsprogrammen zu bewegen, um Patienten von der Einhaltung von Therapieplänen zu überzeugen und sie dann erneut zu schulen, wenn sie – vielleicht durch Nicht-Einhaltung der Therapie – akute Komplikationen des Diabetes erfahren. Diese Wahrnehmung kann auch mit den vorher erwähnten finanziellen Problemen verbunden sein. Patienten, die für eine ambulante Patientenschulung nicht bezahlen können oder wollen, könnten als unmotiviert angesehen werden. Falls der Erfolg, und damit die fortgesetzte Kostenübernahme, eines Diabetiker Schulungsprogramms davon abhängt, ob Gewinne erzielt werden, kann eine abnehmende Teilnahme einen negativen Einfluss auf die Existenz des Kurses haben. Zusätzlich kann ein als nicht erfolgreich Patienten motivierend betrachtetes Programm – falls die Ärzte der Einrichtung das Schulungsprogramm aufgrund der Patienten Compliance bewerten – weniger Überweisungen erhalten und wird wahrscheinlich häufiger Budgetkürzungen oder Streichungen ausgesetzt sein.

Anwendbarkeit und Benutzerfreundlichkeit werden als die zwei wichtigsten Faktoren für die Auswahl des Schulungsmaterials genannt. Die Kosten der Materialien werden als die am wenigsten wichtige Erwägung bezeichnet. Dies unterscheidet sich von früheren Ergebnissen, bei denen die Kosten der dominante Faktor bei der Materialauswahl waren. Jedoch wurde die frühere Erhebung in nur einem Staat durchgeführt und kann daher den Status der Kostenerstattung für Schulungsmaßnahmen nur in diesem speziellen Staat widerspiegeln, während diese Daten aus einer bundesweiten Stichprobe stammen. Zusätzlich kann die große Zahl der Beraterinnen, die kostenlose oder selbst entwickelte Materialien benutzen, neben der Bereitwilligkeit von Institutionen, Materialien als Serviceleistung anzubieten oder die Materialkosten in die Kursgebühren einzuschließen ebenso bedingende Faktoren sein.

Die mangelnde Verfügbarkeit von Schulungsmaterialien wurde von den Befragten nicht als Hindernis für die Bereitstellung von qualitativ hochwertigen Schulungen gesehen. Dass die Beraterinnen nur eine beschränkte Notwendigkeit zur Entwicklung von Materialien für die traditionellen Inhalte sehen, ist bei dem Angebot an Broschüren, Faltblättern und Videos zu diesen Gebieten nicht verwunderlich.[6] Dennoch gaben die Beraterinnen einen Bedarf für die Entwicklung von Materialien zu psychosozialen Fragen, speziellen Bevölkerungsgruppen und langfristigen Komplikationen an. Der Bedarf an Materialien zu psychischen und sozialen Aspekten des Diabetes kann die Wahrnehmung der Beraterinnen wiedergeben, dass sie in diesen Bereichen weniger erfahren sind und glauben, dass ihre pädagogische Effektivität durch den Gebrauch von Medien verbessert werden könnte. Da psychische Aspekte einen Einfluss auf die Motivation und Compliance des Patienten haben können, könnte der Wunsch nach Materialien in diesem Gebiet mit dem früher festgestellten Problem der unmotivierten Patienten zu tun haben. Die Beraterinnen glauben vielleicht, dass mehr Wissen bei ihnen und ihren Patienten zur Verbesserung der Motivation und der Qualität des Schulungsprogramms führen würde.

Psychische Aspekte, die Spätfolgen des Diabetes und Ernährungsfragen in Beziehung zu einer Verhaltensänderung setzen, repräsentieren einige der schwierigsten Aspekte der Diabetikerschulung aus Sicht der Patienten und der Beraterinnen. Beispielsweise ist es schwierig, über die Möglichkeiten der Spätfolgen des Diabetes zu sprechen bzw. über sie zu hören. Die Notwendigkeit der Gewichtsreduktion ist ein dauerndes und häufig frustrierendes Problem für Patienten und Beraterinnen. Unter der Voraussetzung, dass die Beraterinnen glauben, der Einsatz von Medien erhöhe die pädagogische Effektivität, ist der Bedarf an zusätzlichem Material in diesen problematischen Bereichen nicht verwunderlich. Darüber hinaus sind spezifische Bevölkerungsgruppen wie Kinder, Minderheiten und Senioren in den allgemeinen Patienten Schulungsmaterialien eher vernachlässigt worden. Die

Feststellung dieses Bedarfs ist ein Indikator für die wachsende Erkenntnis der Wichtigkeit von zielgerichteten Informationen für Patientengruppen durch diese Beraterinnen.

Zusammengefasst scheinen die mit diesem Fragebogen Befragten eine Gruppe gut ausgebildeter und erfahrener Diabetesberaterinnen zu sein. Sie gaben fehlende Kostenerstattung als das Haupthindernis für qualitativ hochwertige Patientenschulung an, besonders hinsichtlich der eingesetzten Lehrmethoden. Sie gaben weiterhin einen Bedarf für die Entwicklung von Materialien zu psychischen und sozialen Aspekten der Diabetesfürsorge <care> an. Diabetiker Zentren und andere für Patienten- und Mitarbeiterschulung Verantwortliche müssen diese Ergebnisse nutzen, um relevante und angemessene Materialien zu entwickeln.

LITERATUR

1. Knopf R.F. und Kittel P.R.E., Funnell M.M., Wolf F.M. (1988) Development and evaluation of diabetes continuing education courses for health professionals: a synthesis of eight years experience. Diabetes Education 14, 136-141.
2. Wolf F.M., Sherwood L.S., Barr P.A., Funnell M.M. (1986) Evaluation of „Life with Diabetes“ patient education booklets. Diabetes Education 12, 51-54.
3. Funnell M.M., Barr P.A., Frey M.L., Palchik N.S., Templeton C.L. (1988) Development of a curriculum for type II diabetes education. Top Clin Nutr 34, 40-45.
4. DeMuth J.S. (1989) Patient teaching in the ambulatory setting. Nurs Clin North Am 24, 645-654.
5. Ruzicki D.A. (1989) Realistically meeting the needs of hospitalized acute and short-stay patients. Nurs Clin North Am 24, 629-637.
6. Bowbeer M.M. und Hiss R.G. (1990) Use of educational resources in diabetes patient education; Letter. Diabetes Educ 16, 15.
7. Peddicord M., Lyons A., Tobin C., Vinicor F. (1990) Third-party reimbursement for diabetes mellitus. Diabetes Spectrum 3(1), 9-12.
8. Farrell-Miller P. und Gentry P. (1989) How effective are your patient education materials? Guidelines for developing and evaluating written educational materials. Diabetes Educ 15, 418-422.

Zwei Unterweisungsmethoden für Patienten mit der Diagnose Bluthochdruck: Die Auswertung ihrer Wirksamkeit*

Wendy Zernike und Amanda Henderson

Einleitung

Der Beitrag der Gesundheitsförderung zur Prävention und zum Umgang mit Krankheiten hat in den letzten 20 Jahren stark zugenommen. Der größte Nutzen einer solchen Unterweisung liegt darin, dass die Gesundheitskosten reduziert werden können, weil sie die Menschen in ihrer Eigenverantwortlichkeit hinsichtlich gesundheitsbezogener Entscheidungen unterstützt. Während die Schulung von Patienten zur Unterstützung und zum Umgang mit Gesundheit als wichtig erachtet wird, sind die Verfahren für geeignete und wirksame Schulung Gegenstand der Fachdiskussion. Pflegende spielen eine Hauptrolle bei der Anleitung zur Gesundheitsförderung. Sie sind aufgrund ihrer Präsenz in der Lage, die Bedürfnisse der Patienten zu erkennen und anzusprechen. Die berufliche Pflege muss geeignete Vorgehensweisen, mit denen sie die Patientenschulung fördert, aufzeigen, insbesondere, weil beobachtende Untersuchungen darauf hinweisen, dass sie diese Rolle nicht bereitwillig übernimmt (Simonds & Kanters, 1990).

Der Zweck von Gesundheitsförderungsprogrammen liegt in der Bereitstellung einer Wissensgrundlage, die Patienten dazu anregt, ihr Verhalten zu ändern.

Die Vermittlung von Wissen stellt zwar eine wichtige Komponente der Schulungsprogramme dar, ihre Wirksamkeit hängt jedoch von den Lehrmethoden und der Strukturierung der Information ab (Raleigh & Odtohan, 1987). Wenn man Schulungsprogramme einführt, muss der passende Aufbau von Inhalt und Vortrag, der zur Verhaltensveränderungen beim Patienten beiträgt, gefunden werden. Beides, die Bereitschaft zu lernen und die Bedeutsamkeit von Lernen sind wichtige Bestandteile der Theorie der Erwachsenenbildung (Knowles, 1984). Pflegende spielen eine entscheidende

---

* Aus: Journal of Clinical Nursing 1998; übersetzt von Maria-Anna Klotz und Christina Wirthmann.

Rolle beim Herausfinden von Faktoren, die Gesundheitsbildung beeinträchtigen oder fördern, da sie im ständigen Kontakt mit Patienten sind und deshalb in der Position sind, nicht nur die Lernbedürfnisse der Patienten, sondern auch deren Bereitschaft zu lernen einzuschätzen (Benner & Wrubel, 1989). Pflegetheoretikerinnen, besonders Orem (1971), betonen das Potential der Pflegenden, das Lernen bei Patienten zu unterstützen um deren Selbstpflege zu fördern.

Hintergrund der Studie

Zur Information über Faktoren der gesunden Lebensweise für stationäre Patienten wurden viele unterschiedliche Schulungsprogramme eingeführt. Viele Untersuchungen haben versucht, die Wirksamkeit dieser Programme hinsichtlich der Förderung des Wissens der Patienten zu erfassen, aber die Ergebnisse dieser Studien unterscheiden sich (Marshall et al., 1986; Brown et al., 1987; Raleigh & Odtohan, 1987; Steele & Ruzicki, 1987; Wyness, 1990). Während viele Untersuchungen auf die Zunahme des Lernens bei Patienten hinweisen, zeigen andere keinen Unterschied im Wissenserwerb (Lundin et al., 1980; Ascione & Shimp, 1984). Es kann natürlich argumentiert werden, dass die Patienten während eines stationären Aufenthaltes mehr durch ad hoc Lernen über ihren Gesundheitszustand und die damit verbundene Verhaltensweise aufnehmen, da sie direkten Zugang zu den Fachleuten des Gesundheitswesens haben. Bisher war die Forschung jedoch nicht in der Lage, diese Annahmen zu belegen.

Weitreichende Untersuchungen über die Art und Struktur der formellen Patientenschulung zeigen, dass die Einweginformation vom Anbieter zum Patienten immer noch als die vorherrschende Methode in den Gesundheitsschulungen angewandt wird (Grueninger, 1995). Die Grenzen dieser Schulungsmethode liegen in der passiven Rolle, welche die Patienten spielen – ihre Ansichten, Überzeugungen und Schwierigkeiten werden selten berücksichtigt. Die Zweiweg Kommunikation dagegen ermöglicht die Anwendung der Prinzipien der Erwachsenenbildung. Die Schwierigkeit liegt darin, dass der interaktive Unterricht besondere Anforderungen in bezug auf Zeit, Personal, Lehrmaterialien und Wissen stellt (Grueninger, 1995).

Neuere Untersuchungen, in denen Techniken der Erwachsenenbildung angewandt werden (Knowles, 1984) nehmen Patienten zentrierte Lernprogramme ins Blickfeld. Diese stellen einen Versuch dar, die Einschränkungen der früheren Unterweisungsformen anzusprechen. Patientenzentrierte

Lernprogramme sind hilfreich für das Herausfinden von dem, was Patienten als bedeutsam wahrnehmen und diese Kenntnis stellt sicher, dass die Programme auf ihre Lernbedürfnisse ausgerichtet werden. Dies sind grundlegende Erfordernisse, wenn Schulung effektiv sein soll (Bubela et al., 1990; Fisher, 1992). Der Patienten zentrierte Ansatz einer Studie, die von Opdycke et al. (1992) durchgeführt wurde, ist auf der Grundlage der detaillierten Krankengeschichte eines Patienten entwickelt worden. Sie wurde benutzt, um Bereiche festzustellen, die im Schulungsprogramm angesprochen werden sollten. Solch ein strukturiertes Schulungsprogramm, das sich an die individuellen Unterschiede der Patienten anpasst, hat im Gegensatz zu den Ergebnissen der unstrukturierten ad hoc Vorgehensweisen eine erhöhte Speicherung von Informationen bei Patienten gezeigt (Wyness, 1990). Da Patienten Schulungsprogramme für die Krankenhäuser Kosten bedeuten, ist es wichtig, deren Wirksamkeit zu untersuchen (Raleigh & Odtohan, 1987).

Ziel der Untersuchung

Dieses Projekt wertet die Zunahme an Wissen über Risikofaktoren im Umgang mit Bluthochdruck bei Patienten aus. Faktoren der Lebensführung können nicht direkt mit der Diagnose Hypertension in Zusammenhang gebracht werden (Johnstone & Ulyatt, 1991), obwohl kleinere Veränderungen der Lebensführung eine beträchtliche Wirkung bei den Menschen mit dem Risiko der Herzerkrankung erzielen (Dyree, 1992). Diese Studie ist deshalb potentiell nützlich für alle ausgewählten Personen, die bereit sind, teilzunehmen. In ihr wird die Effektivität von zwei Vorgehensweisen untersucht: Eine, die gegenwärtig in den Bereichen der Akutpflege in Krankenhäusern zu finden ist und die andere, die möglicherweise von Pflegenden in Krankenhäusern übernommen wird, wenn sie sich als wirksam erweist.
Zweck der Studie ist es, zu ermitteln, ob die Durchführung eines strukturierten Patienten zentrierten Schulungsprogrammes, das sich systematisch mit den Risikofaktoren für den Hochdruckpatienten beschäftigt, effektiver ist, das Wissen über den Bluthochdruck zu verbessern als die übliche ad hoc Information, das heißt die zufälligen Informationen, die Patienten erfragen und die sie während des Krankenhausaufenthaltes erhalten.

METHODEN

An dieser quasi experimentellen Studie sind zwei Gruppen beteiligt, eine Untersuchungs- und eine Kontrollgruppe. Während die Kontrollgruppe die übliche ad hoc Information erhielt, wurde die Untersuchungsgruppe nach dem Patienten zentrierten Lehrplan instruiert. Beide Gruppen wurden den selben Einschätzungsverfahren <assessments> unterzogen. Diese Assessments waren darauf gerichtet, Veränderungen im Wissen bezüglich der Lebensführung von Patienten unter Hochdruckmedikation zu ermitteln. Der für diese Studie gewählte Untersuchungsbereich wurde unter der Hinzuziehung von Fachleuten und der Literatur, die von der Nationalen Herzstiftung <National Heart Foundation> zur Verfügung gestellt wird, ausgesucht. Die Bedeutsamkeit der inhaltlichen Aussagen wurde durch explorative Interviews bestätigt. Die Wissensebenen der Kontrollgruppe und der Untersuchungsgruppe wurden durch einen Pre-Test und zwei <post-tests> erfasst. Der Pre-Test fand in den ersten 24 Stunden nach der Aufnahme im Krankenhaus statt, ein <post-test> zur Zeit der Entlassung und der andere (ein Telefon Interview) acht Wochen nach der Entlassung aus dem Krankenhaus. Die Patienten der Untersuchungsgruppe wurden ein Jahr nach dem zweiten <post-test> einer weiteren Folgebefragung <follow up> unterzogen.

Informanten

Informanten waren alle diejenigen Patienten, auf welche die Teilnahmekriterien der Untersuchung angewandt werden konnten. Die Eignung beruhte auf den folgenden Merkmalen: Patienten mit der Diagnose Bluthochdruck bei einer früheren oder der gegenwärtigen Aufnahme, bei der der Bluthochdruck nicht notwendigerweise der Grund für die Aufnahme war und Patienten mit einer Verschreibung von Bluthochdruck-Medikamenten, die für die Einnahme ihrer Medikation selbst verantwortlich waren. Patienten, die der englischen Sprache in Wort und Schrift nicht ausreichend mächtig waren, um die Forscher und deren Informationen zu verstehen, wurden ausgeschlossen. Patienten mit sensorischen Defiziten und mit beeinträchtigten kognitiven, möglicherweise lernbehindernden Funktionen, wurden von der Teilnahme ebenso ausgeschlossen. Die Auswahl geeigneter Teilnehmer erfolgte durch die tägliche Kontaktaufnahme der Forscher mit dem Pflegepersonal der Station.

Alle geeigneten Patienten, die während einer 6-monatigen Phase in drei internistischen Stationen des Royal Brisbane Hospitals aufgenommen worden waren, wurden für die Teilnahme an der Studie angesprochen. Alle in Frage kommenden Patienten wurden gefragt, ob sie einer Teilnahme zustimmen würden. Diejenigen, die zur Teilnahme bereit waren, gaben ihre mündlichen Zusagen und wurden nach dem Zufallsprinzip entweder der Kontroll- oder der Untersuchungsgruppe zugeteilt.
Vierzig Patienten nahmen an der Studie teil, das durchschnittliche Alter betrug 67 Jahre (Altersspanne zwischen 47-90 Jahre). Es waren 19 männliche und 21 weibliche Teilnehmer. Zu den Aufnahmediagnosen zählten üblicherweise Herzprobleme wie Angina pectoris, Myokardinfarkt, Herzversagen und Kreislaufprobleme wie Schlaganfall oder tiefe Beinvenenthrombose. Die Verteilung von Geschlecht, Alter und Bildungsgrad war in den zwei Patientengruppen ähnlich. Das Durchschnittsalter in der Kontrollgruppe war 66,4 Jahre, das der Untersuchungsgruppe lag bei 67,6 Jahren. Somit bestand kein signifikanter Unterschied zwischen dem durchschnittlichen Alter in jeder Teilnehmergruppe. Die Verteilung von Männern und Frauen war in jeder Gruppe ähnlich, ebenso der Bildungsstand der Teilnehmer in den zwei Gruppen (siehe Abbildung 1).

Abbildung 1: Demographische Profile der Teilnehmer

	Kontrollgruppe	Untersuchungsgruppe
Geschlecht		
Männlich	10	11
Weiblich	10	9
Bildungsabschluss		
Hauptschule	7	9
Mittlerer Bildungsabschluss	8	7
Hochschulabschluss	5	4

Die Teilnehmer wussten nicht, welcher Gruppe sie zugeteilt waren. Sie wurden gefragt, ob sie an einer Studie, in der das Verständnis hinsichtlich der Risikofaktoren bei Bluthochdruck untersucht wird, teilnehmen wollten. Anschließend unterzogen sich alle den Tests, die ihren Wissensstand erfassten.

Die Informationen, welche die Teilnehmer über ihr Verständnis von Bluthochdruck preisgaben, wurden absolut vertraulich behandelt.

Design der Patienten zentrierten Schulungsprogramme

Eine Literaturübersicht zeigte, dass trotz der Existenz von Lehrprogrammen, das Lernen bei Patienten durch die unsystematische Inhaltsauswahl und Vermittlung nicht gefördert wird (Marshall et al., 1986). Der Patienten zentrierte Lehrplan der Studie hingegen war so angelegt, diese Komplikationen zu minimieren. Die Ersteinschätzung sorgte dafür, dass das Schulungsprogramm den Bedürfnissen des individuellen Patienten entsprach. Sie ermöglichte auch, herauszufinden, ob bei den Patienten irgendwelche vorgefassten Meinungen bezüglich der Handhabung ihrer medizinischen Situation vorhanden waren. Fernerhin wurde eine Einschätzung der Lebensführung vorgenommen, in der die täglichen physischen Aktivitäten, die Ernährungs- und Essgewohnheiten, der Alkohol- und Zigarettenkonsum und das Körpergewicht erfasst wurden. Diese Einschätzung war ein Instrument zur Feststellung von Risikofaktoren der Lebensweise, die möglicherweise modifiziert werden können. Das Patienten zentrierte Lernprogramm wurde durchgeführt in einem interaktiven Prozess zwischen dem einzelnen Patienten und der untersuchenden Pflegeperson <research nurse>, die das Interview führte. Im Gespräch wurden an die Patienten Fragen wie folgende gestellt:

- Wie verbringen Sie üblicherweise Ihre Zeit?
- Was tun Sie tagsüber und was macht Ihnen Spaß?
- Was und wann essen Sie?
- Wenn Sie selbst Ihr Essen zubereiten, wie kochen sie es?
- Wie viel Alkohol trinken Sie und wann?
- Halten Sie ihr Körpergewicht in Bezug zu ihrer Körpergröße der Norm entsprechend?

Diese Bereiche wurden als diejenigen betrachtet, die nach der Beratung durch Kollegen und Angehörige anderer Gesundheitsberufe sowie der Durchsicht der relevanten Literatur für die Aufnahme in die Untersuchung am geeignetesten erschienen (Feury & Nash, 1990; Risk Factor Prevalence Study Management Committee, 1990). Diese Fragen wurden in vorausgehenden Interviews getestet. In diesen Pilot Interviews war die Art der ge-

wonnenen Informationen konsistent. Somit belegten die explorativen Interviews die Reliabilität der Fragen.
Die Dokumentation der Antworten erfolgte auf einem Einschätzungsbogen der Lebensweise des Patienten. Nach dieser Eingangseinschätzung erhielt der Patient auf der Grundlage der bei ihm festgestellten Wissensdefizite eine entsprechende Schulung hinsichtlich seiner Lebensführung im Zusammenhang mit dem Bluthochdruck. Die untersuchende Pflegeperson <research nurse> besprach während des Interviews mit den Patienten die relevanten Aspekte ihrer Lebensstile, die möglicherweise ihren Gesundheitszustand negativ beeinflussen. Im Anschluss daran wurden mit den Patienten Vorgehensweisen besprochen, die sie unterstützen können, die Muster in ihren Lebensweisen zu ändern.

Die Mitwirkung der Pflegenden

Im Vorfeld dieser Untersuchung hatten Diskussionen mit dem Stationspersonal stattgefunden, um dessen Bereitschaft zur Teilnahme zu erfassen. Das gesamte Pflegepersonal der drei teilnehmenden Stationen stimmte zu. Es erfolgte eine Instruktion über die spezifische Rolle des Personals in dem Schulungsprogramm zur Gesundheitsförderung und die Kommunikation zwischen den Pflegenden und den Forschern während der Untersuchung.
Den Pflegenden auf den Stationen wurde bewusst gemacht, dass das Eingangs-Assessment zum Patientenwissen die Patienten möglicherweise dazu anregt, viele Fragen über den Bluthochdruck zu stellen. Da die Schulung von Patienten ohnehin als eine wichtige Komponente zur Pflege gehört, sollten die Pflegenden sowohl in der Untersuchungs- als auch in der Kontrollgruppe auf die Fragen der Patienten eingehen. Mit Hilfe von Informationsblättern am Fußende der Betten wurden die an der Studie teilnehmenden Patienten gekennzeichnet. Dadurch wurden die Pflegenden daran erinnert, dass der Patient zur Studie gehörte und die Forscherin unmittelbar vor dessen Entlassung kontaktiert werden musste.
Die Pflegenden wussten, welche Patienten zur Kontroll- bzw. zur Untersuchungsgruppe gehören. Ihnen war aber auch bewusst, wie wichtig das Wissen über die Risikofaktoren des Bluthochdrucks ist und wie bedeutsam es ist, wenn erforderlich, darüber mit allen Patienten zu sprechen. Mit der regelmäßigen Anwesenheit der Forscherinnen und der Implementation des Projektes ging die Erwartung einer allgemein erhöhten Bewusstheit bei den Pflegenden einher, während der Durchführung der Pflege die Bedeutsam-

keit der Risikofaktoren für Bluthochdruck in der Lebensweise mit den Patienten anzusprechen. Aufgrund dieser Bewusstheit erwartete man, dass mehr über Bluthochdruck gesprochen und dabei die Patienten, die nicht an dem strukturierten Lehrprogramm teilnahmen, zu mehr Fragen veranlasst würden. Es wurde angenommen, dass die grundsätzlich erhöhte Bewusstheit die Unterschiede zwischen den zwei Gruppen minimieren würde.

Die interaktiven Sitzungen mit den Patienten in der Untersuchungsgruppe waren begleitet von schriftlichem Material, in dem nach dem Besuch der Pflegeperson nachgeschlagen werden konnte. Die Veränderungsvorschläge zur Lebensweise des Patienten wurden in seiner Akte dokumentiert, so dass auch anderes Personal über die vorgeschlagenen Veränderungen informiert war.

Es ist bekannt, dass Wissen ohne Überarbeitung im Verlauf der Zeit weniger wird und deshalb wurde zum Erhalt dieses Wissens schriftliche und verbale Information zur Verfügung gestellt. (De Tullio et al., 1986; Wyness, 1990; Fisher, 1992). Zu den schriftlichen Unterlagen, welche die Patientengruppe mit dem strukturierten Schulungsprogramm erhalten hatte, gehörten die Broschüre der Herzstiftung <Heart Foundation> „Bluthochdruck-Die Fakten“ <„High Blood Pressure – The Facts“> und die Selbstpflege-Karten <self-care pharmacy fact cards> über hohen Blutdruck, Übergewicht, Bewegung und das Herz, Rauchen, Passivrauchen, Alkohol und Entspannung. Die Patienten erhielten jeweils nur die Karten, die für ihre spezifische Lebensweise von Bedeutung waren.

Das Instrument

Die Pre- und Posttests waren als orale Einschätzungen des Patientenwissens über Faktoren der Lebensführung angelegt. Eine mündliche, interaktive Form der Einschätzung ermöglichte es dem Patienten seine Fragen während des Interviews zu klären. Somit konnte mit diesem Vorgehen die Validität der Fragen verbessert werden. Folgende Fragen wurden gestellt:

- Was sind die Lebensführungsfaktoren <lifestyle factors>, die zu einem hohen Blutdruck beitragen können?
- Welche Ernährung wäre hilfreich, um Ihren Blutdruck in bestimmten Grenzen zu halten <help control>?
- Auf welche Weise können Sie Ihren Fett- und Salzkonsum begrenzen?

- Welche Art von Bewegung kann Sie darin unterstützen, Ihren Blutdruck in bestimmten Grenzen zu halten <help control>?

Die Schwierigkeiten eines mündlichen Assessments wurde von den Autoren erkannt und auf folgende Weise versucht, diese in Grenzen zu halten: Während des Gesprächs wurden die Antworten in Stichpunkten notiert und sofort nach dem Gespräch stuften die Forscher das Patientenwissen entsprechend der Inhalte ihrer Antworten auf die vier Fragen in die Stufen von „weiß nichts“ bis „sehr gutes Wissen“ ein. Eine Stufe entsprach der Anzahl der korrekten Antworten, die der einzelne Patient pro Frage gegeben hat. Die Stufen-Skala ist in der Abbildung 2 dargestellt. Die Stufe 3 wurde für ein „befriedigendes“ Wissen vergeben. Abbildung 3 zeigt die korrekten Antworten für jede der Fragen.

Vorgehen

Es wurden dieselben Fragen sowohl an die Kontroll- als auch an die Untersuchungsgruppe gestellt. Die Wissensstufen aller Teilnehmer wurden entsprechend der Skala in Abbildung 2 eingestuft. Die Patienten erhielten keine formale Instruktion vor dem Pretest.

Pretest

Alle Teilnehmer unterzogen sich innerhalb der ersten 24 Stunden nach ihrer Aufnahme dem Pretest. Die Untersuchungsgruppe erhielt das Patienten zentrierte Lernprogramm direkt nach dem Pretest. Um dieses Programm auf die spezifischen Bedürfnisse des Patienten abzustimmen, wurde umfassend die Haltung des Patienten und sein Wissen über Bluthochdruck erkundet. Die in dieser Einschätzung erfassten Wissensdefizite des Patienten wurden, wie bereits beschrieben, angesprochen und durch die Pflegenden des Krankenhauses verstärkt <reinforced>. Die Kontrollgruppe hingegen erhielt die übliche ad hoc Information, das heißt die zufällige Information, die die Pflegende dem Patienten während der täglichen Pflegemaßnahmen geben kann und die oft vom Patienten oder der Pflegenden nicht als Schulung angesehen wird. Die Patienten in der ad hoc Gruppe waren keinen Nachteilen ausgesetzt, da sie die selbe Pflege erhielten, die für sie üblicherweise vor der Implementierung des Projekts vorgesehen war.

Abbildung 2: Stufen Skala

Stufe des Wissens	Einstufung	Kriterien *)
Weiß nichts	1	Feststellung von 0 korrekten Antworten
Sehr wenig Wissen	2	Feststellung von 1 korrekten Antworten
Befriedigendes Wissen	3	Feststellung von 2 korrekten Antworten
Weiß mehr als befriedigendes Maß	4	Feststellung von 3 korrekten Antworten
Sehr viel Wissen	5	Feststellung von 4 oder mehr korrekten Antworten

* Siehe Abbildung 3: Korrekte Antworten pro Frage

Abbildung 3: Die Fragen und deren korrekte Antworten

Frage 1: Welche Faktoren der Lebensführung können zum hohen Blutdruck beitragen?

- Stress,
- Rauchen,
- Alkoholgenuss,
- große Mengen an Speisesalz und Fett,
- Mangel an Bewegung,
- Übergewicht.

Frage 2: Welche Art der Ernährung kann Ihnen helfen, ihren Blutdruck zu steuern?

- Salzarme Ernährung,
- fettarme Ernährung,
- geringe Zuckeraufnahme,
- hohe Anteile an frischem Obst und Gemüse,
- hoher Bestandteil an Ballaststoffen,
- mageres Fleisch, z B. Geflügel etc.

Frage 3: Auf welche Weise können Sie Ihre Salz- und Fettaufnahme eingrenzen?

- Sichtbares Fett am Fleisch abtrennen, Fleisch grillen statt zu braten,
- Butter, Öl und Margarine reduzieren, statt Butter Spray aus Pflanzenfett verwenden,
- Reduktion von Nahrungsmitteln mit hohem Salzgehalt zum Beispiel Schinken, Dosenfisch, Fertigmenüs,
- Verwendung von Kräutern oder Salzersatz, um Nahrung schmackhaft zu machen.

Frage 4: Welche Art von Bewegung kann helfen, Ihren Blutdruck zu steuern?

- Ständige Bewegung zum Beispiel Gehen, Schwimmen, Radfahren für die Dauer von 30 Minuten und mehr,
- regelmäßige Bewegung zum Beispiel drei Mal pro Woche,
- Vermeidung von anstrengender Bewegung, außer sie ist ärztlich verordnet, zum Beispiel Laufen,
- ein zusätzlicher Punkt wurde für Beispiele vergeben.

Posttests

In beiden Gruppen erfolgten zwei Posttests, um die Wissensstufen in den Fragen der Lebensführung einzuschätzen, die möglicherweise bedingt durch den stationären Aufenthalt unterschiedlich ausgeprägt waren. Dem ersten Posttest unterzogen sich die Patienten bei der Entlassung und der zweite Posttest wurde in Form eines Telefoninterviews 8 Wochen nach der Entlassung durchgeführt. Eine weitere Einschätzung der Untersuchungsgruppe erfolgte ein Jahr nach der Entlassung.

Analyse

Der Vergleich der Ergebnisse der Pre- und Posttests jedes Patienten geschah durch eine *t*-Test-Analyse. Diese Formel ermöglichte den Vergleich der Durchschnittswerte <Scores> und die Feststellung der signifikanten

Unterschiede. In der vorliegenden Situation wird von einem signifikanten Unterschied gesprochen, wenn eine statistisch signifikante ($P< 0,05$) Veränderung in der Wissensstufe der jeweiligen Gruppe vorliegt.
Die Einschätzung des Grades der Veränderung in der Wissensstufe innerhalb der Gruppen und zwischen den beiden Gruppen lieferte die Rückmeldung in bezug auf den Erfolg durch das strukturierte Patienten zentrierte Lernen im Vergleich zur normalen ad hoc Unterweisung, die üblicherweise auf den Stationen stattfindet.

ERGEBNISSE

Der Durchschnitt der Pretest Werte lagen in der Kontrollgruppe bei 2,21 und in der Untersuchungsgruppe bei 2,34. Diese Werte zeigen, dass beide, die Untersuchungs- und die Kontrollgruppe „sehr wenig" Wissen, gemäß den Kriterien der Wissensstufen in der Abbildung 2 aufwiesen. Mit einem *t*-Test waren vor dem eigentlichen Beginn der Studie die Unterschiede im Wissen der beiden Gruppen auf Signifikanz untersucht worden. Dieser *t*-Test zeigte keine signifikanten Unterschiede.
Von den 40 an der Studie teilnehmenden Patienten war bei vier Patienten der Bluthochdruck zum ersten Mal diagnostiziert worden. Vorausgesetzt, dass bei 36 von 40 Patienten bereits die Diagnose Bluthochdruck vorher gestellt worden war, könnte erwartet werden, dass der Pretest wenigstens Patienten mit einer "befriedigenden" Wissensstufe aufweisen würde. Aber die bestehende Diagnose Bluthochdruck schien keinen starken Einfluss auf die Wissensstufen der Patienten während der stationären Aufnahme auszuüben, weil beide, sowohl die Untersuchungs- als auch die Kontrollgruppe, auf der verwendeten Stufenskala „sehr wenig Wissen" aufwiesen. Bei vielen der Patienten war die Diagnose Bluthochdruck bereits viele Jahre zuvor gestellt worden und trotzdem erzielten sie nur die Stufe „sehr wenig Wissen". Begrenztes Wissen mag mit vielen Faktoren zusammenhängen, wie zum Beispiel folgenden: die Patienten sind nicht informiert worden, sie haben die Information nicht verstanden, als sie gegeben wurde oder sie wurde nicht behalten, weil sie nicht als bedeutsam eingeschätzt worden war. Fünf Patenten waren sich nicht bewusst, dass bei ihnen früher die Diagnose Bluthochdruck gestellt worden war. Diese Patienten waren sich nicht nur ihrer Diagnose nicht bewusst und setzten möglicherweise die Empfehlungen der Herzstiftung <Heart Foundation> nicht um, sondern sie wussten auch nicht, warum sie Medikamente gegen den hohen Blutdruck einnahmen.

Zwischen dem Pretest und den beiden Posttests der Patienten, die die übliche ad hoc Information erhalten hatten, zeigt sich statistisch kein signifikanter Unterschied (Abbildung 4). Allerdings konnte im Vergleich der Ergebnisse des Pretests mit denen der Posttests bei den Patienten, welche die strukturierten Schulungsprogramme erhalten hatten, ein statistisch bedeutsamer Unterschied nachgewiesen werden. Der statistisch signifikante Unterschied in der Untersuchungsgruppe war eindeutig in beiden Posttests, direkt bei der Entlassung und acht Wochen danach.
Zu zwölf von den 20 Patienten in der Untersuchungsgruppe konnte ein Jahr nach ihrer Entlassung aus dem Krankenhaus noch einmal ein Kontakt hergestellt werden. Bei einem Drittel von diesen 12 Patienten belegte der Posttest nach einem Jahr immer noch den statistisch signifikanten Unterschied in der Wissensstufe.
Diese Ergebnisse zeigten im Vergleich zu den Ergebnissen der Patienten, die keinem Schulungsprogramm unterzogen wurden, dass bei denjenigen Patienten, die ein strukturiertes Programm erhalten hatten, die Wahrscheinlichkeit höher ist, Wissen über Risikofaktoren der Lebensführung, die im Zusammenhang mit Bluthochdruck stehen, zu speichern.

Abbildung 4: Vergleich der Pre- und Posttest Mittelwerte

Gruppe	Pretest Mittelwert	Posttest Mittelwert	t	*P* – Wert
Entlassung *1) *2)		df = 38		
Untersuchungsgruppe	2.34	3.02	3.11	0.0035
Kontrollgruppe	2.21	2.45	1.07	0.2924
Acht Wochen nach der Entlassung *1) *2)		df = 38		
Untersuchungsgruppe	2.34	3.03	3.48	0.0013
Kontrollgruppe	2.21	2.206	0.0029	0.9977
Ein Jahr nach der Entlassung *3)		df = 22		
Untersuchungsgruppe	2.79	3.77	2.14	0.04

*1 Ein statistischer Unterschied für die Untersuchungsgruppe wurde bei alpha = 0.05 festgelegt.

*2 Es wurde kein statistischer Unterschied für die Kontrollgruppe bei alpha = 0.05 festgelegt.
*3 Ein statistischer Unterschied wurde bei alpha = 0.05 festgelegt.

Diskussion der Ergebnisse

Ursprünglich war von der Hypothese ausgegangen worden, dass, wenn man den Patienten in der ad hoc Gruppe Fragen über Risikofaktoren stellt, sie während der Aufnahmesituation wahrscheinlich versuchen werden, mehr Informationen über Bluthochdruck zu erhalten. Die vorliegenden Ergebnisse deuten darauf hin, dass dies nicht der Fall war. Hier gab es keine statistisch signifikanten Unterschiede zwischen dem Pretest und den beiden Posttests in der Kontrollgruppe. Dies deutet darauf hin, dass sich die Patienten der Kontrollgruppe während ihres stationären Aufenthaltes nicht auf Informationssuche begaben, um ihren Wissensstand zu erhöhen.
Die durchschnittliche Wissensstufe der Patienten in der Untersuchungsgruppe lag, ähnlich wie bei der Kontrollgruppe, anfangs bei „sehr wenig". Die Mittelwerte der Untersuchungsgruppe lagen im Posttest bei „befriedigendem Wissen". Diese Wissenszunahme war sowohl 8 Wochen nach der Entlassung als auch noch nach einem Jahr nachweisbar. Als die Patienten der Untersuchungsgruppe ein Jahr nach ihrer Entlassung aus dem Krankenhaus gefragt wurden, sprachen viele noch über die Veränderungen, die sie vorgenommen hatten, als sie nach Hause kamen. Obwohl uns ein Mann anvertraute, er habe wieder begonnen zu rauchen und sagte, es sind „nur eine oder zwei", war das immerhin eine Reduktion, verglichen mit dem, was er vorher geraucht hatte. Im Durchschnitt ist das Wissen dieser Menschen hinsichtlich der Modifikationen der Lebensführung, mit denen sie Einfluss auf den Bluthochdruck nehmen können, von der Stufe „sehr wenig" zur Stufe „befriedigend" angewachsen.
Diese Untersuchung nahm die Risikofaktoren in den Blick, die zum Bluthochdruck beitragen können. Das Wissen über Risikofaktoren als einer Variable, beeinflusst als solches nicht unbedingt ein positives gesundheitsförderliches Verhalten, wie bei den Patienten mit der Diagnose Bluthochdruck zu beobachten war. Neben den Mechanismen, die Menschen anregen sich Wissen anzueignen, müssen auch noch andere Variablen berücksichtigt werden. Dazu gehört die Wertschätzung von Verhaltensweisen, die hilft, die veränderte Lebensführung auch beizubehalten. In dieser vorliegenden Untersuchung schien das strukturierte, Patienten zentrierte Schulungspro-

gramm die Veränderung der Lebensführung zu unterstützen. Die Fragen, die den Patienten gestellt wurden hinsichtlich der Möglichkeiten der Begrenzung des Salz- und Fettverbrauches und welche Art von Ernährung sie bei der Steuerung des Bluthochdrucks unterstützen könne, waren für sie oft die Stichworte dafür, in den Posttests zu berichteten, was sie in Ihrer Ernährung tatsächlich verändert hatten. Obwohl die Ergebnisse nur in Form von Eigenberichten der Patienten vorliegen, wurden diese Rückmeldungen nicht erfragt. Es schien das persönliche Interesse der Patienten zu sein, den Forscherinnen mitzuteilen, wie viel sie von dem Schulungsprogramm gelernt hatten und welche Veränderungen sie in der Folge in ihrer Lebensführung vorgenommen hatten.

Das nach-stationäre Telefon Interview erfasste auch die Patientenzufriedenheit mit dem strukturierten, Patienten zentrierten Schulungsprogramm. Alle Patienten waren mit dem Programm zufrieden und waren überzeugt davon spezifische Informationen, die ihnen nützlich waren, erhalten zu haben. Sie empfanden auch, dass die Informationen leicht zu verstehen waren und sie die Möglichkeit hatten, Fragen zu stellen.

Die Telefoninterviews lieferten auch anekdotische Belege dafür, dass die Patienten informierte Entscheidungen im Umgang mit Ihrer Gesundheit, insbesondere mit ihrem Bluthochdruck treffen. Ein Mann sagte, er hätte „die Jungs abgehalten, so oft auf ein paar Gläser vorbeizukommen“. Besonders solche Kommentare sind es, die annehmen lassen, dass es die Patienten gerne die Initiative für ihre Gesundheit übernehmen.

SCHLUSSFOLGERUNGEN

Obwohl die Ergebnisse dieser Studie darauf hinweisen, dass mit Hilfe von strukturierten, Patienten zentrierten Schulungsprogrammen das Wissen bei Patienten verbessert werden kann, gibt es keinen sicheren Beweis, dass sie das Wissen anwenden, um Veränderungen in ihrem Verhalten herbeizuführen.

Die Veränderungen, von denen die Patienten sprachen, betrafen bestimmte Situationen. Insbesondere im Zusammenhang mit der Reduzierung von Alkoholgenuss und der Aufgabe des Rauchens kann es sein, dass die Patienten Aussagen machten, von denen sie annahmen, dass sie eher akzeptiert waren, als zu sagen, wie sie sich tatsächlich verhalten. Trotz dieser Grenzen enthüllt diese Studie den Erfolg bei den Patienten der Untersuchungsgrup-

pe, ihre Bewusstheit der Risikofaktoren und der Speicherung des Wissens. Diese Schulung befähigt die Patienten, informierte Entscheidungen zu fällen und somit mehr Selbstverantwortung für ihre Gesundheit zu übernehmen.
Diese Untersuchung hat gezeigt, dass ein strukturierter, Patienten orientierter Ansatz in der Gesundheitsförderung effektiver ist, das Wissen von Patienten über ihren Zustand zu verbessern als sich auf die ad hoc Informationen zu verlassen, welche die Patienten im Verlauf ihres stationären Aufenthaltes erhalten. Insbesondere weil die Schulung, welche die Patienten erhalten, nicht außerhalb der in der Pflege üblichen Interaktion zwischen Pflegenden und Patienten liegt, stellt dieses Patienten zentrierte Lernen ein exzellentes Verfahren dar, mit dem die Pflegenden die Teilnahme der Patienten an ihrer Gesundheitsversorgung fördern können. Die formale Patientenschulung in der Form des strukturierten Patienten orientierten Schulungsprogrammes, wie es bei der Untersuchungsgruppe angewandt wurde, ist Teil der Rolle von Pflegenden, die in der Akutversorgung arbeiten.

Literatur

Ascione F.J. und Shimp L.A. (1984) The effectiveness of four educational strategies in the elderly. Drug Intelligence and Clinical Pharmacy 18(11), 926-931.

Benner P. und Wrubel J. (1989) The Primacy of Caring. Addison-Wesley, Menlo Park.

Brown C.S., Wright R.G. und.- Christensen D.B. (1987) Association between tvpe of medication instruction and patients' knowledge. side effects, and compliance. Hospital and Community Psychiatry 38(1), 55-60.

Bubela N., Galloway S., with McCay E., McKibbon A., Nagle L., Pringle D., Ross E. und Shamian J. (1990) Factors influencing patients' informational needs at time of hospital discharge. Patient Education and Counselling 16(1), 21-28.

De Tullio P.L., Eraker S.A., Jepson C., Becker M.H., Fujimoto E., Diaz C.L., Loveland R.B. und Stretcher V.J. (1986) Patient medication instruction and provider interactions: effects on knowledge and attitudes. Health Edacation Quarterly 31(1), 51-60.

Dyree R. (1992) The efficacy of inpatient education after myocardial infarction. Heart und Lung, 21(2), 217-226.

Feury D. und Nash D. (1990) Hypertension: the nurse's role. Registered Nurse 53(11), 54-60.

Fisher R.C. (1992) Patient education and compliance: a pharmacist's perspective. Patient Education and Counselling 19(3), 261-271.

Grueninger V.J. (1995) Arterial hypertension: lessons from patient education. Patient Education and Counselling 26, 37-55.

Johnstone J.R. und Ulyatt C. (1991) Health Scare – The Misuse of Science in Public Health Policy. AIPP Publications, Perth.

Knowles M.S. (1984) Andragogy: an emerging technology for adult learning. Andragogy in action (Knowles M.S., ed.). Jossey-Bass, San Francisco, 37-55.

Lundin D.V., Eros P.A., Melloh J. und Sands J.E. (1980) Education of independent elderly in the responsible use of prescription medications. Drug Intelligence and Clinical Pharmacy 14(5), 335-342.

Marshall J., Penckofer S. und Llewellyn J. (1986) Structured postoperative teaching and knowledge and compliance of patients who had coronary artery bypass surgery. Heart undLung 15(1), 76-82.

Opdycke R.A., Ascione F.J., Shimp L.A. und Rosen R.I. (1992) A systemic approach to educating elderly patients about their medications. Patient Education and Counselling 19(1), 43-60.

Orem D.E. (1971) Nursing: Concepts of Practice. McGraw-Hill, New York.

Pullar T. Roach P., Mellor E., McNeece J., Judd A., Feely M. und Cooke J. (1989) Patients' knowledge concerning their medications on discharge from hospital. Journal of Clinical Pharmacy and Therapeutics 14(1), 57-59.

Raleigh E.11. und Odtohan B.C. (1987) The effect of a cardiac teaching programme on patient rehabilitation Heart UND Lung 16(3), 311-317.

Risk Factor Prevalence Study Management Committee (1990) Risk Factor Prevalence Study: Survey no. 3, 1989. National Heart Foundation of Australia and Australian Institute of Health, Canberra.

Simonds S.K. und Kanters H.W. (1990) Comparative analysis of patient education by four professions in the Netherlands and the United States. Patient Education and Counselling 15, 151-167.

Steele J.M. und Ruzicki D. (1987) An evaluation of the effectiveness of cardiac teaching during hospitalisation. Heart und Lung 16(3), 306-311.

Wyness M.A. (1990) Evaluation of an educational programme for patients taking warfarin. Journal of Advanced Nursing 15(9), 1052-1063.

Qualitätssicherungsaudit eines Schulungsprogrammes über Polyarthritis*

Margo G. Kroshus, Julie A.Abbott

Einleitung

Qualitätssicherung versucht, den Grad der Übereinstimmung mit festgelegten Standards zu messen.(1) Die Notwendigkeit für eine Qualitätssicherung bei Schulungsprogrammen ist gut dokumentiert. 1975 erklärte die American Medical Association,(2) dass das Gelingen oder der Misserfolg eines geplanten Patientenschulungsprogramms daran gemessen werden sollte, wie gut es die Ziele erreicht. Ein Verfasser bemerkt, „Das Qualitätssicherungsaudit eines Gesundheitserziehungsprogrammes kann am besten als ein multidimensionaler Prozess gesehen werden".(3) Eine Dimension eines Qualitätssicherungsaudits ist „die Anwendung von Verfahrens- und Handlungsweisen, um die als inadequat erkannten Praxisdimensionen zu verbessern". Über die Bedeutung der Qualitätssicherung bei der Patientenschulung wurde von Schwartz (4) berichtet.
Dieser Artikel befasst sich mit einer Qualitätssicherungsstudie, welche die Patienten-Compliance mit einer Grundtherapie nach der Teilnahme an einem Schulungsprogramm über Polyarthritis bestimmen und mögliche Gründe für eine Nicht-Compliance feststellen sollte.
Die Literatur enthält Berichte von Studien, die das gesteigerte Verständnis über Polyarthritis nach einer Intervention untersuchten. Vignos et al. (5) berichten von einem größeren Wissenszugewinn bei Patienten, die sowohl das Handbuch der Arthritis Stiftung „Polyarthritis" als auch einen Vortrag eines Rheumatologen erhielten, im Vergleich zu Patienten, die nur das Handbuch bekamen. Oermann et al. (6) stellten fest, dass das Selbststudium zu einer größeren Wissensvermehrung beitrug als bei einer Kontrollgruppe. Andere Studien maßen kognitive Fortschritte und Verhaltensänderungen. (7-9)

* Aus: Patient Education and Counseling 1988; übersetzt von Susan Ritter und Ingrid Ambrosius.

DIE ENTWICKLUNG EINES PATIENTEN-SCHULUNGSPROGRAMMES

Patienten die wegen Polyarthritis zur Mayo Clinic kommen, werden von einem Rheumatologen begutachtet. Ein Teil ihrer umfassenden Behandlung nach einem Besuch beim Rheumatologen könnte eine Überweisung an das Patientenschulungsprogramm und/oder eine Begutachtung durch einen [Physiatristen] der Abteilung für Physikalische Medizin der Mayo Klinik sein. Der [Physiatrist] leitet geeignete Überweisungen an einen Physiotherapeuten oder Ergotherapeuten ein. Die Termine werden für die Patienten in den unterschiedlichen Abteilungen während eines Zeitraums von zwei bis drei Tagen geplant.

Das Schulungsprogramm über Polyarthritis wurde 1978 von der Mayo Abteilung für Patienten- und Gesundheitsbildung ins Leben gerufen. Zu diesem Zeitpunkt wurde eine Auswertung durchgeführt: Die Patienten, die an dem Programm 1978 teilnahmen, wurden am Anfang und drei Monate danach getestet, um den kognitiven Wissenszugewinn zu bestimmen. Ein kognitiver Wissenszugewinn über Polyarthritis wurde bei 20% der Patienten festgestellt.

1983 wurde das Programm aktualisiert durch eine Überprüfung der Ziele und Erwartungen, des Filmes, der Abbildungen und der Materialien zum Mitnehmen. Das grundsätzliche Schulungskonzept wurde beibehalten wie im Programm von 1978, nur das Programmaterial wurde erneuert.

Ausgehend von diesen frühen Erfahrungen wurden zwei Ziele des Schulungsprogramms über Polyarthritis der Mayo Clinic benannt:

- dem Patienten und seiner Familie zu helfen, das Wesen der Grundtherapie der Polyarthritis zu verstehen,
- Patienten mit Polyarthritis zu helfen, ein aktiver Teilnehmer in dem Behandlungsprogramm (mit dem Ziel der Krankheitskontrolle und Prävention von Komplikationen) zu werden.

Die grundsätzlichen Patientenziele des Programms lauten wie folgt:

(1) die allgemeinen Charakteristiken der Polyarthritis zu kennen,

(2) zu verstehen, wie Polyarthritis den Körper beeinflusst,

(3) die drei Teile des Grundtherapieprogramms zu kennen,

(4) die Gründe für jeden Teil des Grundtherapieprogramms nachzuvollziehen,

(5) Quacksalberei zu vermeiden (nicht anerkannte Behandlungen mit ungeprüftem Nutzen),

(6) die Rolle guter Gesundheitspraktiken bei der Behandlung von Polyarthritis zu schätzen.

Die Patientenziele speziell für die Verhaltensaspekte des Programms sind:

(1) der Patient berichtet über eine Zunahme der täglichen Körperruhezeit, wenn nicht bereits vorher 10 bis 12 Stunden pro Tag eingehalten werden,

(2) der Patient führt die vorgeschlagenen Übungsprogramme an mindestens vier Tagen pro Woche durch,

(3) der Patient befolgt die Anweisungen zur Medikamenteneinnahme wie verschrieben.

Das Schulungsprogramm enthält eine 75 Minuten lange Präsentation durch eine Gesundheitspädagogin mit einem Film, Illustrationen und Material zum Mitnehmen. Familienmitglieder sind eingeladen, das Programm mit dem Patienten zu besuchen.

Methode

Während Ziele und Zweck des Polyarthritis Schulungsprogramms der Mayo Clinic klar umrissen waren, bestand die Notwendigkeit, zu erfragen, wie gut die Ziele erreicht wurden. Wegen der kleinen Untersuchungsgruppe und zur Erreichung einer möglichst kompletten Rückantwort wurde eine telefonische Folgestudie gewählt, um die Daten mittels mündlicher Befragung zu sammeln. Die Ausgangsinformationen wurden durch einen Fragebogen gesammelt, den die Patienten vor Beginn des Schulungsprogramms ausfüllten. Sowohl mit paramedizinischem Personal als auch mit nicht beteiligten Patienten wurden alle Formulare und Fragebögen vor Beginn der Studie auf die Verständlichkeit der Fragen getestet. Die nachträgliche Einhaltung des Behandlungsplans durch die Patienten wurde in einer telefonischen Folgebefragung untersucht (siehe Anhang A, Fragebogen).
Nach drei Monaten begann die telefonische Befragung, um die Einhaltung der empfohlenen Grundtherapie oder die Gründe der Nicht-Einhaltung zu erfragen. Um die Rückantwort zu verbessern, wurde eine Woche vor dem Telefonanruf den Patienten ein Brief zugeschickt, in dem sie auf die ungefähre Zeit des Telefonanrufs hingewiesen und um die Bereithaltung ihrer Medikamente und Broschüren gebeten wurden.

TEILNEHMER

Alle Patienten, die zu dem Programm von ihrem Rheumatologen überwiesen worden waren, wurden um Teilnahme an der Studie gebeten. Kein Patient verweigerte sie. Innerhalb von sechs Wochen stimmten 39 Patienten der Teilnahme zu. Der Umfang der Studie wurde aus Zeit- und Kostengründen klein gehalten. Die Patienten wurden um ihre Unterschrift zu einem Teilnahmevertrag gebeten, mit dem Hinweis, dass wir sie innerhalb von drei Monaten telefonisch befragen würden. Sie erhielten eine Kopie als Erinnerung.

Die Patienten kamen aus verschiedenen Teilen der USA und waren Weiße. Ihr Alter reichte von 19 bis 64 Jahre, das durchschnittliche Alter betrug 57. Siehe Abbildung 1 für weitere Patienteninformation.

Abbildung 1: Eigenschaften der Teilnehmer

Erstbefragung	N = 39	%
Alter		
Unter 25 Jahren	3	8
25 – 40 Jahre	4	10
41 – 65 Jahre	18	46
über 65 Jahre	14	35
Geschlecht		
Männlich	17	44
Weiblich	22	56
Wann wurde Ihnen mitgeteilt, dass Sie unter Polyarthritis leiden?		
Vor einem Monat oder weniger	10	26
Vor über einem Monat bis 6 Monate	6	15
Vor über sechs Monaten bis 12 Monate	3	8
Vor über einem Jahr bis fünf Jahre	9	23
Vor über fünf Jahren	11	28

Ergebnisse

Rücklauf

Abbildung 2 zeigt einen Vergleich der Befolgung der Grundtherapie zu Beginn und bei der Folgebefragung. Von den 39 Patienten am Beginn wurden 31 (79%) bei der Folgebefragung berücksichtigt. Acht Patienten wurden ausgeschlossen: sechs waren nicht erreichbar, ein Patient war am College und einer war schwer erkrankt mit anderen medizinischen Problemen.

Ruhe

Die Folgebefragung zeigte: 19 Patienten (61%) wussten, dass 10 oder mehr Stunden der Ruhe empfohlen waren, zwei (6%) dachten die empfohlen Ruhezeit sei weniger als 10 Stunden, zehn (32%) wussten nicht die empfohlene Ruhezeit. Von den 61% die um die empfohlenen Ruhezeit von mehr als 10 Stunden wussten, befolgten 27 (84%) diese. Von den 32% die sich nicht an die empfohlene Ruhezeit erinnern konnten, verlängerten drei (33%) tatsächlich ihre Ruhezeit wie empfohlen. Während der Unterrichtung wurden vom Instruktor unterstützend für die Empfehlung einer täglichen zehn bis zwölf Stunden Ruhezeit folgende Gründe genannt:

(1) Verringern von Gelenkentzündungen;

(2) Vermeiden von weiteren Gelenkverletzungen;

(3) Verbessern der natürlichen Krankheitsabwehr.

Während der Folgestudie wurden die Patienten gefragt: „Welche Gründe wurden für die Ruhezeit benannt?“ Zehn (32%) gaben keine Antwort („Ich kann mich an keine erinnern“), zwei (6%) nannten „Verringern von Gelenkentzündungen“, einer (3%) antwortete „Vermeiden von weiteren Verletzungen“, niemand antwortete mit „Verbessern der natürlichen Krankheitsabwehr“, zwanzig (65%) nannten andere Gründe.

Übungen

In der Folgebefragung wurden 31 Patienten befragt: „An wie viel Tagen pro Woche haben Sie durchschnittlich spezielle Gelenkübungen in den letzten drei Monaten gemacht?“. (Abbildung 2). Drei (10%) konnten sich erinnern für wie viel Tage pro Woche Übungen empfohlen waren, drei (10%) sagten

dass es keine Empfehlungen gab, ein Patient (3%) sagte, dass weniger als vier Tage empfohlen waren und vierundzwanzig (77%), dass vier oder mehr Tage empfohlen waren. Von diesen 77% folgten siebzehn (55%) der Empfehlung.
Während der Unterrichtung wurden vom Instruktor unterstützend für das empfohlene Übungsminimum von vier Tagen pro Woche folgende Gründe genannt:

(1) Förden der Gelenkbeweglichkeit;

(2) Erhalten der Muskelkraft.

An folgende Gründe für spezielle Gelenkübungen konnten sich erinnern: einer (3%) von 31 konnten sich an keine erinnern, achtundzwanzig (90%) wussten von „Fördern der Gelenkbeweglichkeit", einer (3%) nannte „Erhalten der Muskelkraft", vier (13%) gaben andere Gründe an.

Medikamente

Zum Zeitpunkt der Telefonbefragung hatten die Hausärzte bei nahezu der Hälfte der Patienten (42%) die Medikamente umgestellt. Wir waren nicht in der Lage die Befolgung für diese Gruppe zu erheben, weil wir kein Zugang zu den Krankenakten der Hausärzte hatten. Von den übrigen Patienten (58%), die von einer unveränderten Medikation berichteten, versicherten die meisten (67%) ihre Medikamente wie verschrieben und wie in ihrer Mayo Clinic Krankenakte dokumentiert einzunehmen.
Während der Unterrichtung wurden vom Instruktor die folgenden Gründe als Erklärung für den verschriebenen Gebrauch von nicht-steroiden entzündungshemmenden Medikamenten (wie etwa Aspirin) benannt:

(1) Entzündungen vermindern;

(2) Schmerzen lindern.

Die Patienten erinnerten sich an folgende Begründungen für die Behandlung der Polyarthritis mit nicht-steroiden entzündungshemmenden Medikamenten (wie etwa Aspirin): vier (13%) von 31 hatten keine Antwort, siebzehn (55%) nannten „Entzündungen vermindern", elf (35%) nannten „Schmerzen lindern", zehn (32%) gaben andere Gründe an.

Abbildung 2: Vergleich der Behandlungs-Compliance

	Erstbefragung		Folgebefragung	
	N = 39	%	N = 39	%
Ruhe				
10 oder mehr Stunden pro Tag	23	58	25	81
Übungen				
Wurden verordnet	11	28	31	100
Übt 4-7 Tage pro Woche	6	55	18	58
Medikamente (n = 11)				
Wurden während des Untersuchungszeitraums vom Hausarzt nicht geändert	18	58		
Nimmt Medikamente wie verschrieben (laut Mayo Clinic	12	67 (N = 18)		
Krankenakten				

DISKUSSION

Obwohl die Untersuchungsgruppe klein war, waren wir mit dem 79%igen Rücklauf zufrieden. Die Patienten waren sehr kooperativ und teilten der Untersucherin klar ihre Wertschätzung mit hinsichtlich des Eindrucks der Fürsorge, den ihnen das nachfolgende Telefoninterview vermittelt hat.

Wir denken, dass die Zunahme von 27% (von 54% zu 81%) in der Zahl der Patienten, die den empfohlenen Stunden für Ruhezeiten folgen, zeigt, dass die Patienten durch das Programm die Wichtigkeit der Ruhezeit erfuhren. 19% der Patienten folgte den Empfehlungen für die Länge der Ruhezeit nicht. Die Gründe für diese Personen, die nicht die empfohlene Ruhezeit einhielten, zeigten allgemein, dass sie sich zu beschäftigt fühlten.

Von den 31 Patienten der Folgebefragung wurden alle in der Abteilung für Physikalische Medizin und Rehabilitation in der Mayo Clinic untersucht. Wir denken, dass eine 58% Befolgung der Übungshinweise sehr gut ist. Im Patienten Schulungsprogramm wird das Übungskonzept den Patienten nahe gebracht und auch während der Patiententermine in der Abteilung für Physikalische Medizin und Rehabilitation in der Mayo Clinic immer wieder betont. Viele der Patienten, die nicht den Empfehlungen folgten, gaben an, dass sie die Übungen vergaßen, wenn ihre Erkrankung sich verbesserte und wenn sie sich wohler fühlten. Viele Patienten dachten, sie hätten genug Übungen mit den Aktivitäten des täglichen Lebens. Es ist interessant festzuhalten, dass ein Patient berichtete, er habe keinen Physiotherapeuten gesehen. Die Krankenakte zeigt jedoch, dass er einen Physiotherapeuten besucht hatte. Einige Patienten sind mit den verschiedenen Abteilungen, die sie besuchen überfordert und nicht sicher, von wem sie gesehen worden sind.

Insgesamt zeigt das Ergebnis, dass nur 38% der Patienten der Folgebefragung ihre Medikamente, wie drei Monate vorher verschrieben, einnehmen. Daraus könnte man schließen, dass die Befolgung der Medikamentenanordnung für Patienten mit Polyarthritis wegen der häufigen Änderungen und des komplizierten Einnahmeplans schwierig ist. Außerdem diktiert der Krankheitsverlauf diese häufigen Veränderungen, die für den Patienten verwirrend sind. Die Nicht-Befolger nannten Gründe wie „Ich dachte, ich reduziere, weil ich mich besser fühlte" oder dass die Medikamente ihrer Arthritis nicht abzuhelfen schienen oder dass sie sich nicht wohl fühlten während der Medikamenteneinnahme.

Abbildung 3: Zusammenfassung der Teilnehmereinschätzung bezüglich des Nutzens der Schulung (Einschätzung auf einer Skala von 1 = nicht nützlich bis 9 = sehr nützlich)

Verständnis der Notwendigkeit von	Einschätzung 1 – 2	Einschätzung 3 – 4 (%)	Einschätzung 5 – 6 (%)	Einschätzung 7 – 8 (%)	Einschätzung 9 (%)	Einschätzung Keine(%)
mehr Ruhezeit	0	2 (6)	3 (10)	11 (35)	12 (39)	
Befolgen eines Übungsprogramms	0	0	3 (10)	12 (39)	12 (39)	3 (10)
Medikamenteneinnahme wie verordnet	0	0	3 (10)	78 (23)	20 (65)	1 (3)

SCHLUSSFOLGERUNGEN

Die Ergebnisse dieser Studie unterstützen das Konzept der Einbeziehung eines Patienten Schulungsprogramms in das interdisziplinäre Therapieprogramm für Patienten mit Polyarthritis. Die Patienten schätzten das Programm wegen seiner Hilfestellung zum Verständnis der Notwendigkeit der Befolgung des Grundbehandlungsprogramms hoch ein. 84% derer, die sich an die empfohlene Ruhezeit erinnern konnten, befolgten diese. Von denen, die sich an die empfohlene Übungshäufigkeit erinnerten, befolgten 55% diese. Von all denen, die berichteten, dass ihre Medikation nicht vom Hausarzt verändert worden war, befolgten 67% die Anweisungen.

Gründe für die Nichtbefolgung spiegelten generell eher affektives Lernen als kognitives Lernen wider. Wir meinen, dass es dem Patienten gegenüber wichtig ist, die Befolgung des Behandlungsprogrammes zu betonen, auch wenn er sich gut fühlt und dass er erst seinen Hausarzt aufsuchen sollte bevor er seine Behandlung verändert. Als Ergebnis unserer Erkenntnisse betonen wir nun besonders dieses Konzept in unserem Programm.

Die Studie weist auch auf Bereiche hin, in denen eine weitere Verbesserung der Patientenbetreuung notwendig ist. Einige Patienten sind von der Zahl des Gesundheitsfachpersonals bei ihrer Behandlung überwältigt. Wir denken, dass jedes Mitglied des Behandlungsteams einen wertvollen Beitrag zu Patientenbetreuung leistet. Dennoch könnte die Örtlichkeit, die Zeiteinteilung und Kommunikation unter den Teammitgliedern verbessert werden, um alles für den Patienten bequemer und weniger verwirrend zu gestalten.

Zur Zeit versuchen wir die Patientenbetreuung und die Patienten-Compliance durch die Entwicklung einer Arthritis Clinic zu verbessern. Der Patient wird sich in einem Bereich der medizinischen Einrichtung für die körperliche Untersuchung durch einen [Physiatristen], die Physiotherapie, die Ergotherapie und die Schulung aufhalten. Wir hoffen, dass die Betreuung des Patienten durch eine Pflegeperson koordiniert wird, die eng mit dem Patienten und dem Rest des Behandlungsteams zusammen arbeitet. Wir glauben, dass sich die Compliance auf allen drei Behandlungsebenen verbessern würde, wenn die nachfolgende Betreuung durch die Pflege-Koordinatorin gewährleistet würde.

Wir empfehlen den Koordinatoren für die Patientenschulung, die Bedürfnisse ihrer Patienten zu erheben, klare messbare, schriftlich fixierte Zielsetzungen zu formulieren und zu überprüfen, ob diese Ziele erreicht wurden.

LITERATUR

1. Speros C. (1987) Building better systems to ensure the quality of patient education. Promoting Health 8, 5-6.
2. American Medical Association (June 1975) Statement on patient education.
3. Windsor R.A., Baranowski T., Clark N., Cutter G. (1984) Evaluation of health promotion and education programs. Mayfield Publishing Company, Palo Alto. CA.
4. Schwartz R. (1985) Quality assurance, standards and criteria in health education: a review. Patient Educ Couns 7, 325-335.
5. Vignos J., Parker W.T., Thompson H.M. (1976) Evaluation of a clinic education program for patients with rheumatoid arthritis. J. Rheumatol 3, 155-165.
6. Oermann M.H., Doyle T.H., Clark L.R., Rivers C.L., Rose V.Y. (1986) Effectiveness of self-instruction for arthritis patient education. Patient Educ Couns 8, 245-254.
7. Knudson K.G., Speigel T.M., Furst D.E. (1981) Outpatient educational program for rheumatoid arthritis patients. Patients Couns Health Educ 3, 27-82.
8. Kay R.L., Hammond A.H. (1978) Understanding rheumatoid arthritis – evaluation of a patient education program. JAMA 239, 2466-2467.
9. Lorig K., Laurin J., Gines G.E.S. (1984) Arthritis self-management – a five year history of a patient education program. Nurs Clin North Am 19, 637-645.

ANHANG A

Schulungsprogramm Polyarthritis der Mayo Clinic

Telefonische Teilnehmer Folgebefragung

Name ....

Datum ....

Geburtsdatum (Monat und Jahr) .... Mayo Clinic Nummer .....

Telefonnummer zu Hause ....

Interviewerin ....

Guten Tag, ich bin Angestellte der Abteilung für Patienten- und Gesundheitsbildung in der Mayo Clinic in Rochester, Minnesota. Wir führen eine Untersuchung durch, um das Schulungsprogramm über Polyarthritis, an dem Sie vor drei Monaten teilgenommen haben, auszuwerten. Ich möchte

Ihnen einige Fragen bezüglich ihrer Polyarthritis stellen. Alle Antworten sind vertraulich. Sie dürfen die Befragung jederzeit abbrechen. Die Befragung wird ca. .... Minuten dauern. Passt es Ihnen jetzt oder soll ich später zurückrufen?

Ruhezeit

Zuerst möchte ich Ihnen einige Fragen bezüglich der Ruhezeit stellen. Sagen Sie Bescheid, wenn ich eine Frage wiederholen soll.
1. Als Sie hier waren, berichteten Sie von einer täglichen Ruhezeit von .... Stunden, wenn sie sich auf die letzten drei Monate zurückbesinnen, wie viele Stunden Ruhezeit pro Tag (einschließlich der Nachtruhe) haben Sie durchschnittlich gehabt?
weniger als .... mehr als 6 Stunden .... Stunden

2. Können Sie sich erinnern, wie viele Stunden tägliche Ruhezeit in dem Schulungsprogramm für Polyarthritis empfohlen wurden?

....

3. An welche Begründungen für die Ruhezeit können Sie sich erinnern? Bitte angeben

.... Keine Antwort („Kann mich an keine erinnern")
.... Verringern von Gelenkentzündungen
.... Vermeiden von weiteren Gelenkverletzungen
.... Verbessern der natürlichen Krankheitsabwehr
.... Andere (bitte angeben ....)

4. Betrachten Sie die Nummern auf Ihrem Telefon wie eine Skala. Wenn 1 nicht nützlich und 9 sehr nützlich bedeutet, mit welcher Nummer würden Sie die Nützlichkeit der Schulung einstufen, indem sie Ihnen geholfen hat, den Bedarf für eine längere Ruhezeit zu verstehen?

....

Bei einer Ruhezeit von weniger als 10 Stunden:
5. Verschiedene Menschen haben unterschiedliche Gründe, warum sie nicht die empfohlene Ruhezeit einhalten. Welche Gründe haben Sie gehindert, die empfohlene Ruhezeit einzuhalten?

....

....

....

Übungen

Ich möchte Sie fragen bezüglich ihres Übungsprogramms. Sagen Sie Bescheid, wenn ich eine Frage wiederholen soll.
6. An wie viel Tagen pro Woche haben Sie während der letzten drei Monate durchschnittlich spezifische Gelenkübungen durchgeführt?
überhaupt nicht ...... oder an einem Tag ...... oder an ...... Tagen oder an jedem Tag ......

7. Können Sie sich daran erinnern, wie viele Tage pro Woche Ihnen Ihr Arzt oder Physiotherapeut vorgeschlagen hat?

....

8. An welche Begründungen für die Übungen zur Behandlung von Polyarthritis können Sie sich erinnern?
.... Keine Antwort („Kann mich an keine erinnern")
.... Fördern der Gelenkmobilität
.... Erhalten der Muskelkraft
.... Andere (bitte angeben ....)
9. Betrachten Sie die Nummern auf Ihrem Telefon wie eine Skala. Wenn 1 nicht nützlich und 9 sehr nützlich bedeutet, mit welcher Nummer würden Sie die Nützlichkeit der Schulung einstufen, indem sie Ihnen geholfen hat, die Notwendigkeit für Übungen zu verstehen?

....

Bei Übungen weniger als 4 Mal pro Woche:
10. Verschiedene Menschen haben unterschiedliche Gründe, warum sie die empfohlenen Übungen nicht durchgeführt haben. Welche Gründe haben Sie gehindert, die empfohlenen Übungen durchzuführen?

....

....

....

Medikamente

Ich möchte Sie fragen bezüglich ihrer Medikamenteneinnahme. Sagen Sie Bescheid, wenn ich eine Frage wiederholen soll.

11. Hat ein Arzt seit .... (Datum) Ihre Medikamente für Polyarthritis verändert?
Unsicher ....
Nein ....
Ja ....
(bitte erklären) ....

Füllen Sie die untere Tabelle mit den Antworten zu den Fragen 12, 13, 14, 15, 16 aus. Stellen Sie die Fragen 13,14,15,16 für jedes Medikament, das der Patient einnimmt.

	Medikament Nr.1	Medikament Nr. 2	Medikament Nr. 3
12. Bitte nennen Sie die Medikamente, die Sie derzeit gegen Polyarthritis einnehmen			
13. Wie oft pro Tag nehmen Sie diese ein?			
14. Erinnern Sie sich an die Anweisungen Ihres Arztes, wie oft Sie diese pro Tag einnehmen sollen?			
15. Wie viele Tabletten nehmen Sie jedes Mal?			
16. Erinnern Sie sich an die Anweisung des Arztes, wie viele Tabletten Sie jedes Mal nehmen sollen?			

17. An welche Gründe können Sie sich erinnern für die Behandlung Polyarthritis mit nicht-steroiden entzündungshemmenden Medikamenten (wie etwa Aspirin)?
.... Keine Antwort („Kann mich an keine erinnern“)
.... Entzündungen vermindern
.... Schmerz lindern
.... Andere (bitte angeben ....)

Betrachten Sie nochmals die Nummern auf Ihrem Telefon wie eine Skala. Wenn 1 nicht nützlich und 9 sehr nützlich bedeutet, mit welcher Nummer würden Sie die Nützlichkeit der Schulung einstufen, in wieweit sie Ihnen geholfen hat, die Notwendigkeit für die Befolgung des Medikamentenplans zu verstehen?

....

Wenn die Angaben der Tabelle von den Anordnungen des Arztes abweichen und Nr. 11 mit nein beantwortet wurde:
18. Ich bemerke, dass Sie Ihre Medikamente nicht wie verordnet einnehmen. Verschiedene Menschen haben unterschiedliche Gründe, warum sie ihre Medikamente nicht wie angeordnet einnehmen. Was sind einige Ihrer Gründe?

....

....

....

Broschüren

Beschreiben Sie jede Broschüre mit Titel und Farbe. Notieren Sie die Patientenantwort mit der Broschürennummer.
Nach dem Besuch des Schulungsprogramms über Polyarthritis in der Mayo Clinic gab Ihnen der Instruktor fünf Broschüren. Die Titel und Farben dieser waren:

(1) Polyarthritis (grün/schwarz)

(2) Praktische Informationen (rostrot)

(3) Die Wahrheit über Aspirin bei Arthritis (grün)

(4) Quacksalberei und ungeprüfte Heilmittel (hellgrün)

(5) Diät und Ernährung – zu berücksichtigende Fakten (orange)

20. Haben Sie irgendeine gelesen?
Unsicher ....
Nein ....
ja ....
Wenn ja

21. Welche haben Sie gelesen?

....

Stellen Sie folgende Fragen für jede Broschüre die der Patient gelesen hat. Notieren Sie alle Antworten in unteren Tabelle (kleiner als 4 bedeutet weniger hilfreich, größer als oder gleich 5 bedeutet hilfreich)

22. Betrachten Sie nochmals die Nummern auf Ihrem Telefon wie eine Skala. Wenn 1 nicht nützlich und 9 sehr nützlich bedeutet, mit welcher Nummer würden Sie die genannte Broschüre bewerten?

....

....

....

1 2 3 4 5 6 7 8 9

nicht hilfreich sehr hilfreich

23. In welcher Weise war (Name der Broschüre) hilfreich/nicht hilfreich?

Titel der Broschüre	Bewertung	Kommentare
(1) Polyarthritis		
(2) Praktische Informationen		
(3) Die Wahrheit über Aspirin bei Arthritis		

Titel der Broschüre	Bewertung	Kommentare
(4) Quacksalberei und ungeprüfte Heilmittel		
(5) Diät und Ernährung – zu berücksichtigende Fakten		

Vielen Dank für Ihre Hilfe. Welche Fragen kann ich Ihnen beantworten?
Keine Fragen: ....
Fragen: ....

Glossar

advanced practical nurse Eine Krankenpflegehelferin, die zusätzlich zu einer ein- bis zweijährigen Ausbildung fachliche Kenntnisse in spezifischen Arbeitsbereichen erworben hat und vermehrte Verantwortung trägt.

advanced registered nurse practitioner (ARNP) Siehe auch „nurse practitioner" und „registered nurse". Eine in einer erweiterten pflegerischen Rollenfunktion professionell Pflegende, die gewöhnlich in einer zusätzlichen universitären Weiterbildung fachliche Kenntnisse in spezifischen Arbeitsbereichen erworben hat und vermehrte Verantwortung trägt.

associate degree Ein von einer Universität validierter akademischer Abschluss, der außeruniversitären Einrichtungen (zum Beispiel Krankenpflegeschulen oder Fachschulen) eingeräumt wird und den „externe Studierende" an diesen Einrichtungen erlangen können. Diese Bezeichnung ist auch üblich für berufstätige Teilzeitstudierende, die in größerer geographischer Entfernung von einer Universität leben. „Associate degrees" werden in der Regel in vier bis fünf Semestern erworben und sind nicht mit dem „bachelor degree" oder einem deutschen Diplomabschluss gleichzusetzen.

bachelor degree In den angelsächsischen Ländern der erste akademische Grad nach einem sechssemestrigen Studium ohne Abschlussarbeit („ordinary degree") oder einem 8-semestrigen Studium mit Abschlussarbeit („honorary degree"). Der „bachelor honours" entspricht dem deutschen Diplomabschluss und wird nach den Regeln der Europäischen Union als ihm gleichwertig anerkannt.

BSN/BSc	Abkürzung für „bachelor of science". Dieser Titel wird gewöhnlich mit einem Zusatz verliehen, wie „bachelor of science in nursing", der den Wissensbereich des abgeschlossenen Studienganges angibt (zum Beispiel Nursing).
clinical nurse specialist (CNS)	Eine Pflegeexpertin mit einer spezifischen Weiterbildung, die in den USA und in Großbritannien zunehmend an Universitäten auf der Ebene des „master degrees" angeboten wird. Die Bezeichnung „nurse consultant" wird oft fast synonym verwandt.
diploma *diploma nurse* *nursing diploma*	Entweder der Abschluss einer nicht universitären dreijährigen Pflegeausbildung in den USA oder der zweite akademische Grad in einem sequenziellen akademischen Qualifikationsprozess in Großbritannien, wo der „bachelor degree" über die Stufen des „certificate" und des „diploma" erreicht werden kann.
empowerment/ empowering	Eine Person oder eine Gruppe von Menschen zu befähigen, in einem bestehenden Machtgefüge Mitspracherecht zu erlangen, an Entscheidungen mitzuwirken oder sie selbständig zu treffen und Eigenverantwortung zu übernehmen.
health education	Der englische Begriff „education" wird gewöhnlich dem des „training" gegenübergestellt. In einer Ausbildung, die Routinen und primär manuelle Fähigkeiten in den Mittelpunkt stellt (wie die eher traditionelle Krankenpflegeausbildung) spricht man von „training", was auch gegebenenfalls ein Teil einer „education" sein kann, die Erziehungs- und Bildungsziele und Strategien verfolgt. Im Rahmen einer Gesundheitserziehung und -bildung werden nicht nur situatives Wissen und dem angemessene Fertigkeiten vermittelt, sondern es soll ein Verständnis geweckt werden, das mittelbar zu einem Werte- und Verhaltenswandel beiträgt.

health visitor Eine in Deutschland nicht bekannte außerstationäre Spezialisierung der Pflege im Bereich Pflege, Gesundheitserziehung und -bildung der Bevölkerung mit besonderen gesetzlich geforderten Verpflichtungen, zum Beispiel für das Wohlergehen von Kindern bis zu fünf Jahren (Schuleintrittsalter). Ws ist zu betonen, dass die Arbeit des „health visitor" rein präventiv und auch diagnostisch ist, so obliegt ihm nicht die direkte Pflege, die von „district nurses", Gemeindekrankenschwestern und -pflegern ausgeübt wird.

locus of control Ob ein Mensch meint, eher durch Gefühle und Einstellungen oder eher durch äußere Gegebenheiten Kontrolle über seine Situation zu haben oder zu gewinnen, wird als Sitz der Kontrolle bezeichnet.

licensed practical nurse (LPN) Eine Pflegeperson, die etwa der deutschen Krankenpflegehelferin entspricht Sie hat gewöhnlich eine 1- bis 2-jährige Ausbildung an einer Krankenpflegeschule oder Fachschule absolviert. Sie soll im Prinzip unter der direkten Aufsicht und Supervision einer „registered nurse" mit mindestens einer dreijährigen Ausbildung in einfachen gut strukturierten Arbeitsbereichen wirken.

master degree Ein in den angelsächsischen Ländern postgraduierter akademischer Grad, der entweder durch Forschung oder in einem 1- bis 2-jährigen Studiengang mit einer Abschlussarbeit erworben wird. Hinsichtlich der Spezialisierung und Vertiefung in einem Wissensbereich ähnelt das Masterprogramm einem universitären Aufbaustudiengang in Deutschland; zusätzlich vermittelt die Arbeit auf der Masterebene wissenschaftstheoretische und praktische Forschungskenntnisse, die eher während einer deutschen Promotion erworben werden. Man könnte den „master degree" zwischen dem deutschen Diplomabschluss und der Promotion ansiedeln. Falsch ist es, den master mit einem deutschen Magisterabschluss gleichzusetzen.

Medicaid	Übernahme der Arzt-, Krankenhaus- und Medikamentenkosten für Sozialhilfeempfänger nach festgelegten Sätzen durch die Gemeinden
Medicare	Bezahlung der Arzt-, Krankenhaus- und Medikamentenkosten für Bürger über 65 Jahre nach festgelegten Sätzen über Steuermittel
nurse practitoner	Ein Berufsfeld, das in Deutschland nicht existiert; es handelt sich um Pflegende, die nach entsprechender universitärer Weiterbildung eine erweiterte Rollenfunktion wahrnehmen und Aufgaben übernehmen, die bei uns weitgehend von Hausärzten erfüllt werden. Dazu gehören u. a. das Verschreiben bestimmter Medikamente, die Überwachung von Blutzucker und Hochdrucktherapien und die Gesundheitsuntersuchung von Säuglingen.
physiatrist	Ein Arzt, der sich auf physikalische Medizin und Rehabilitation spezialisiert hat. Diese Spezialisten haben die Wiederherstellung der Funktion im Blickpunkt. Sie arbeiten in Rehabilitationszentren, Krankenhäusern und Praxen und können sich auf spezielle Bereiche wie Pädiatrie, Sportmedizin, Geriatrie u.ä. konzentrieren.
primary care practices	Die Einrichtungen und Teams des Gesundheitsversorgungssystems, die gemeindenah die erste Anlaufstelle für die Patienten sind und die nach den Prinzipien der Beziehung zu einem namentlich genannten Mitglied des Teams arbeiten, das für die Koordination und Kontinuität der Versorgung verantwortlich ist.
public health nurse	Eine Pflegende, die im öffentlichen Gesundheitsdienst für die Gesundheit der Bevölkerung im allgemeinen (und nicht einzelner Patienten) zuständig ist.

registered nurse (RN)	Pflegende mit einer mindestens dreijährigen Ausbildung, die ein staatliches Examen abgelegt hat und von einer professionellen Behörde, etwa einer Pflegekammer vergleichbar, registriert ist.
school nurse	Professionell Pflegende, die in den angelsächsischen Ländern an allgemeinbildenden Schulen für die Gesundheitserziehung und -überwachung sowie für Erste Hilfe zuständig ist und oft eng mit dem „health visitor" zusammenarbeitet.

Liste der Originaltitel

Bubela, Natalie, Susan Galloway: Factors Influencing Patients' Informational Needs at Time of Hospital Discharge. Patient Education and Counseling, 1990, 16, 21-28.

Close, Ann: Patient education: a literature review. Journal of Advanced Nursing, 1988, 13, 203-213.

Cortis, Joseph D, Ann E. Lacey: Measuring the quality and quantity of information-giving to in-patients. Journal of Advanced Nursing, 1996, 24, 674-681.

Edwards, Steven, Jaqui Campbell: An information strategy for radiotherapy patients. Profcssional Nurse, 1998, 7, 456-458.

Fernsler, Jane I., Christine A. Canon: The Whys of Patient Education. Seminars in Oncology Nursing, 1991, 2, 79-86.

Funnell, Martha M, Michael B. Donelly, Robert M. Anderson, Patricia D. Johnson: Perceived Effectiveness, Cost , and Availability of Patient Education Methods and Materials. The Diabetes Educator, 1992, 2, 139-145.

Griffiths, Margaret, Connie Leek: Patient Education Needs: Opinions of Oncology Nurses and Their Patients. Griffiths, 1995, 1,139-144.

Kantz, Beth, Jane Wandel, Anne Fladger, Patricia Folcarelli, Sherry Burger, Joyce Clifford: Developing Patient and Family Education Services. JONA, 1998, 2, 11-18.

Kroshus, Margo G., Julie A. Abbott: Quality Assurance Review of a Rheumatoid Arthritis Education Program. Patient Education and Counseling, 1988, 12, 213-224.

McDonald, Elizabeth: The role of Project 2000 educated nurses in health promotion within the hospital setting. Nurse Education Today, 1998, 18, 213-220.

McLennan, Marianne, Gina Starko Anderson, Kerrie Pain; Rehabilitation learning needs: patient and family perceptions. Patient Education and Counseling, 1996, 27, 191-199.

Newbold, David: Coping with rheumatoid arthritis. How can specialist nurses influence it and promote better outcomes? Journal of Clinical Nursing, 1996, 5, 373, 380.

Piper, S.M., P.A. Brown: The theory and practice of health education applied to nursing: a bi-polar approach. Journal of Advanced Nursing. 1988, 27, 383-389.

Redman, Barbara: Patient education at 25 years; where we have been and where we are going. Journal of Advanced Nursing, 1993, 18, 725-730.

Tilley, Janice: The nurses' role in patient education: incongruent perceptions among nurses and patients. Journal of Advanced Nursing, 1987, 12, 291-301.

Trocino, Linda, Jaqueline Fowler Byers, Anne Gallagher Peach: Nurses' Attitudes Toward Patienten and Family Education: Implications for Clinical Nurse Specialists.

Zernike, Wendy, Amanda Henderson: Evaluating the effectiveness of two teaching strategies for patient diagnosed with hypertension. Journal of Clinical Nursing, 1998, 7, 37-44.

Herausgeberinnen und Übersetzerinnen

Ingrid Ambrosius, Frankfurt
Krankenschwester, Diplom-Pädagogin, freiberufliche Dozentin für Pflege, Lehrbeauftragte an der Fachhochschule Frankfurt im Fachbereich Pflege und Gesundheit.

Elisabeth Drerup, Koblenz
Fachschwester für Gemeindekrankenpflege, Lehrerin für Pflege, Dozentin an der Katholischen Fachhochschule Norddeutschland in Osnabrück im Ruhestand. Zur Zeit freiberuflich als Dozentin und Autorin tätig.

Judith Frey, Berlin
Fachschwester für Intensivpflege, Diplom-Pflegewirtin mit Schwerpunkt Pflegemanagement, Abteilungsleitung der medizinischen Intensivstation im Klinikum Benjamin Franklin der Freien Universität Berlin, Dozentin in der Weiterbildung am UKFB.

Michaela Gehring, Essen-Kettwig
Krankenschwester, Lehrerin für Pflege, MA Anglistik, Kommunikationswissenschaft und Politologie, Universität Essen, MSc Nursing and Health, University of Edinburgh.

Martina Hasseler, Oldenburg
Krankenschwester, Absolventin des Studiengangs Lehramt für berufsbildende Schulen mit den Fachrichtungen Gesundheits- und Pflegewissenschaften, Doktorandin an der Universität Osnabrück, freiberufliche Dozentin.

Renate Hoffmann, Emden
Krankenschwester, BA (cur) mit den Schwerpunkten Administration und Ethik, Universität von Süd-Afrika. Eigener Ambulanter Pflegedienst mit Gütesiegel des DBfK.

Maria-Anna Klotz, Mannheim
Krankenschwester, Diplom-Pädagogin, Schwerpunkt Erwachsenenbildung und Berufspädagogik, Weiterbildung zur TQM- und Umwelt-Auditorin, freiberufliche Dozentin.